营养医生的孕产日记

（第二版）

金 焱 编著

上海科学技术出版社

图书在版编目(CIP)数据

营养医生的孕产日记 / 金焱编著. —2版. —上海：上海科学技术出版社，2017.2

ISBN 978-7-5478-3333-9

Ⅰ.①营… Ⅱ.①金… Ⅲ.①妊娠期-饮食营养学-基本知识②产褥期-饮食营养学-基本知识 Ⅳ.①R153.1

中国版本图书馆CIP数据核字(2016)第264977号

内容提要

中国福利会国际和平妇幼保健院的营养专家金焱医生，用轻松愉快的笔触，以日记的形式记述了自己难忘的孕产经历。书中囊括了许多准妈妈、新妈妈想要迫切了解和学习的孕产相关知识，以及独家的孕产期营养保健细节。被诸多妇幼保健专家誉为"最具亲和力的孕产指南""最值得参考的营养医生的孕产经验""是给新妈妈和宝贝最好的礼物"，希望此书能为广大准妈妈、新妈妈们提供有益的帮助。

营养医生的孕产日记(第二版)

金 焱 编著

上海世纪出版股份有限公司
上 海 科 学 技 术 出 版 社 出版
(上海钦州南路71号 邮政编码200235)

上海世纪出版股份有限公司发行中心发行
200001 上海福建中路193号 www.ewen.co
苏州望电印刷有限公司印刷
开本 700×1000 1/16 印张 13.5
字数：200千
2009年4月第1版
2017年2月第2版 2017年2月第2次印刷
ISBN 978-7-5478-3333-9/R·1267
定价：29.80元

序

在人生大舞台中，每个人都在经历角色的转变。对于已经成家的年轻女性而言，一个非常重要的角色转变，莫过于从一个年轻的妻子转变为一名年轻的妈妈。孕妇是这一旅程中的重要角色。可以讲，对绝大多数年轻妻子而言，这是一条激动人心的漫长道路。在十月怀胎的过程中，有喜悦、有担忧、有困难，同时也缺帮手、缺知己、缺经验。自己妈妈的经验固然好，但一些老的知识可能跟不上时代的变迁。旅途中找一个贴心的朋友与你同行，与你一起分享你的喜悦，也与你一起分担你的忧虑，让你一路走好，陪伴你顺利走到成功孕产的彼岸。要我推荐这样一位能胜任如此重要任务的女同胞，非中国福利会国际和平妇幼保健院营养科的金焱医师莫属了。

认识金焱医师已经很多年了，她是一位非常敬业、具有丰富实践经验的临床营养师。她把她怀孕期间点点滴滴的体会与经验，以及与宝宝二位一体的生动美妙感受，用活灵活现的语言，绘声绘色地写成了《营养医生的孕产日记》（第二版）一书。

你可以轻松地跟随着这位知心朋友，有说有笑地走过这一段美妙的人生旅途。尤其重要的是她把营养学知识融会在实际生活中，使你在怀孕期间获得极大的好处。一个即将来临世界的宝宝的健康将获得全程的呵护与保障。展示在你们面前的，将会是你与自己先生俩伟大爱情结晶的可爱小天使。而你自己的健康也同样获得了合理的科学指导，孕期也不至于过度发福，避免为产后如何恢复轻盈体态而发愁。

如果你不仅想在书本上与金医师同行，而且也愿意当面去听一听她的金玉良言，获得具有个性化的指点与帮助，只要到她就职的医院即可轻松完成。

我作为一名资深儿童健康工作者，最大的心愿就是让孩子们开开心心、健健康康地成长。为了所有准妈妈的健康，也为了所有即将出生孩子的健康，乐为之序。

蒋一方　上海交通大学附属儿童医院主任医师，
营养学研究员

前言

又是一晃眼，孩子不再是9个月，而是9岁了。怀孕时的点点滴滴，早孕时的呕吐难受，分娩时的剧痛，种种难受的感觉几乎都快忘记了。修订本书时，如同遇见10年前的自己，再次沉入当日的一饮一啄、时喜时忧中，当妈的快乐和激动却还是记忆犹新。

幸好，关于怀孕的知识，虽有更新但基本还在，只是产科比以前更先进，检查方面比以前更细致了。修改更新了一部分知识性的内容，再次与准妈妈们分享我的快乐和知识经验，希望能与大家会心一笑，从中得益。

回想起怀孕期间为宝宝记录下的点点滴滴，也许会有更多孕妈妈们需要，笔者这名营养医生也终于在指导上万名孕妇饮食后，自己来实践各种理论了。现在，是把这些经验和感受，以及经过实践检验后的专业知识，缤纷地展开，和准妈妈、新妈妈们一起分享的时候了。

感谢上帝，让我有了超乎自己想象的可爱宝贝，让我有工作的能力、帮助他人的能力、照顾家人的能力。

希望这本书，对想快乐、安心地度过孕产期的准妈妈和新妈妈们有所帮助。

金焱

2016年8月

目录

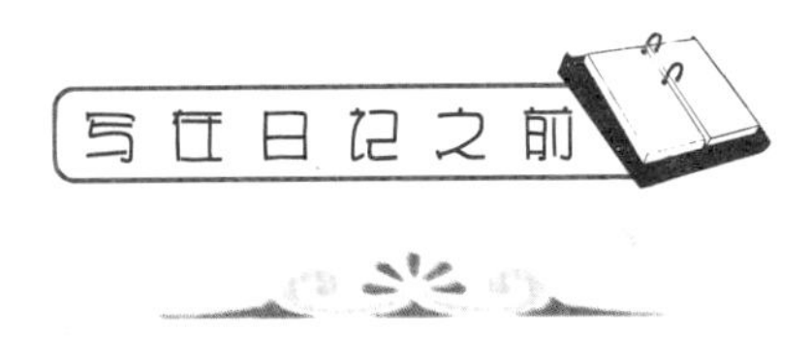

孕早期日记

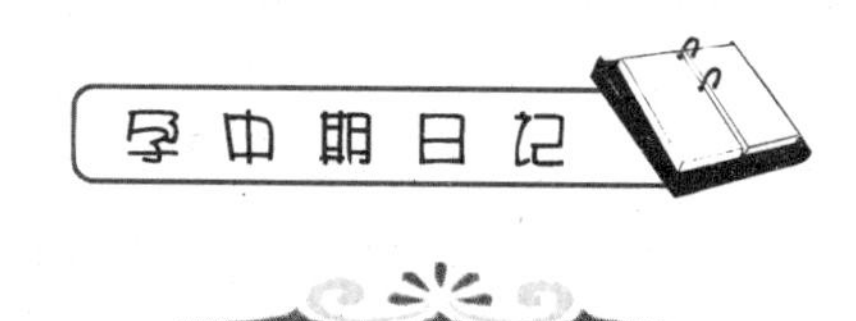
孕中期日记

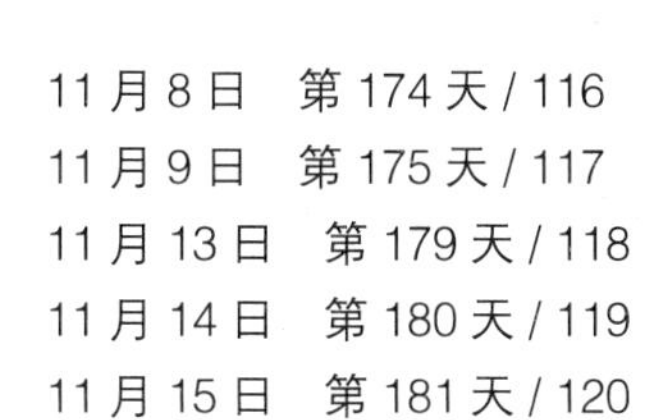

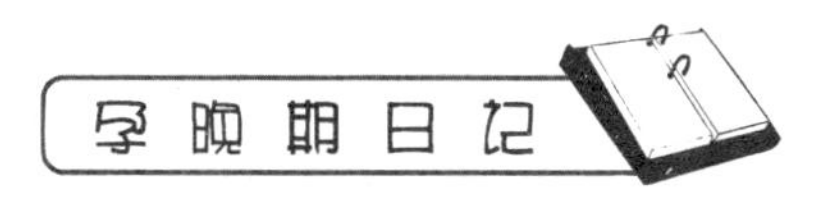
孕晚期日记

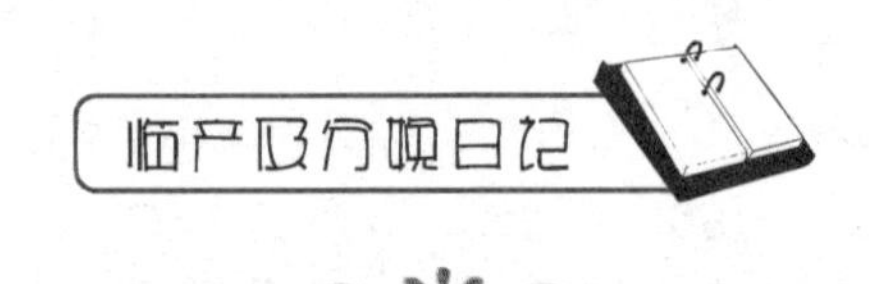
临产及分娩日记

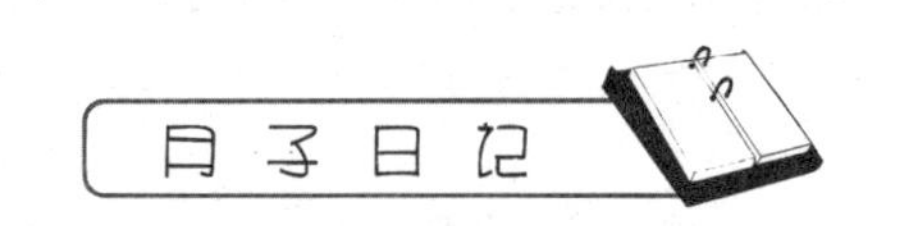
月子日记

写在日记之前

XiezairijizhiQian

“绝世宝贝”吃出来

一天，某位许久不见的老朋友来看我。女人们见了面，免不了要问起宝宝的近况和生活之类的。听着我在显摆地说趣事：女儿 6 个月时吃辅食，自己拿着勺子急着找嘴却戳到了鼻子，急得要哭；14 个月的时候才学走路，才走了两三步，为图省力就直接在地铁里爬了起来；1 岁多时看到东锦江大酒店，大叫“针筒！针筒”（别说，孩子的想象力真强，被她一说感觉是像）；2 岁时高架上堵车，坐在后排的儿童椅上，拍拍爸爸的肩膀，说“你不要把车子开得像摇摇车好么”……当了妈的人，话题里全是娃。这让结婚有几年，却一直没下定决心要宝宝的她，不由地也向往了起来，母性的本能嘛！

当然啦，漂亮又好强的她自信满满地说：“老金啊，我要么不生，要生就要生一个绝世好宝宝！你有什么好的秘方，统统都告诉我啦，千万不要藏私啊。我一定会不惜代价地去严格遵医嘱来做的。”

喔，且让我搜肠刮肚地想一想。她要的到底是什么呢？不外乎是：聪明的头脑+强壮的身体+良好的情绪。当然，这是每个妈妈都想要的宝宝。

嘿嘿，我还要我的宝宝有美丽的小脸+明亮的大眼睛+白嫩的皮肤+强大的抵抗力……所有我想得到的好品质。

哈哈，美梦尽管去做吧。这明显是一个妈妈在有宝宝之前的完美愿望。真的有了宝宝，你就会发现，希望宝宝有一切完美品质的前提就是宝宝平安地来到这个世界！

所以，防止有害物质对宝宝造成伤害是妈妈要为宝宝做的第一件事。

来吧，营养医生的老规矩，把她的一般情况和饮食习惯来分析一下吧。

基本情况——

姓名：小 D　　年龄：28 岁　　未准妈妈（备孕）

身高：162 厘米　　体重：47 千克

无慢性疾病史及家族性遗传病史

上班族，每周加班 2 ～ 3 次，每周在外就餐 6 ～ 10 次。有时太忙了会放弃就餐，饿了就随便吃点饼干、零食之类的。

每天坐地铁上班，如果加班就打车回家，基本不做运动，每 1 ～ 2 个月和朋友一起去郊游或打羽毛球。

老公也是白领，也忙得可以，还要经常出差应酬，还好身体情况还可以。

基本情况分析——

身高属正常范围，孕前体重指数 (BMI)=17.9，稍低于正常，偏瘦。

上年度公司体检，轻度贫血。血压偏低，偶有头晕症状。

综上分析，轻度营养不良，缺乏运动。

饮食肯定有不合理的地方，她平时的饮食习惯——

早餐：有时间的话，豆浆一杯＋蛋饼或汉堡包一只。没时间就不吃了，到办公室喝杯咖啡，饿了吃两片夹心饼干，不饿也许就中午再吃了。

午餐：盒饭为主，基本是一大荤一小荤一素，清汤一碗。偶尔外出和同事吃饭馆里的点菜拼餐，偶尔不吃。

下午：有时和同事分享零食、蛋糕，不规律。

晚餐：饭半碗，鱼肉鸡鸭类的荤菜若干（视烧得好不好吃决定食量），蔬菜若干，鸡汤或肉汤一碗。有时和同事或是老公在外面吃，不吃饭或主食，喝点小酒如啤酒、黄酒之类的。

晚餐后：水果若干，时令水果为主。

营养分析和建议

亲爱的小 D 啊，就她这饮食，我根本没兴趣算，不合格的地方多了去了。要想生宝宝，还想要绝世好宝宝，得好好调整一下自己的饮食和生活习惯了。

让我来说说要个好宝宝的一些基础因素吧，至于绝不绝世的问题，等有了宝宝后，你再多多祈祷吧，呵呵。

1．年龄　适宜的年龄是生育健康聪明宝宝的关键因素之一，包括生理和心理年龄两个方面。我个人认为，25~35 岁是生育的最佳年龄，太小的生理和心理年龄，自己都照顾不好自己了，怎么可能照顾好宝宝？很多小女人直到怀孕了，还把自己当成要父母、老公照顾的小宝宝、娇娇女，没有身为人母的自觉，甚至家里人照顾不周全的时候，就放任自己乱吃东西或是大发脾气，怎么能指望宝宝有健康的身体和良好的情绪？要知道宝宝在母亲的肚子里就开始和母亲分享好东西的美味和营养，分担母亲的喜悦和愤怒了。

2．体重　体形肥胖或消瘦均不利于孕育宝宝，因为体脂的过多过少都可能会影响雌孕激素等内分泌因素。最好能调整体重接近正常范围。当然，如果只是稍超重或轻度的消瘦，只要月经正常很规律，一般也不会太影响受孕。怀孕后更是应该每周关心一次体重，体重的增加与浮肿、高血压、蛋白尿、肾功能、胎宝宝的生长速度、母体的脂肪增加都是有关系的。适度的体重增加，才能保证宝宝的营养吸收。母亲的体重和胎儿的大小有关，小样儿和巨大儿的出生，都会影响宝宝将来的内分泌和其他健康及智力因素。

3．了解夫妻双方的家族史　结婚并不只是和配偶一个人结婚，了解他和自己的父母、祖父母及家族中是否有传染性疾病、遗传性疾病（如白血病、地中海贫血、强直性脊柱炎等）、智障、畸形儿，有否糖尿病，是否有哮喘等过敏性疾病史。还包括了解自己和配偶的出生体重、幼年时得过的疾病，这些都有可能对自己怀孕前后及养育宝宝有一定的参考。

4．生活习惯　就小 D 而言，为备孕的话，夫妻双方最好都能减少加班的次数，防止过度疲劳和精神紧张。保证适当的睡眠，尤其是有质量的良好睡眠。

5．饮食习惯　减少在外就餐的次数，禁烟、酒 3 个月以上。改变挑食的饮食习惯，各种口味的食物除吃了会过敏或呕吐的以外，都应抱着愉快的心情尝试去吃。每餐都最好有荤有蔬菜，荤素搭配，营养吸收才易均衡。减少蛋糕、曲奇、油炸小食等含反式脂肪酸高的食物（如西点中的人造奶油成分、用反复煎炸的油烧或炸出的菜肴）；减少腌、熏、腊及蜜饯等防腐剂含量高的菜和零食；减少咖啡、茶、可乐等含咖啡因的饮料，其他饮料也少喝一点；多吃蔬菜水果，尤其是绿叶菜、猕猴桃、香蕉、橘类等叶酸含量高的食物，每天 400 微克剂量的叶酸也有必要额外补充。适当补碘，有助于防止智力缺陷发生及孕妇克汀病，但是否补充碘剂或选择加碘盐要听医生的建议。

6. 运动习惯　小 D 的活动量少了点，最好和老公一起多做做运动，每天半小时到一小时的有氧运动，每周 1~2 小时的中等体力活动。坐在办公室或家里，可在上班或看电视的广告间隙，走动走动。适量运动可以帮助增加体内的代谢平衡，调整情绪，平衡激素水平，帮助受孕。孕后适当运动，可增加血氧含量，有助于宝宝的体质强壮和大脑发育。但从备孕的当月起，应停止剧烈的对抗性运动、健身房内的运动及所有器械运动。

7. 孕前体检　现在很多妇产科医院都有针对未准妈妈的全身体检，包括有无影响生育的感染病等问题。已经有肝炎、糖尿病以及炎症等疾病的未准妈妈，最好在孕前咨询专科医生，控制相关指标，并和妇产科医生讨论是否适合受孕等，然后由妇产科医生建议何时怀孕为宜。

8. 根据个人的身体需求决定是否补充营养　如叶酸、钙、铁、锌、碘、多不饱和脂肪酸等，对受孕和孕期来说都是非常重要的物质。如饮食不规律，食物中摄入不足就应考虑从营养补充剂或营养食品中适量补充。

当然，我说的这些都是一些理论上的东西，只要你能用健康的心态、良好的生活方式来备孕，你的宝宝就一定是你自己心里的绝世好宝宝！

附：《中国居民膳食指南（2016）》中“备孕妇女指南”

* 调整孕前体重至合理水平。
* 常吃含铁丰富的食物，选用加碘盐，孕前 3 个月开始补充叶酸。
* 禁烟酒，保持健康生活方式。

小知识：男性备育须知

要知道生宝宝可不是老婆一个人的事，精子质量也是生育成败的关键因素：环境污染、吸烟酗酒、作息不规律、压力大、电磁辐射以及睾丸局部温度过高（如桑拿、穿紧身的内裤或牛仔裤、较长时间骑山地车）等因素都有可能引起精子量少、活动度差，所以未准爸爸也应该多注意自己的身体和所处的环境，如工作和娱乐环境都应禁烟禁酒，被动吸烟也一样影响精子质量。

保持生活规律，作息稳定。适当运动（最好夫妻一起做运动），对男性而言，运动方式并无太多要求，有氧、无氧运动结合为好。但仍建议多些户外活动，夫妻一起慢跑、散步有利于培养夫妻感情；另外有些健身房里人多，空气质量一般，桑拿和热瑜伽是不适合备育男性的。健身对自身强壮大有好处，等老婆怀孕了、宝宝生出来了，照顾老婆孩子可是比上班还累的体力活啊！

饮食安全和营养是全家的事，上文说到的老婆饮食要注意的事，老公也一样要注意。男方如果饮食不够规律，也应补充多维元素片等。此外，锌对男性精子质量有好处，家里常吃含锌量较多的牡蛎、牛肉、菇类、杏仁等也不错。

孕前检查也要和老婆一起去，道理不用说了吧？毕竟我们不再是生活在认为生孩子全是女人的事的无知时代了。

怀孕了，你更需要营养

“一人吃两人补”，怀孕了，当然需要增加营养，可是和我一样孕育着一个新生命的准妈妈们，你们知道究竟为什么怀孕以后我们需要增加营养，又如何科学地增加营养吗？每天有这么多的准妈妈来营养门诊咨询各种问题，我也将在这本书里把这些问题的答案和大家分享。在这之前，让我们一起系统地认识一下营养对孕妇和胎儿的重要作用吧！

☺ 从准妈妈的角度来说

怀孕期间，准妈妈的身体为了提供足够的养料来供给胎儿生长发育，并为分娩的体力消耗和产后的哺育后代做准备，全身各个系统和器官都会发生系列变化。

最明显的是准妈妈内外生殖器官的变化：组织增生、肥大、充血、水肿、松软。其中子宫的变化最大，肌纤维肥大、变长、增生，子宫体于是逐渐增大。到了妊娠末期时，子宫由怀孕前的 40 ～ 50 克增加到约 1 000 克，容量增加了大约 500 倍。血流量逐渐增加，足月妊娠时达到每分钟 500 ～ 700 毫升。孕 3 个月后，子宫峡部不断伸展，至妊娠末期可达 7 ～ 10 厘米。峡部的肌肉纤维增生不如宫体明显，到分娩时，峡部继续伸展，成为软产道的一部分，称“子宫下段”。子宫颈由于血管及淋巴管的增加及结缔组织的增生水肿等，导致宫颈会变得肥大柔软，内膜增厚，腺体增生，黏液分泌量增多，在颈管内形成黏液塞，可防止细菌进入宫腔。阴道的肌肉纤维及弹力纤维也同时增生，易于扩张。黏膜变厚，充血，分泌物增多，呈酸性，可抑制致病菌生长。输卵管血运增加，组织变软，黏膜可呈蜕膜样变。卵巢也稍稍增大了一些，排卵停止了。在一侧卵巢中有妊娠黄体继续生长并分泌雌激素和孕激素。妊娠黄体一般在妊娠 3 个月后开始萎缩，由胎盘替代卵巢分泌激素。会阴的血管增多、充血，淋巴管扩张，结缔组织变软，故伸展性增大，有利于分娩时胎儿娩出。怀孕 8 周后乳房明显增大。由于雌激素及孕激素的增加，乳房腺管与腺体皆增生，脂肪沉积，乳头很快增大、着色，乳晕着色，出现散在的皮脂腺肥大隆起。妊娠后期可由乳头挤出少量黄色液体，称“初乳”。

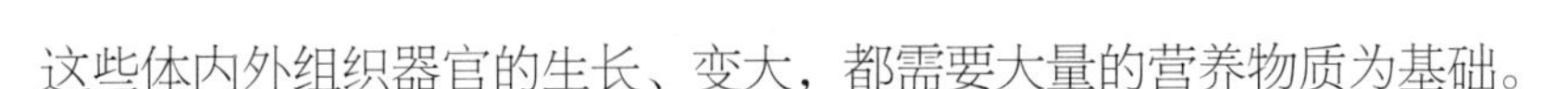

这些体内外组织器官的生长、变大，都需要大量的营养物质为基础。

母体的血容量在怀孕期也不断增加，最多约增加 35%，平均增加约 1 500 毫升。其中的血浆及红细胞、白细胞数均有所增加，而血浆增加多于红细胞增加，血容量约增加 1 000 毫升，红细胞容量约增加 500 毫升，出现血液稀释。妊娠期间体内的骨髓不断制造出红细胞，由于血液稀释，红细胞计数约为 3.6×10^{12} 个 / 升（360 万个 / 立方毫米），血红蛋白值为 110 克 / 升（11 克 / 分升），血细胞比容降至 0.31 ～ 0.34。一般成年妇女体内的铁储备仅有 500 毫克左右，为适应红细胞增生及胎儿成长和孕妇各器官生理变化的需要，孕妇的铁需求在孕期大大增加，尤其在孕晚期应注意补充铁，防止血红蛋白下降造成贫血。钙和维生素的需要量增加，缺钙易出现脚抽筋、手发麻、失眠等症状，并易发生妊娠期高血压疾病（妊娠高血压综合征）。蛋白质缺乏易出现营养不良性水肿。

由于体重的增加和多了宝宝的新陈代谢，母体的心脏负担加重。每分钟心排血量自妊娠第 10 周开始增加，至妊娠 28 周左右达最高峰，较正常增加 30% ～ 50%。心率逐渐增加，较未孕时增加 10 ～ 30 次 / 分。有些孕妇可以出现非病理性的窦性心动过速。正常心脏具有代偿功能，故能胜任孕期的负担。心脏负担的增加、心排血量的增加，使得准妈妈们的基础代谢率、能量消耗有所上升，营养需要量也就随之增加了。

除了上述这些，准妈妈们的身体改变还有：

孕早期大多孕妇会出现恶心、呕吐、食欲不振、挑食、偏食及唾液分泌增多等现象，大多到 3 个月之后开始减轻，到 5 个月左右完全消失，也有部分孕妇自始至终都不会出现恶心不适等妊娠反应。胃肠道蠕动减弱，易引起胃肠胀气与便秘。妊娠后期子宫压迫直肠，可加重便秘，并可因静脉血流淤滞而出现痔疮。这个时期如果 B 族维生素缺乏会加重恶心、呕吐、厌食等妊娠反应。

妊娠时，由于母子代谢产物的排泄量增多，增加了肾脏的负担，子宫增大及妊娠末期下降的胎头，会压迫膀胱而引起小便频急。

孕妇皮肤常会有色素沉着，有些人会在面部出现“蝴蝶斑”，在脐下正中线、乳头、乳晕及外阴等处也会有。皮肤汗腺功能亢进，孕妇常会出现多汗的情况。部分孕妇由于腹部皮下的弹力纤维断裂出现“妊娠纹”，但这并非妊娠所特有，任何胖得过快的人都可能出现。在体内维生素C、维生素E、胶原蛋白缺乏的孕妇身上，更易出现这些皮肤问题。

准妈妈自身的身体变化需要补充大量的营养，但任何营养物质都不能过多，合理均衡非常重要，否则过量的营养素也会对身体造成危害。例如脂肪摄入过多，会引起孕妇本人的肥胖、脂血症、胆囊炎、妊娠高血压综合征等疾病的出现。

☺ 从胎儿生长发育的角度来说

1．孕早期　从怀孕开始到孕12周末称为孕早期，是新生命从受精卵分化发育成为胎儿的重要时期。4周时，着床后的胚胎慢慢长大，大脑的发育也开始了。8周时胚胎长约2厘米，已初具人形，头的大小占整个胎体的一半。可以看出眼、耳、口、鼻；四肢已有了基本的形状。B超可见到心脏搏动。胚胎的各个器官都积极发育着，器官特征开始明显。从孕第9周开始可以称为“胎儿”了。到孕10周末，胎儿的身长会达到4厘米，体重大约10克。胎儿的眼皮开始黏合在一起，直到孕中晚期才能睁开。手腕已经成形，脚踝开始发育完成。第12周，胎儿约长9厘米，体重约20克。手指和脚趾已经完全分开，并出现关节雏形。所有的内脏器官已经形成，并开始工作。外生殖器已发育，多可辨别男女性别。

前三个月是胎儿变化最大的阶段，它从一个肉眼几乎看不见的受精卵，快速地成长为一个有人样子的胎儿了。这个时期是对环境中各种因素最敏感的时期，一些生物、化学、物理因素，都会对胚胎的分化发育产生影响。这个时期，如果母亲体质不好，经常生病，或是营养状态不佳，不能为胎儿提供良好的生长环境和生长所需的养料，就可能会让胎儿出现生长缺陷或是一些较为严重的畸形情况。例如孕早期缺乏叶酸就可能造成胎儿的神经管畸形，维生素A缺乏会造成胎儿的小眼、无眼畸形。

2．孕中期　怀孕4～7个月（13周至27周末）是孕中期。这时胎儿长什么样了？孕13周，胎儿的眼睛在头的额部，两眼之间的距离拉近了，肝开始生产胆汁，肾脏开始向膀胱分泌尿液。14周开始，胎儿手指上已经出现独一无二的指纹了。16周时胎儿已有16厘米长，体重约100克。皮肤很薄，上面长出一层细密绒毛，这些绒毛在出生时基本已经消失。开始长眉毛、头发了。胎儿会在羊水中做呼吸运动了。他还会在妈妈看不见的子宫里打嗝、握拳、眯眼、皱眉、吮吸手指，还会做鬼脸呢。20 周时，胎儿长 25 厘米，约 300 克。开始能吞咽羊水，而且肾脏已能够制造尿液。味觉、嗅觉、听觉、视觉和触觉都开始发育形成，神经元数量的增长开始减慢，但是神经元之间的相互联通开始增多。准妈妈可以明显地感觉到胎动。22 周时，胎儿的眉毛和眼睑已清晰可见，手指头上也已长出了薄薄的指甲。他开始可以听到妈妈说的话和外面世界的一些声音了。24 周时，胎儿长 30 厘米，头的直径约 6 厘米，体重约 700 克。舌头开始长味蕾了。脑细胞分化迅速，大脑体积增大，是胎儿大脑发育的一个高峰期。此时准妈妈对 DHA（俗称脑黄金）、亚油酸、亚麻酸、卵磷脂等不饱和脂肪酸的需要量较孕前大大增加，这时注意补充这类营养素，可以为宝宝将来的智力发育打好更牢固的物质基础。

3．孕晚期　孕 7 个月（28 周）到出生前的阶段就是孕晚期了。28 周的胎儿约长 35 厘米，体重 1 000 克左右。粉红色的皮肤上开始出现白腻的胎脂覆盖，皮下脂肪很少，皮肤皱皱的，像个小老头。很多胎儿已睁开了眼睛并开始长出了头发。胎儿对外界的声音听得更清楚了，是做胎教的好时机了。虽然他的气管和肺部还未成熟，却已在羊水中学着做呼吸运动，为将来在空气中呼吸做锻炼了。到 32 周时，胎儿约长 40 厘米，体重 2 000 克左右。全身的皮下脂肪开始增多，皱纹减少。头与身体的比例接近出生时的样子了。到 36 周时，胎儿身长约为 45 厘米，体重约 2 500 克。皮下脂肪的增加使得胎儿看上去较为丰满了，这些皮下脂肪可以为胎儿在出生时保持体温、对抗出生后数小时甚至数天的产妇奶水不足等问题起到重要的保护作用。身上的毳毛减少，额头上没什么皱纹了，指甲长过了指尖。肝、肾脏等器官基本发育完善，可以起到代谢体内废物的作用了。37 周起，胎儿就足月了，虽然还没到出生的时候，但身体的各个部分已基本发育完善，他的头部多已固定在妈妈的骨盆中，胎动适当减少了。孕 40 周时，胎儿身长 50 厘米左右，体重约 3 300 克（上海地区的最新统计结果）。身体看上去已经较为丰满。男宝宝的睾丸已下降，女宝宝大小阴唇发育良好，到应该出生的时候了。但如果早些时候或晚些时候也是正常的，妈妈们不要太着急，37 ~ 42 周分娩都是正常的情况，不是所有的宝宝都是在预产期这天准时出生的。

在孕中晚期，准妈妈体内几乎所有的营养素需要都较孕前明显增加，尤其是铁，因为它是血红蛋白及多种氧化酶的组成部分，与血氧运输和细胞内氧化过程关系密切。胎儿不停地用准妈妈血中的铁、卟啉、蛋白质作原料造自己的血，随着胎儿血容量的扩大，准妈妈如果体内储存的铁不够，平时又不注意补充，就可能发生缺铁性贫血。轻度贫血就可能有头晕眼花的感觉，如果是严重的贫血，过少的红细胞会影响到胎儿的营养和氧气的运输，影响胎儿的发育，并可能使胎儿出生后的抵抗力变弱，在分娩时准妈妈更是可能比别的产妇更易出现大出血，严重的产时或产后出血可能致命！

另一方面，胎儿骨骼及胎盘生长需大量钙质，孕晚期体内含钙25～50克、磷14克左右。因此，准妈妈在孕晚期需补充钙及维生素D。准妈妈如果体内钙质不够，除了会出现下肢抽搐、手发麻等症状外，严重时还会造成胎儿骨骼发育畸形，如佝偻病、鸡胸、膝内翻、方颅等，女性到更年期后更易出现骨质疏松等疾病。

蛋白质、锌、脂肪不足会影响胎儿的生长速度，让胎儿长得小、长得慢，易得“胎儿宫内发育迟缓”等疾病。严重的维生素A缺乏会造成胎儿的小眼、无眼畸形。

☺ 从分娩的角度来说

分娩是一个消耗大量体力的艰险过程，孕期注意营养结构的均衡，补充足够的蛋白质，配合适当的孕期体操或是产前运动，除了可以让胎儿长得壮壮的外，还有助于增强准妈妈的子宫肌肉、腹肌、腰背肌和盆底肌、肛提肌等与分娩有关肌肉的力量，以利于正常分娩。过于羸弱的女性，顺产的难度会大于身体健壮的。如果体力很差，宫缩无力，就算胎位正，胎儿不大，也有难产的可能。此外，国外研究认为，锌对于正常分娩有重要的作用，锌可以增强子宫有关酶的活性，促进宫缩，加速将胎儿推出体外，体内缺锌的产妇，产程可能延长，吃的苦头也更多一些。

在分娩的过程中，产妇也应该注意尽量在阵痛的间隙吃一些高能量、易于吸收的食物，补充体内由于用力、出汗、流血和紧张消耗的较多能量，以避免由于体力消耗而出现眩晕、全力无力、出冷汗等低血糖症状，这种情况尤其易出现在妊娠期糖尿病和糖耐量异常的产妇身上。

但孕期的饮食营养要求是吃得好，而不是多。过剩的营养可能造成体内脂肪过度积累，也会影响分娩的体力；可能促使胎儿长得过大，增加难产、产伤的可能性。

☺ 从为产后哺乳贮备营养的角度来说

孕期的营养状况对产后的哺乳至关重要，为了给产后哺乳做准备，准妈妈的乳房会比平时丰满很多，乳腺在青春期后再次发育，输乳管也进一步增生，为分娩后哺喂乳汁铺好道路。乳房中脂肪沉积，乳头很快增大、颜色变深。这些都是从形态上为产后的哺乳做好了准备。如果乳房发育不良，如乳头内陷的母亲，在哺喂婴儿时会非常困难。

除了形态上的准备外，孕期充足的营养有助于提高初产妇的免疫能力和分娩时受伤的子宫、阴道或是腹部伤口等组织的修复。如果产妇自己都生病了，或是伤口愈合不良，怎么会有足够的精力和体力来好好哺喂宝宝呢?

众所周知，母乳是新生儿最好的食物。产后提供高营养的乳汁来喂养新生儿，对于促进婴儿的生长发育，提供足够的免疫力保护都有着极其重要的意义。一个小婴儿在出生后的数月内，可以只靠母乳中的营养，达到体重翻倍增长的速度，这是因为母乳中的蛋白质是完全蛋白，也就是几乎可以完全被宝宝吸收的蛋白质。这些蛋白质中含有的免疫球蛋白等免疫物质是再昂贵的配方奶粉也无法代替的。此外，母乳含有婴儿生长发育所需要的其他各种营养物质。母乳中所含乳糖对婴儿脑发育有促进作用，其中的低聚半乳糖等益生元物质有间接抑制大肠杆菌生长、帮助钙吸收的作用。母乳中的不饱和脂肪酸对婴儿脑和神经的发育有益。母乳中的钙易于吸收，对防止婴儿由于缺钙造成的骨骼畸形有一定作用。母乳中的其他微量元素，如锌、铁、铜、硒等，吸收率都高于牛奶，这些微量元素除了能维持人体的正常代谢外，对保护婴儿娇嫩的心血管也有很大的作用。

乳汁中这么多的营养，都要靠产妇体内的营养来提供，如果产妇的营养状况不佳，或是产后营养跟不上，就可能造成奶水少、奶中的营养成分减少，质量不佳，从而影响宝宝生长。母乳中脂肪酸、磷脂和脂溶性维生素的含量受妈妈膳食摄入的影响很大，如妈妈膳食中维生素 A 含量丰富时，则乳汁中也会有足够量的维生素 A；母乳中钙的含量一般比较恒定，即使膳食中钙供给不足时，首先会动用母体内的钙，用以维持乳汁中钙含量的恒定。不过，时间一长，妈妈的身体就可能发生骨质疏松的情况。当然，如果妈妈的膳食中长期缺钙也可导致乳汁中钙含量的降低。母乳中锌、铜、碘、硒等微量元素含量与膳食中动物性食物密切相关。

总之，妈妈的营养状况是乳汁分泌的物质基础，直接关系到乳汁分泌的质与量。如果妈妈的膳食中营养不良，一般短期内泌乳量不会下降，乳汁中的成分也基本恒定，但是乳汁中的成分是通过动用母体储备的营养素，甚至牺牲母体组织来维持的，所以将会影响到母体的健康。最常见的是母体体重减轻，严重时会出现营养缺乏病的症状。时间长了，妈妈的营养不良也会影响到乳汁的质和量，那就不能满足宝宝生长发育的需要，可能导致婴儿出现营养缺乏病。乳母膳食中维生素 B_1 缺乏，导致乳汁中缺乏维生素 B_1，从而引起婴儿出现急性脚气病是典型的例证。上海各大医院曾对母乳营养进行分析研究后发现，近年中，母乳中所含营养素不够均衡，蛋白质基本达标，脂肪的含量个体差异很大，有的偏低，影响宝宝生长发育的速度；有的太高，引起宝宝拉肚子。钙与锌的含量严重不足，钠和氯的含量又明显偏高。这些都与饮食有关，钙、锌明显不足与食物中奶制品过少、食物品种单调有关，易使新生儿发生低钙抽搐、佝偻病和免疫功能低下等疾病。产妇饮食偏咸，盐摄入过多则会使乳汁中钠过高，增加小宝宝的肾脏负担。

因此，为了给宝宝提供足够的养分，保证孕妇健康、乳汁分泌旺盛和乳汁营养成分良好，准妈妈应在妊娠开始就增加营养，并持续至产后哺乳期。

附：《中国居民膳食指南（2016）》之“孕期妇女膳食指南”

* 补充叶酸，常吃含铁丰富的食物，选用碘盐。
* 孕吐严重者，可少量多餐，保证摄入含必要量碳水化合物的食物。
* 孕中晚期适量增加奶、鱼、禽、蛋、瘦肉的摄入。
* 适量进行身体活动，维持孕期适宜增重。
* 禁烟酒，愉快孕育新生命，积极准备母乳喂养。

孕期必需的营养素

在前文了解了怀孕后为什么需要营养后，我们来进一步学习孕妈妈究竟需要什么营养素。对于人体来说，均衡的营养是最重要的，但在怀孕这一特殊时期，某几类营养素对母体及胎儿的发育至关重要。

☺ 叶酸

叶酸是一种B族维生素，是胎儿中枢神经系统发育所必需的一种营养素，对胎儿的细胞分裂、增殖和各种组织的生长具有重要的作用，有预防出生缺陷的作用。

叶酸可促进胎儿的正常发育和防止巨幼红细胞性贫血，孕妇缺乏可造成巨幼细胞贫血、先兆子痫、胎盘早剥，易发生胎儿宫内发育迟缓、早产和新生儿出生体重低、神经管畸形等。神经管畸形是由于胚胎发育过程中神经管闭合不全所造成的一类神经系统畸形，如脊膜膨出、脊膜闭合不全等。在出生缺陷疾病中居第二位，仅次于先天性心脏病，北方高于南方。临床表现为足畸形，小便失禁，下肢麻木无力。

叶酸广泛存在于各种动植物食品中，动物肝、动物肾、鸡蛋、豆类、绿叶蔬菜、水果中均含有叶酸。孕产妇日需求量为600微克。

☺ α 亚麻酸

α 亚麻酸是人体必需脂肪酸（对人类生命活动极其重要，而饮食中含量低，人体自身又不能合成，必需专项补充才能满足人体所需）。它们是合成细胞的原料，特别是对于胎（婴）儿大脑的形成和发育具有决定性作用。它能促进脑发育，提高神经系统功能，提高智商，增强视力。胎（婴）儿如没有及时足量补充，会产生症状或缺乏病，如新生儿体重低、胎儿宫内发育迟缓、婴儿生长发育不良、新生儿智力低下、婴儿的免疫功能降低、胎（婴）儿视力发育不良等。

α 亚麻酸是n-3系多不饱和脂肪酸的母体，如DHA，它大多存在于植物种子和胚芽中，分布极不均匀，含量也不稳定。世界卫生组织建议孕产妇日补充1 000毫克为宜。

☺ 卵磷脂

卵磷脂是生物细胞膜的重要组成部分，对脂肪的吸收和转运以及脂肪酸的存储有重要作用。卵磷脂的主要组成部分是胆碱，所有机体组织都通过扩散和介导转运积蓄胆碱，胆碱在人体内以磷脂形式存在，能加速信号传递，为水溶性维生素之一。近年来研究发现它能加速神经元合成，对细胞生长和生理功能很重要。

胎儿脑发育阶段补充卵磷脂能促进大脑记忆区神经细胞的形成及神经细胞间的联系，同时对空间记忆力产生持久的促进作用，有利于增强孩子以后的记忆力。

妊娠期母亲要经过胎盘为胎儿补充充足的胆碱，孕妇缺乏可使血液中同型半胱氨酸浓度增高，不仅危害孕妇，还使胎儿出生缺陷发生率增加。

食物中的蛋黄、瘦肉及动物脑、肝及肾中含有卵磷脂。建议孕产妇日补充量为 500 毫克。

☺ 铁

铁离子能与蛋白质结合构成血红蛋白，在机体代谢中起着非常重要的作用。妊娠期母体的血容量增大，而红细胞数量并未相应增加，所以血红蛋白含量减少，这就是大多数孕妇容易缺铁的原因。孕妇缺铁可导致缺铁性贫血、早产、新生儿出生体重低甚至死胎。

孕期铁需要量增加，既要满足母体血容量的增加，又要满足胎儿和胎盘迅速增长的需要。孕期铁的需要量大大超过了非生育期的需要量。虽然食物中含有铁，但绝大多数孕妇均需要增加铁的摄入。

妊娠期总需铁 1 200 毫克，其中 300 毫克用于满足胎儿需要，570 毫克供给母亲红细胞利用，其余准备补偿分娩时的损失。育龄妇女因有月经，每月失血 30 ~ 50 毫升，故贮铁量不足，防止妊娠期缺铁应在未孕时即增加铁的摄入量。中国营养学会建议妊娠期妇女每天应摄入铁 16 ~ 21 毫克。

☺ 碘

碘的生理功能是通过甲状腺完成的。甲状腺利用碘和酪氨酸合成甲状腺激素。作用为能量代谢，促进胎（婴）儿机体增长、体重增加、肌肉增长和性发育，促进神经细胞的增殖、迁移、分化和细胞的髓鞘化。

缺乏碘则会使甲状腺素合成减少，从而导致不同程度的脑发育落后。孕早期缺碘易导致胎儿中枢神经系统及听神经损害，出生后可有脑损害、甲状腺肿及骨骼和生长发育不良。孕期缺乏易致流产、死胎、先天畸形，胎儿出生后易患地方性呆小病。

通过食物中的海产品、含碘盐可以摄取到一定的碘。孕妇和产妇由于胎（婴）儿生长发育的需要，需要补充碘，孕产妇日需求量为 230 微克。

☺ 锌

锌是一种重要的人体必需微量元素。它是体内多种酶的重要组成成分，参与热量代谢、蛋白质及胰岛素的合成，与生育、免疫均有关。锌还是男性精液中的重要成分，也是胎儿发育需要的重要微量元素。孕期母体对锌的需要量会增加很多，而孕早期如有呕吐、食欲不振等情况，又会影响锌等营养素的摄入，因此准妈妈比较容易缺锌。临床上发现，补充锌能改善孕吐现象。通过膳食和营养素给孕妇补锌，可使低体重儿的发生率从 20.8% 降低至 3.8%。这证明及早补充锌对预防缺锌而引起的不良影响有很好的效果。动物性食物中锌元素最丰富的来源是牡蛎等贝壳类海产品、猪瘦肉、牛瘦肉，植物性食物中坚果类如核桃等含锌量较高，南瓜、茄子、豆类等含锌也较为丰富。

妊娠后锌的需要量增加，胎盘及胎儿平均每天需锌 0.75 ～ 1 毫克，缺锌可使羊水中的抗微生物活性物质缺乏，胚胎神经细胞数目减少，甚至发生神经系统畸形。孕妇和产妇缺锌则使胎儿和婴儿生长发育停滞，并发生代谢障碍、性功能发育不全。胎儿体内的锌在脑、肝、骨骼中最为重要。孕早期的胎盘和血液中锌含量也很高，乳汁中的锌需要量也很大，如果产妇锌摄入不足则会降低乳汁的营养质量。锌的生理功能还有：调控细胞的分化和基因表达，维持生物膜结构和功能，增强免疫力。建议日补充量为 9.5 毫克。

☺ 维生素A

维生素A的生理功能为增强视力、参与细胞的增生和分化、增强免疫功能、参与骨质代谢等，它还是促进脑组织生长发育的重要物质。另外，胎儿在肝内需要贮存一定量的维生素A。缺乏时会导致胎儿多器官畸形、死亡、流产、胚胎收缩等。

中国营养学会建议孕妇每日摄入量为530微克视黄醇当量（μgRE）。孕妇除从食物中增加摄取量外，往往还需额外补充，乳母需要量接近孕前加倍量，应达880 μgRE。

☺ 维生素B_1

维生素B_1也称硫胺素，它以酶的形式参与能量代谢和葡萄糖转变成脂肪的过程，在神经生理方面有着重要的作用，还与心脏功能有关。它通过帮助蛋白质代谢而促进脑活动，是脑力活动不可缺少的重要助手，具有维持神经系统（包括自主神经）功能正常的重要作用，能预防和减轻恶心、呕吐等妊娠反应症状。缺乏维生素B_1，孕妇可能出现多发性神经炎，新生儿多有哭闹、吐泻、凝视、抽搐、丙酮酸升高等症状，易患脑型脚气病以及神经炎，严重时可引起死亡。建议孕妇每日摄取1.5毫克，乳母为1.8毫克。孕妇和产妇除从食物中摄取外，每日还需要额外补充0.8毫克。常吃谷类（尤其是粗粮）、豆类、酵母、干果、山芋、马铃薯、动物内脏、瘦肉等富含维生素B_1的食物。

脑型脚气病是由于维生素B_1缺乏导致的神经系统病变，临床表现为语言障碍、听力障碍、智力障碍等。

☺ 维生素B_2

维生素B_2在体内参与氧化还原反应，主要是参与体内生物氧化与能量合成，参与体内的抗氧化防御系统，增强抗氧化酶的活力，提高机体对环境的适应能力。同时，对胎儿、婴儿的脑发育有不可缺少的促进作用。

维生素B_2不足时影响蛋白质代谢及胎儿发育，若孕早期缺乏可使软骨形成受阻，导致骨骼畸形，如长骨缩短、肋骨融合等症状。

建议孕妇每日增加 1.7 毫克维生素 B_2 的摄入量，哺乳女性增加 1.4 毫克的摄入量。由于 B 族维生素在贮存和加热过程中，都会有一定程度的营养损失，因此孕妇和哺乳期女性，除从奶类、蛋类、肉类、谷类、蔬菜和水果等食物中增加摄入外，每日均需要专项补充 0.8 毫克。

☺ 维生素 D

维生素 D 是维持高等动物生命活动必需的营养素，它是钙磷代谢最重要的调节因子之一，可维持钙磷的正常水平，对骨骼的钙化、肌肉收缩、神经传导以及体内所有细胞的功能正常运作都是必需的。缺乏时易使婴儿患先天性佝偻病。

孕妇孕早期维生素 D 的每日摄入量为 5 微克，孕中期和孕晚期为 10 微克，哺乳女性略有减少。孕妇和哺乳女性除了从饮食中补充外，还需要每日专项补充 2 微克，同时最好坚持每日有 1 小时以上的户外阳光照射。

☺ 维生素 E

维生素 E 具有维持细胞结构及功能完整性的作用，是体内最重要的抗氧化剂，可增加人体免疫功能，在动物组织中保护细胞膜中的多不饱和脂肪酸、细胞骨架及蛋白质免受自由基的攻击。动物实验发现，维生素 E 可以减少自然流产和死胎，同时对大脑的生长发育有促进作用。缺乏维生素 E 会导致早产、先天性畸形，婴儿体重极低。

孕妇和产妇每日摄入量为 14 毫克，食物中的植物油和油料种子，谷类、坚果、绿叶蔬菜中含有维生素 E，但在储存和烹调过程中会有一定损失，因此建议孕产妇每日应额外补充 6 毫克左右。

对于一些早孕保胎的孕妇，妇产科医生除了用保胎灵、育胎丸等中成药或绒毛膜促性腺激素（HCG）、孕酮等西药治疗外，也常加用维生素 E 做辅助治疗。

☺ 牛磺酸

牛磺酸是一种条件必需氨基酸，条件必需氨基酸是指正常成年人在正常条件下可以在体内合成，但在胎儿、早产儿或某些疾病时不能合成而必须从膳食中供给的氨基酸。牛磺酸能够促进中枢神经系统发育，对人脑神经细胞的树突分化和细胞增殖具有明显促进作用，能使人脑神经细胞总数增加，促进神经细胞核酸的合成，并能够加速神经细胞间网络的形成及延长神经细胞存活的时间。牛磺酸能增高脑内精氨酸加压素和 α 内啡肽含量，增强学习记忆能力；还可以保护视网膜，利于视觉感受器发育，改善视功能。

在孕期的后 4 个月，胎儿可每日累积 6 ~ 8 毫克牛磺酸。婴儿体内合成牛磺酸以及肾小管细胞重吸收牛磺酸的能力均较差，主要靠母乳中的牛磺酸来满足机体发育的需要，如没有外源供应，有可能发生牛磺酸缺乏。早产儿缺少牛磺酸的储备，更容易缺乏。建议孕产妇每日补充量为 20 毫克。

孕早期日记

Yunzaoqi Riji

我喜欢孩子，不然也不会在妇产科医院工作了，想着要个孩子是从结婚就开始算计着了。但一开始是两个人生活在一起的磨合期，生活习惯上要相互适应，有时不免还可能有点小磨擦。有空也想着要享受二人世界，所以想归想，一直也没把这事正式提上日程表来。现如今快两年了，双方的爸妈也开始惦记着同辈某某人早已含饴弄孙，某某人每个星期看到小外孙如何如何地激动了。好像也是该给家里添口人了。再拖下去，我就快成高龄产妇了，对宝宝也不好啊！

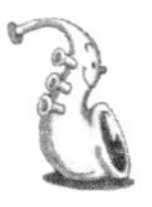

营养医生的孕产日记就要正式开始了——

孕早期准妈妈要了解的饮食营养及相关知识

怀孕的前三个月称为孕早期。最开始，我们把这个小东西叫做胚胎。这个时期，它的发育相当迅速，第 9 周时就可以把它叫做胎儿了。到第 12 周末的时候，已经从针尖大小的受精卵长到比妈妈的拳头略小一点，四肢已可活动，肠管也已有蠕动了，我们开始看得出是个人样儿。这时由于它还相当小，孕妇的人体总能量需要和非孕期大致相当，因此不必强迫自己吃得过多，大多数人就算因为妊娠反应没什么胃口，小小人儿也可以从母亲体内贮存的营养中得到自己生长所需要的大部分营养成分。

孕早期维生素和无机盐的需要量比非孕期增加，可以适当多吃些新鲜蔬菜、瓜果类食物。如有必要，可额外补充叶酸，防止胎儿神经管畸形的发生。含有丰富叶酸的食物有：卷心菜、青菜等多种有叶蔬菜；香蕉、橘子等水果；动物肝脏、牛肉等荤菜。补充维生素 E 对防止孕早期流产也有一定好处。对付妊娠反应引起的不适，则应该放松心情，可少量多餐，菜烧得清淡一些，注意进食奶、蛋等高营养易消化吸收的食物。

由于这个时期是胎儿各个器官开始发育成形的重要时期，因此要重点补充的是防止胎儿畸形、防止流产、减轻妊娠反应的营养素和食物，要禁忌的主要是可能引起胎儿畸形、流产见红、易引起呕吐的食物。

☺ 孕早期逐月营养

第一个月： 第一个月是从末次月经的第一天开始计算的，上半个月其实还没有怀孕，但应开始为怀孕做准备了。受精卵着床后，母体本身一般还没有什么特别的感觉，生活一切如常。在这个时期，应该多吃一些富含叶酸和其他维生素的食物，预防胎儿神经管畸形的发生。备孕开始，可以和丈夫一起补充含锌和叶酸丰富的食物，这对增强精子和卵子的质量是有益的。

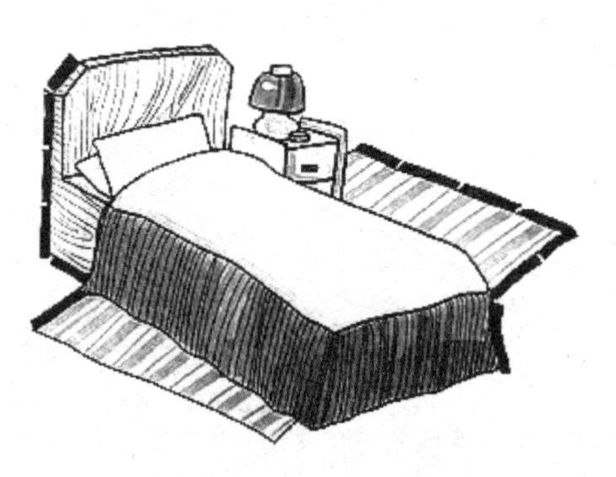

第二个月： 这个月开始，母体内孕激素水平大大提高，大多数孕妇开始有妊娠反应，如恶心、呕吐、眩晕等。此时的饮食应清淡，食物品种多样化，可以少量多餐进食。主食每餐都要有，并一定要有碳水化合物。可以考虑部分吃冷食，凉些的食物相对来说气味较小，不易引起恶心。可以注意补充 B 族维生素含量丰富的食物以减轻妊娠反应。含 B 族维生素较多的食物有：燕麦片、全麦面包等粗粮；瘦肉、动物内脏等；新鲜的水果、蔬菜中也含有一定的量。必要时做到吐归吐、吃归吃。适当活动，分散注意力，也有助于减轻妊娠反应。正常日常活动和保胎并无矛盾。

第三个月： 妊娠反应仍然有，但孕妇也有点习惯了。由于雌孕激素水平的升高，胃酸分泌也会增加，有些孕妇会有胃、食管烧灼的感觉。可以试着早上醒来先吃一点苏打饼干类碱性的点心，再起床刷牙。这时也要注意微量元素锌的补充，缺锌可能影响食欲，增加流产的危险，降低准妈妈的抵抗力。唐代孙思邈建议这个月的孕妇要注意保持心情平和，防止大悲大怒等不良情绪，以免惊动胎气，对胎儿将来的性格行为产生不良影响，这种观点和现代医学理论也是一致的。

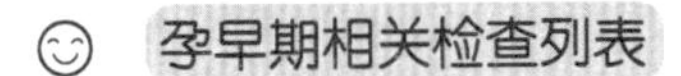

孕早期相关检查列表

尿 HCG 检查：测早孕。

血 HCG 检查：测早孕（视情况）。

早孕 B 超：胚胎着床位置（看是否宫内妊娠）、子宫内膜厚度、孕囊大小、心血管搏动。

血压、体重：作为孕期的基础指标，可为后期的变化作参考。

血常规：贫血与否，白细胞、血小板等。

TORCH：一组病原体。T 即刚地弓形虫，O 即其他微生物，R 即风疹病毒，C 即巨细胞病毒，H 即单纯疱疹病毒，都是有可能引起胚胎发育异常的病原体（养宠物者应在孕早期或孕前就检查，常规在产科建卡时查）。

血生化系列：肝肾功能、血糖、甲状腺相关检查等。

早唐筛查（排除唐氏综合征），有条件可以查微量元素。

如何办孕妇联系手册

确认怀孕后应尽快去户口所在地的社区医院检查并办理孕妇联系手册。在上海有了孕妇手册才能去生产医院登记产检。有些热门的医院妇产科 2 个月甚至一有孕就得去登记，人满了就不收了。

办孕妇联系手册的程序：在孕 3 个月内，带好户口簿、结婚证、身份证，到户口所在地的居委会填好联系单，根据联系单上的地址到户口所在地的地段医院做相应的检查（如户口不在上海的准妈妈，还要多带一张当地的准生证，到暂住地的地段医院办理），检查结果正常，领取孕妇联系手册（这个手册在正式产科检查时要用，产后新生儿体检、打预防针等也可能要用到）。

我的经验教训：准备生宝宝了，最好是把户口迁到常住地址所在的区。不然跑来跑去办证费时费力太麻烦不说，月子里的新生儿上门体检也因此而漏了。

如果能早点决定要在什么医院做正规产科检查，可以从怀孕起就在那儿查，然后把查过的化验单带到地段医院，只要结果是近期的，就可以不必重复检查（三级医院的化验单地段医院都认可，但地段医院的化验结果三级医院是不一定承认的，很可能要再重复查一些项目）。

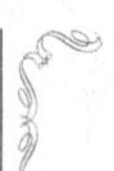

今日学习：紧张着急会增加受孕的难度，也会影响受精卵着床

今日营养美食：补血养颜的银耳红枣羹

6月3日　末次月经第17天（受孕第3天——倒推算）

其实，准备受孕也已经有好几个月了，但一直没什么动静。为什么在排卵期同房还不会受孕呢？一开始我也有点急，后来一问专门研究这事儿的同事才知道，原来每对夫妻从打算受孕到真正受孕的时间是有差异的，以目前上海地区的研究结果来看，就算夫妻双方身体健康、夫妻生活都正常，平均的受孕时间也要6～8个月。既然这样，我就也没什么可急的了，等缘分吧。反正要是有了，现在身体上还是不会有任何异常感觉的。

婆婆今天来看我们，有她帮我烧菜，我可以偶尔偷个懒了。菜单如下：

午餐：清蒸鸽子（加白木耳两朵）、青豆炒肉丁、胡萝卜加卷心菜炒山药、银耳红枣羹（银耳泡发撕成小朵，加红枣、莲心一起煮至黏稠，用冰糖调味）

晚餐：午饭时没吃完的鸽子、蹄髈黑木耳汤（加山药、姬菇少许）、蔬菜同上

趁偷懒的机会，给自己做了一个全日营养素摄入分析。

结论：维生素E摄入量稍为不足，可适当增加麦芽、全麦、杏仁、花生、葵花子等类食物。看来可以趁机给自己买点瓜子、小核桃等零食吃。

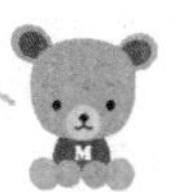

专家指南：全日营养分析

全日营养分析是指将一天（24小时内）吃的所有东西记录下来，交给专业的营养医生进行计算。让医生根据计算的结果及个体的身体情况进行分析，得出一日之内营养摄入是否足量，各种营养素是否平衡，三餐（或N餐）的营养及能量摄入是否合理。以此为依据，除了能对准妈妈膳食作出指导外，尤其对一些有诸如妊娠期糖尿病、肝功能受损等问题的人，科学的营养分析和饮食控制就更为重要了。

记录的内容包括除水以外所有食物的品种和量。如果有可能，食物烹调方式也在记录之列，因为不同的烹调方法对食物总能量的影响也是很大的。比如一份油炒的蔬菜可以比一份白灼的蔬菜能量高10倍以上。如果自己无法对吃的东西进行称重或估算，可以将食品的大小比划给营养医生看。

今日学习：从准备怀孕至孕早期，可以每天补充400微克叶酸或孕妇奶粉

今日营养美食：易消化吸收的肉汤菜泡饭

6月4日 第18天

今天老公加班去了，一个人在家随便吃点。

随便是指用简单点的方法来烧，但品种是绝对不差的。用昨天剩下的菜，煮个肉汤菜泡饭。我喜欢吃软一点泡饭，类似花式菜粥那样的感觉，容易消化。菜的品种不少，有青豆、猪肉丁、胡萝卜、山药、蘑菇、米饭。荤的够了，就是蔬菜少了点，一会儿去吃根黄瓜，把蔬菜的量补上。

心满意足地吃完我的泡饭粥，热腾腾地吃出了汗。洗了黄瓜，黄瓜皮中的维生素含量要比瓜肉更多，但考虑到农药残留的因素，还是把皮刨了再吃。今天吃得简单了，晚餐后加吃一片多维元素片补充一下营养。自从计划怀孕后我就一直吃孕妇配方的多维元素片，因为其叶酸含量比较高，可以预防胎儿的神经管畸形（呵呵，胎儿，还不知道在哪儿呢，要是有，它也还叫做胚胎）。

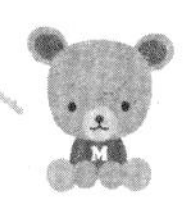

专家指南：叶 酸

叶酸是B族维生素中的一种，如果缺乏，可能造成胎儿神经管畸形及人体内的巨幼细胞贫血。叶酸是与胎儿脑发育有关的重要维生素，在孕前和孕早期补充一定量的叶酸可以防止胎儿神经管畸形。除了可以用含有叶酸的药物来补充叶酸之外，食物中的叶酸含量也相当高，它普遍存在于有叶蔬菜之中，如青菜、卷心菜、菠菜等，水果中柑橘类和香蕉也含有较多叶酸，动物肝脏、牛肉中含有的叶酸较多。

由于叶酸在遇光照、遇酸碱、遇热时都容易被分解，在食物的贮存、清洗、切碎、烹调的过程中会大量损失，因此要防止孕期叶酸缺乏症，应注意：①食物要尽量吃新鲜的，放置时间越长的蔬菜，叶酸和一些其他维生素的量会大大下降。②买回家的菜，应存放在冰箱或阴凉的地方，不宜放在阳台、灶台等温度高、光照强的位置。③蔬菜应先洗后切，而非先切后洗。④烹调时，要急火快炒，不要加热时间过长。叶酸受到烹调方法的影响分为烹调方式和烧煮时间两方面。除了选择叶酸含量多的食物外，还应尽量选择蔬菜沙拉、凉拌蔬菜及“急火快炒”的烹调方法，以减少食物中的叶酸损失。

如果饮食不够合理，食物中摄入不足，或是对自己的饮食没有把握，可以从孕前三个月开始，补充400微克的小剂量叶酸片或孕妇奶粉。准妈妈不宜吃5毫克的叶酸制剂，那是为巨幼细胞贫血患者准备的。

今日学习：从计划怀孕起，一定要注意用药安全
今日营养美食：补血、味鲜的黑豆鱼头汤（黑豆不加油，下锅炒至裂开，鱼头切开，煎至微黄，加入黑豆、红枣、水炖熟）

6月12日　第26天

早晨起来上厕所时，有两小滴咖啡色的分泌物，腰有点酸，但也没什么别的不舒服。大概是来月经了？会不会是见红呢？

在准备受孕的这段时间，见红和来月经有时是很难区分的。这种时候，千万要谨慎用药，尤其是有痛经史的女性，感觉有小腹隐痛的时候，不要随意吃什么益母草或止痛片之类药物，万一是怀孕早期的见红反应，可就雪上加霜了。

如果生病了，千万不要擅自用药，应该及时去医院就诊，并且向医生说明你计划怀孕的情况。孕期用药时，医生（尤其是产科医生）会根据孕妇的身体和病情严重程度来选择对胎儿无害，或是治疗必需但危害尽可能少的药物。有些时候，妊娠合并的疾病如果不用药，会加重病情，造成母体及胎儿更大的危害，此时就必须两害相权取其轻，在人体可以承受的范围内，用适当的药物来控制病情。

希望准妈妈们和计划受孕的姐妹们合理看待药物治疗，该用的要用，该停的要停，该换的要换。要严格掌握用药剂量和持续时间。如医生认为病程需要，应该坚持使用一定时间，不宜自己随意停药。

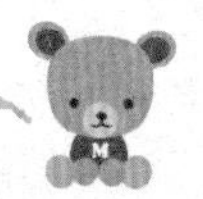

专家指南：孕期用药指南

根据对胎儿危害的大小，可将孕期药品分为以下五类。

A类：已证明对人胎无不良影响，是最安全的药物，可以放心使用，如氯化钾、多维元素片、甲状腺片、钙片。但如果超过推荐量的大剂量使用也不能保证无害，例如维生素A过量中毒也有可能引起胎儿小眼或无眼畸形、流产。

B类：动物实验及人类试验未证实对胎儿有影响或动物实验证明对动物胎无害但没有对人类胎儿无害的研究报道，可以使用。如青霉素、头孢类、红霉素等部分抗生素及硫酸镁、胰岛素、甲硝唑。

C类：对动物及人均无充分研究或对动物胎有不良影响但没有对人胎有关的报道，慎用。如磺胺、异烟肼、拉贝洛尔（柳胺苄心安）、卡托普利（开博通）、地塞米松。

D类：对人胎肯定有危害，只有在治疗孕妇疾病的效益超过药物危害时才能考虑选择。如四环素、苯妥英钠、环磷酰胺、噻嗪类利尿剂、苯巴比妥等。

X类：证实对胎儿有害，妊娠期禁用。如口服避孕药、乙烯雌酚、碘-131、甲睾酮（甲基睾丸素）。

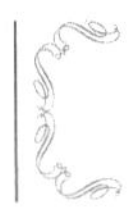

今日学习：防辐射是准妈妈可以提供给胎儿的保护措施之一

今日营养美食：居家便利的芹菜猪肉水饺

6月15日　第29天

月经还没有来，会不会是有了？用早准备好的测孕试纸自己验了一下小便，仿佛隐隐地有那么一点点痕迹，难道是……有点心神不定，看来前两天的两小滴出血可能是见红吧？可能是那天太累了引起的。准备怀孕后还是不宜过度疲劳啊！

原以为自己是专业的妇幼营养医师，一定是妊娠之事尽在掌握，不想事到临头，一样的惊惶软弱，这几天都睡得不太安稳……哎，毕竟是软弱无用的凡人啊。

下午是给孕妇上营养课的时间，把激光笔和遥控器用上吧，这样可以离电脑和投影仪远一点点，还是要小心辐射的。

上网时间太长只怕电脑辐射对胎儿不好，为了减少使用电脑的时间，我打算订一份报纸来了解新闻。以后除了和工作有关的事，不能再长时间玩电脑了。

记一下今天吃了些什么吧。

早餐：牛奶250毫升、菜粥（米30克、青菜15克）、蛋饼（蛋50克、饼50克）

午餐：10只青菜肉汤煮的芹菜猪肉馅水饺

晚餐：米饭100克、花菜150克、鱼100克、大蒜15克。胃口还不错，不过今天窝在家一点没动，消耗比较少，就不多吃主食了。一会儿在黄瓜、番茄、苹果中选两个吃。维生素、纤维素还是要够量的。

评价：这是一份低脂食谱，全日脂肪摄入较低，对于有高脂血症或肥胖的准妈妈更为适宜，至于我自己也不是天天这么吃的。

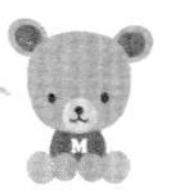

专家指南：怎样看待电脑辐射

从文献资料来看，是否接触高剂量辐射，胎儿畸形的发生率有一定差异，但差异不一定有显著性。如果孕妇不能避免使用电脑等工具，那么可以做好一些防护工作。

1. 不要长时间坐在电脑或电视前，每过半小时到一小时应适当活动一下。一般认为孕妇每周在电脑前的时间不超过40小时为安全的。不要坐得离电脑过近，电磁波辐射是和距离成反比的。

2. 可使用防辐射产品，如防辐射服等。经过国家质量检验认证的防辐射产品可以阻挡部分的辐射。

3. 从营养上注意：平时多吃一些奶类、蛋类、蔬菜、水果，尤其是富含B族维生素的食物，如胡萝卜、海带、油菜、卷心菜及动物肝脏等，以利于调节人体状态，增加机体抵抗电磁辐射的能力。

今日学习：妊娠 3 ~ 4 周是胚芽期，此期为重要脏器生长期
今日营养美食：富含叶酸的酸奶四蔬（花菜、西兰花、生菜、甜椒切成小块焯水，用酸奶拌食）

6月16日　第30天

尿 HCG 试纸上的红线比昨天明显了一些，还是弱阳性，但这说明体内的孕激素水平在升高，估计真的是有了吧？太好了！

前几天有一点见红，所以今天抽个血，测血 HCG 浓度，再打一针 200 万单位的 HCG 针。下周看结果，千万不要是宫外孕啊。宫外孕常有阴道少量不规则出血的现象，如果是输卵管妊娠，会因破裂时急性大出血，对准妈妈造成一定危险，所以还是要密切关注。

今天门诊有位孕妇来问我牛奶和酸奶是不是都可以喝。其实这两者是互补的，只要不是妊娠反应过大的孕妇，两者交替着喝补钙效果更好。牛奶本身含钙丰富，且容易被机体吸收，因此孕早期最好每天喝 200 ~ 250 毫升牛奶或奶制品。而酸奶是鲜奶经过乳酸菌发酵制成的，在营养价值上不仅和鲜牛奶相似，还有抑制有害菌繁殖、减少有害菌群在肠道中产生毒素的作用。此外，孕妇在怀孕期间容易便秘，酸奶中的益生菌可以缓解便秘，增加对营养的吸收。孕妇奶粉也是很好的选择，其配方为适应孕妇的需求，增加了各种营养元素。在妊娠中晚期，准妈妈每日需要的钙摄入量又有所提高，所以在选择奶制品时，可优先考虑孕妇奶粉，并可牛奶和酸奶交替喝。

专家指南：

HCG（绒毛膜促性腺激素）

HCG（绒毛膜促性腺激素）是由胎盘绒毛膜滋养层细胞产生的一种具有促性腺发育的蛋白类激素。受孕后胚胎开始发育，HCG 分泌入血液中，血液中 HCG 水平就会大幅提高。代谢到尿液中后，尿 HCG 值也会提高。在妊娠最初 3 个月，HCG 水平每 2.2 ± 0.5 天升高约一倍。一般市售的早早孕试纸就是通过测尿中 HCG 的浓度来判断是否怀孕的。阳性就是可能怀孕了，弱阳性是可能受孕了才没几天，浓度不高，也有可能是宫外孕。

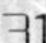

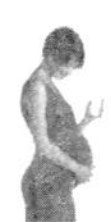

专题讲座：如何选择合适的孕期营养补充剂

很多准妈妈会有疑惑，怀孕了，只要吃得够多就好了，还需要营养补充剂？究竟是吃产科医生开的维生素药片，还是让国外亲戚买舶来品，或是很便宜的海淘货？该喝孕妇奶粉，还是只喝鲜奶就可以了？

大多数产科和营养科医生都会预防性地给孕妇补充维生素，因为怀孕后营养需求增加，但大多数人受生活及饮食习惯或烹调方式的限制，很难从食物中得到足够均衡的营养。所以，补一点外来的，比单一从食物中得到剂量更稳定、更安全。打个比方说，就像是天冷了，不管有没有太冷或是感冒，外套先披上较好。一方面是大伙都知道的，缺什么补充什么，如贫血了补铁、维生素 C 和（或）叶酸，脚抽筋了补钙等；另一方面是全面的补充维生素和无机盐，但要注意的是剂量不宜过大，不能同时服用多种同类维生素补充剂，防止维生素达到中毒量，要知道没有什么是越多越好的。

有些孕妇服用大颗粒的药片很难下咽，则可以考虑用孕妇配方奶粉来补充维生素。好的孕妇奶粉比一般的鲜奶或酸奶维生素含量更高。牛奶中含有大量的优质蛋白质，但其中的营养成分并不均衡，比如铁含量较少，而叶酸则几乎没有。孕妇配方奶粉则是在一般奶粉的基础上，根据孕妇的营养需求，适当减少脂肪含量，按比例添加孕妇所需的维生素、无机盐和多不饱和脂肪酸，如 DHA、叶酸、钙等，成分齐全，能全面满足孕期的营养需求，更适合孕妇饮用。

孕妇奶粉中的营养素是按照国际较公认的孕妇每日各种营养素的合理需要量添加的，这些营养素应该比例均衡、配方合理，并适合孕妇的体质。在补充孕妇奶粉时，应考虑到两点：一是亚洲人的体质特点，例如东方人吃鱼比较多，而海鱼较其他食物含有更多量的 DHA，而西方人食肉较多，体内积存的 AA（花生四烯酸）较多，考虑亚洲孕期女性的饮食结构，要选择添加 DHA 和 AA 适量的奶粉；二是个人的体质特点，不要盲目追求某种营养素的超高，除非你特别需要补充它，因为除了奶粉孕妇还是会吃各种食物。饮食正常的孕妇，其营养需要也是和均衡营养的孕妇奶粉配比相同的。

由于大部分人都无法做到完全均衡的饮食，所以孕妇要了解自己的营养状况，可以去营养科门诊处让医生对你的营养状况做一个全面的评估，看是否缺乏某种或某一些无机盐，并请医生提出营养建议，根据自身情况选用多维元素片或孕妇奶粉、治贫血药物等。除了比较其营养成分表外，也可以看看有什么特色，例如有些品种适当增加乳清蛋白或是乳铁蛋白，以帮助孕妇提高免疫力；有些品种加了低聚糖或是纤维素等，促进肠道蠕动，防止便秘的发生；有的能量高，适合胎儿偏小的孕妇，有的不含糖，糖尿病孕妇可以吃。

孕妇奶粉的正确食用方法是用 50 ℃以下的凉开水或温水冲服（冲调量每个品牌有所不同），先放奶粉后放水。食用量每天 1 ～ 2 杯，代替牛奶或普通奶粉食用，而非额外加餐。还有一些小建议：

1. 一切正常的孕妇，选择自己喜欢的口味就可以了，只要不过量食用，无特别限制。

2. 体重超重的孕妇，选择总能量较低的奶粉。

3. 消瘦、营养不良的孕妇，选择能量较高的奶粉，并适当增加食用的量。

4. 脂血症的孕妇，选择低脂的配方。

5. 血糖偏高的孕妇，选择不加蔗糖或蜂蜜及葡萄糖的配方。

6. 听从营养科医生建议，决定是否需要同时补充多维元素片，以免维生素和无机盐超量。

7. 孕吐严重时，可少量多次饮用配方奶粉。

当然，选择孕妇营养保健品，除了营养成分表，还有品牌、品质的讲究，一般而言，大品牌、国际知名品牌、成立时间比较长的老品牌相对可靠一些。注意进口食品应有进出口检疫标志。

奶粉的包装以听装为好，保质期更长，其中维生素等营养素氧化的速度较慢，能更好地保存其中的营养成分，袋装奶粉则较有可能在运输过程中发生漏袋变质等异常情况。但再好的产品也难免有异常情况出现，因此打开奶粉包装的时候，先摇一下，听听声音是否均匀；看一看，有没有结块；再闻一下，是不是有奶香。听装奶粉在罐内都应有计量的小勺，方便按推荐量冲合适的浓度；袋装奶粉在购买时，也应记得问商家要附加的小勺。

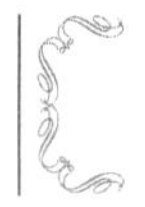

今日学习：有见红的孕妇要少吃活血的食物

今日营养美食：补虚安胎的莲藕乌鸡汤

6月22日　第36天

“每天早晚都要注意刷牙，中午在单位吃饭后也漱漱口，就是喝几口白开水也有漱口的作用。”三天两头听到隔壁的口腔科医生在这么和孕妇做宣教，我也要开始注意起来了。怀孕使母体增多的孕激素、雌激素可能刺激牙龈浮肿，所以怀孕期间要注意口腔卫生，防止妊娠期牙龈炎（作者注——小心再小心，还是没逃过。关于妊娠期牙龈炎可见本书第153页）。

血HCG的报告出来了，相当高，基本可以排除宫外孕的可能，但这几天断断续续地一直有点出血，心神不宁得很，小小的那个受精卵到底在里面怎么了呢？它好不好啊？上班小心点，走路走慢点，尽量少走楼梯，不能太累了。

煮个什么凉血止血的汤来吃吧，也许会有点用处。

莲藕乌鸡汤：乌骨鸡洗净，莲藕连藕节，加冷水同煮汤，放姜3～5片、黄酒2匙。鸡熟后加少许枸杞子，加盐调味，不用其他调料。莲藕有止血的作用，乌鸡可补虚，枸杞子有滋阴补肾的作用。这几种食材一起煮，有补虚、止血、安胎的作用。

至于其他吃什么，反正尽量小心，不吃热性的、活血的食物，零食中山楂、巧克力就不吃了，水果里不吃龙眼、荔枝，菜里不放红糖及香料类调料和黑木耳等食物。

早餐：粥1碗、孕妇奶粉1杯（180毫升）、面包半只

午餐：蛋炒饭1碗（蛋1只、杂菜2匙、香肠半根、腊肉3片、饭大半碗、茄子2块、大虾仁5～6只）

晚餐：饭1两、虾1只、丝瓜半根、黄瓜1根、蛋半只、莲藕乌鸡汤1碗

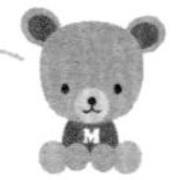

专家指南：

准妈妈要根据体质选择食物

体质偏热的孕妇，食物中可多选用凉血止血的食物，如芥菜、萝卜、茄子、藕；不宜选用温热活血的补品，如人参、桂圆肉等，也不宜多食辛辣刺激性食物，如干姜、葱、蒜、辣椒、咖喱等。如平素体质虚寒怕冷的孕妇，则更宜食用补气血、养肝肾的食物，如枸杞子、葡萄、荔枝、桂圆肉、芝麻、花生、核桃仁等植物性食物，动物肝脏、鸡蛋、鸡肉、牛乳、鱼等动物性食物；不宜食生冷食物。

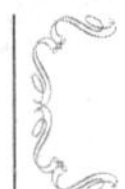

今日学习：受精卵质量问题引起的自然流产是大自然的优胜劣汰

今日营养美食：保胎佳肴黄芩炖腰花、杜仲煲猪腰

6月24日　第38天

还是几乎每天都有点少量的见红，再怎么安慰自己说不怕，紧张的心情还是与日俱增。先兆流产的诊断肯定是能打上了，可是我真的好想要这个宝宝啊！

今天在同事的推荐下，去看了龙华医院的老中医李主任。听说他针对我同事见红用的药，一两帖药就见效了。西医的保胎针（还是HCG）也开始打了……

今天特地做了个黄芩炖腰花：黄芩6克，中等大小猪腰1只。将猪腰切开去筋膜，洗去血水切花片，与黄芩共置陶煲内，加少量水没过腰花，加盐、姜、料酒等调料，用中火炖蒸猪腰熟透。黄芩性寒味苦，有清热去火、安胎止血的作用；猪肾性平味咸，有补肾之用，两者同煮，有补肾止血的保胎作用。每日一只，分2次食用，5天为一疗程。也可加粳米煮成粥食。

杜仲煲猪腰也是道美味药膳。杜仲15～30克、猪腰1个。将杜仲先置锅里，微火小炒，并洒上盐水炒至微黄，然后与洗干净的猪腰一起放进瓦煲内，加入清水，先大火煮沸后，改用文火煲至90分钟，调入食盐便可。

在清洗猪的肾脏时，可以看到一个浅褐色腺体，那就是肾上腺。如果孕妇误食了肾上腺，其中的皮质激素可使孕妇体内血钠增高，排水减少而诱发妊娠水肿；其中的髓质激素可促进糖原分解，使心跳加快，诱发妊娠高血压或高血糖等疾患，同时可以出现恶心、呕吐、手足麻木、肌肉无力等中毒症状。因此，吃腰花时，一定要将肾上腺割除洗净。

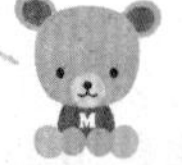

专家指南：中西医保胎的选择

不少人认为中医保胎比西医保胎更合适。我认为主要要看引起先兆流产的原因，如果是体内激素水平不够高引起的，那么打黄体酮或HCG针的效果还是很好的。如不明原因引起的，则可考虑中医保胎。但不少人一旦出血见红，就躺在床上，请家人代诊，开点药回来吃，这其实是不对的。中医讲究望闻问切，每个人的体质不同，不同的时期，准妈妈身体的状况也不一样，不经过切脉问诊开出的中药，可能针对性就差了点，不一定能达到对症下药的效果。所以龙华医院的李医生要求我每周去复诊，我认为还是很有道理的。

如果是受精卵的质量问题，例如染色体异常等引起的先兆流产，则没有保胎的必要，还是要相信大自然优胜劣汰的法则。

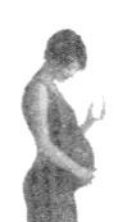

专题讲座：孕期先兆流产的饮食对治

先兆流产是指妊娠后出现阴道出血的现象，常比月经量少，色鲜红。先兆流产的血来自子宫内，部分为无痛性出血，也有些人伴有小腹痛、腰痛及下坠感。妇科检查时子宫颈口未开，羊膜囊未破裂，子宫大小与停经月份相符，尿妊娠试验阳性，超声波检查有胎心和胎动波。先兆流产的原因比较多，例如受精卵染色体异常、内分泌失调（如绒毛膜促性腺激素分泌不足等）、胎盘功能失常、母儿血型不合、母体全身性疾病、过度精神刺激、生殖器官畸形及炎症、外伤等，均可导致先兆流产。出现先兆流产不是一定会流产，要看导致流产的原因，最主要是取决于胚胎是否正常。如果胚胎正常，经过休息和治疗后，引起流产的原因被消除，只要出血止住了，妊娠就可以继续。但也有一部分先兆流产是由于胚胎异常引起，那就没有必要强行保胎，否则最终仍是要流产或有分娩畸形儿的可能。

中医认为先兆流产的原因是气血虚弱、肾虚、血热、外伤等造成的。中医将之称为胎漏下血。在饮食上，有先兆流产者，宜吃的食物如下（但一定要征求专科中医师的建议，不能自己随意服用哦！！！）。

1. 杜仲 杜仲味甘，性温微辛，有补肝肾、强筋骨、降压、安胎、利尿、抗菌的作用，是中国民间常用的补品之一。“猪腰煲杜仲”就是广东人最常用的补肾汤品，其有补养肝肾的功效，对于肾虚者颇有助益。

2. 阿胶 性平，味甘，能滋阴补血，是中医常用的调经、止血、安胎、保胎药。古方中多用于先兆流产，如《千金方》有云“治妇人漏下不止”，《金匮要略》中的“胶艾汤”也是以阿胶为主要成分，有滋阴养血、补血安胎的作用。体质虚弱的孕妇，如有先兆流产征象，或有习惯性流产史者，均可在中医的指导下烊化阿胶服用，如阿胶鸡蛋羹。

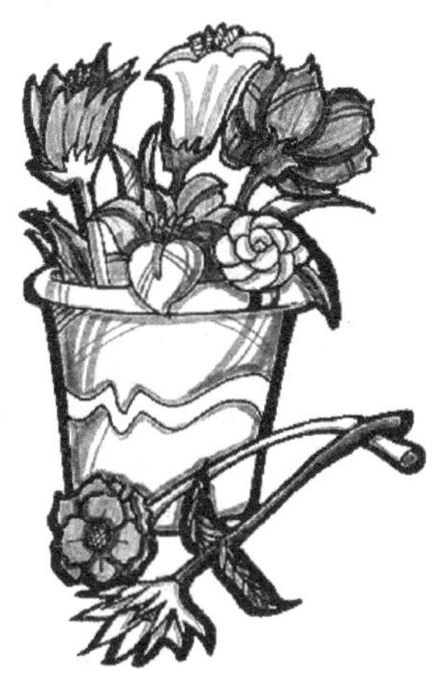

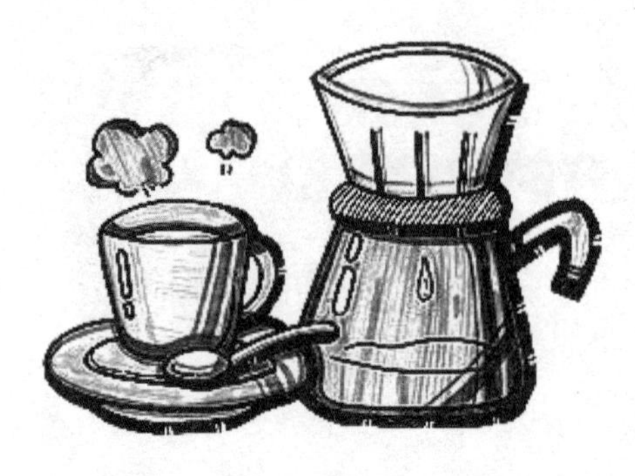

3. 黄芪　黄芪性微温，味甘，有补气升阳、益气固表的作用。现代医学研究认为黄芪含有多糖类、叶酸和多种氨基酸等成分，能兴奋中枢神经系统，所以能提精神，抗疲劳，提高免疫功能，增强抗病抗癌能力，对防治气虚、感冒和感染颇为有效。较适合气虚血亏的孕妇在冬季食用。每次用量 9 ~ 30 克，水煎，或加入鸡汤同煮。但因为黄芪性温，如有发热、口渴、便秘等实热证的准妈妈忌用。

4. 鸡肝　鸡肝性温，味甘。补肝肾，治心腹痛，安胎止血，有先兆流产者宜食之。《本草汇言》中所说："鸡肝补肾安胎……胎妊有不安而欲堕者，取其保固胞蒂，养肝以安藏血之脏也。"煮汤、粥或炒食均可，如鸡肝粥、青椒炒鸡肝等。

5. 鸡蛋黄　性平，味甘，有滋阴养血之功。《本草纲目》说："卵黄，其气浑，其性温。精不足者，补之以气，形不足者，补之以血。能补血，能养阴，润肌肤。"《本草再新》说："鸡子黄，补中益气，养肾益阴。"鸡蛋黄中含有丰富的维生素 A、维生素 B_2、维生素 D、铁及卵磷脂。卵磷脂是构成胎儿脑细胞的重要原料之一，因此其对胎儿智力发育也是大有裨益的。

6. 鸽肉　性平味咸，能补肾益气。唐代孟诜认为鸽肉"调精益气"。《本草再新》说它"滋肾补阴"。《四川中药志》载："鸽肉治妇女干血劳，月经闭止。"此外，鸽肉中含 24.47% 以上蛋白质，高出瘦猪肉的 9.5%，超出兔、牛、猪、羊、鸡、鸭、鹅和狗等肉类，可促进血液循环，防止孕妇流产或早产。鸽肉含有 18 种氨基酸及多种微量元素，是滋补佳品。

7. 葡萄　性平，味甘酸，有补气血、强筋骨和利小便的作用。适宜气血不足的胎漏下血和妊娠浮肿者。

如果发生了先兆流产，除了上文所述的这些传统的补血养胎的食物、药物外，还可以根据准妈妈的体质虚实选择食物（见本书第 33 页）。无论虚证、实证均应忌饮酒。

其他应忌食的食物还有：蛏子、田螺、河蚌、蟹等寒凉食物，尤其是蟹脚，中医认为有堕胎作用，不利孕妇；忌食黑木耳，它具有活血化瘀之功，在孕妇已有出血的情况下，不利于胚胎的稳固和生长；忌食杏及苦杏仁，杏味酸性大热，且有滑胎作用，为孕妇之大忌；还有山楂，也有活血化瘀的作用；龙眼和荔枝性温热，体有内热者不宜。

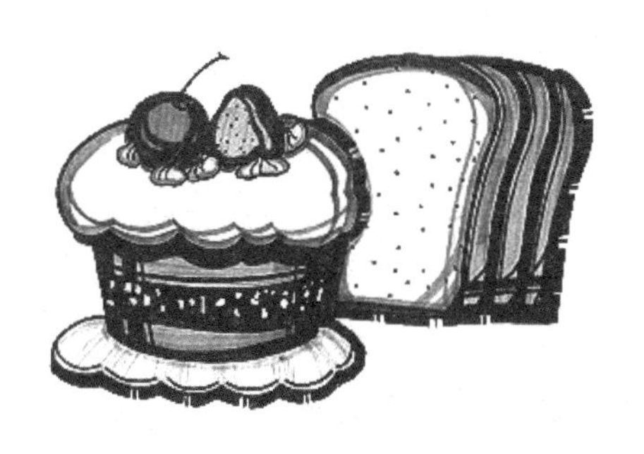

临床上还遇到过因便秘引起流产者，准妈妈如有便秘症状，应注意保持心情放松，多吃新鲜蔬菜，多饮水，保持大便通畅，防止便秘引起排便时腹压过分增高，增加出血可能。

口服维生素 E 有利于胚胎发育。可在医生指导下用黄体酮、HCG 等药物保胎。或可在中医切脉后用中药治疗，但需根据各人的具体情况用药，不得自己乱用，以免对胎儿产生不良影响。

除了饮食外，生活起居方面，在出血期应该卧床休息，减少活动，但并不是24小时都躺在床上不动，甚至连大小便都不敢下床，这样精神过分紧张，反而易引起流产，应该适当地进行轻微的活动。必须禁止性生活。尽量减少不必要的阴道检查，以减少对子宫的刺激。防止外伤和流感等可能引起感染的疾病。

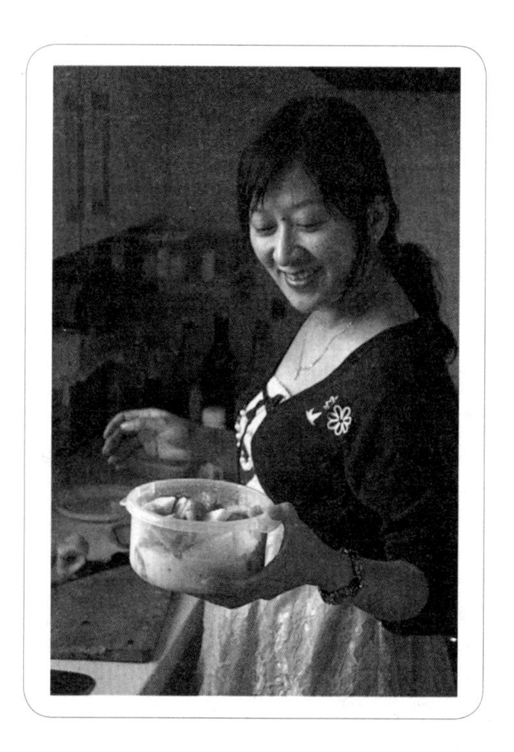

今日学习：确定妊娠后不能过于劳累，避免激烈的体育运动和体力劳动
今日营养美食：气血双补的阿胶鸡蛋羹

6月27日 第41天

本来前两天吃过中药，都没什么明显的出血了。今天中午吃饭时，突然有两个硬币大小的出血块冒出来，鲜红色！！吓死我了。马上躺回床上去，一动不动，深呼吸、祈祷……上帝保佑啊……

看到中医师李主任开的药方中有阿胶。阿胶性平，味甘，有补血止血、滋阴润燥、安胎之功，适用于冲任不固或阴血亏虚之胎动不安、崩漏下血，可配生地黄、艾叶等。上次切脉看舌苔后，问过他，说我的体质可以吃，家里正好有外婆存着的阿胶，我煮个蛋羹吃吧。

阿胶鸡蛋羹：鸡蛋1个，阿胶9克。先将鸡蛋去壳，甩入沸水中，煮成蛋花汤，加阿胶（提前隔水蒸到烊化），放少许食盐调味即成。适用于气血虚弱的孕早期妇女。也可另取黄芪15克煎汤取汁调入羹汤。

晚上刷牙时，有点恶心了，这似乎是个好消息，说明体内的孕激素水平提高了，宝宝应该在平安地长着吧？但HCG针打着呢，也许是针的反应？不管怎么说，是个好消息。

专家指南：30岁以上孕妇要加强饮食营养

现代女性因为工作和晚婚的关系，生育年龄延后不少，30岁以上的孕妇越来越多。晚育的女性易发生腹痛、阴道流血、宫颈扩张等先兆流产症状。又有相当一部分女性，减肥导致过瘦，而从营养的角度来说，体质虚弱、严重营养不良的女性，也易发生先兆流产等情况。

对于需要保胎的孕妇来说，孕期营养和保健尤其重要。首先是在孕前就应调整好自己的身体状况，患有内分泌紊乱、感染性疾病或是过于瘦弱的人，应把身体调理好再怀孕为佳。饮食有节，针对自己的身体情况选择适当的饮食和药物治疗。怀孕后要尽量做到：心情平和，养成良好的生活习惯，作息要有规律，适当活动，有出血者在出血后几周内都应忌房事。营养方面应补充富含维生素E的食物有利于保胎，多食叶酸丰富的食物可防止脊柱裂等神经管畸形。多食纤维素、果胶含量丰富的食物，可以帮助保持大便通畅。大便秘结时，避免用泻药。便秘时会增加腹压，用泻药会刺激直肠和子宫、阴道，增大流产的危险。其他各种维生素及微量元素也应均衡补充。

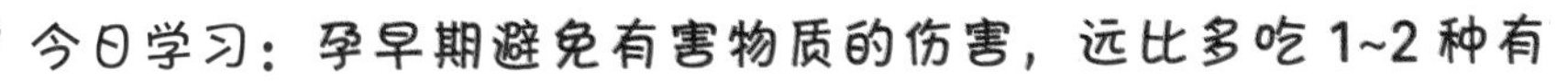

今日学习：孕早期避免有害物质的伤害，远比多吃1~2种有益的食物或是胎教更为重要

今日营养美食：健胃消食的麻油萝卜丝

6月28日 第42天

刷牙时有点恶心，睡前还吐了一口出来。好，看来妊娠反应准时来了。要对付妊娠反应引起的不适，首先应该放松心情，在吃得下的范围内可少量多餐，菜烧得清淡一些。注意进食奶、蛋等高蛋白质、高营养、易消化吸收的食物。酸味、辣味的食物和调料只要不过量，在孕早期不必完全限制。

关于妊娠反应，我的理论知识是不少的，一直在门诊指导别人，各类妇幼杂志上也写了不少文章。不过，不知道用在自己身上管用不？别人听我的指导，大多说效果不错。但因为她们都很信任作为“营养专家”的我，心里信赖了，疗效就会好，这也是“社会－心理－医学”模式的范畴。而我对自己的信任有多少呢？这需要客观地、从孕妇的角度来看待自己的知识了。

今天订的报纸来了，看看新闻休息休息。不过，说到看报纸，那个细心的老公肯定会提醒我，看完一定要好好洗手，别把油墨里的铅、汞等有害物质吃下肚子。

晚上弄个酸酸辣辣的小菜开开胃吧！麻油萝卜丝：半只白萝卜、半只胡萝卜、3只干辣椒，将萝卜去皮刨细丝，放入白糖、盐拌匀。先在锅里用少量麻油炒一下辣椒，等到油锅出香味，微微冒烟时，除去辣椒，把油倒入萝卜丝内，拌匀再淋上醋就可以了。

中医认为，萝卜味甘辛，有健胃、消食的作用。胡萝卜则含挥发油，具有芳香气味，能促进消化，这道菜清脆爽口，适合孕早期食欲不振的准妈妈。

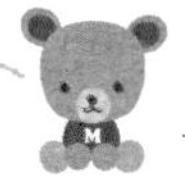

专家指南：

别让铅损害了胎儿健康

铅是有害人体的金属元素，一旦进入人体，很难分解或排出体外。体内的铅含量到达中毒量后，就可能出现食欲不振、恶心、腹胀、腹痛、腹泻等胃肠道症状，以及失眠、头痛、记忆力下降、做噩梦甚至精神异常。铅通过血液进入脑组织后，会造成脑损伤，尤其是对婴幼儿的智力发育会产生很坏的影响。油墨印制的报纸、书刊中含有铅、铬、镉、汞等重金属元素，如果进入人体，均有一定毒性。印刷中使用的有机溶剂也是对人体有害的。虽然这些有机溶剂干燥后绝大部分都会挥发，但还是会有部分残留。因此，用废旧报纸包裹食物、吃饭时把报纸垫在餐桌上、边看书报边吃东西，都是可能影响胎儿发育的坏习惯，从打算怀孕时，这些小细节都要开始注意了。

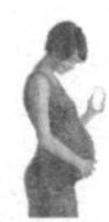

专题讲座：如何应对孕期呕吐

孕期呕吐是妊娠反应的一种，大多是在怀孕的第 4 周（从末次月经的第一天开始算起）左右出现，一些孕妇会出现偏食、厌食、挑食、恶心、呕吐等症状，让人又紧张又难受，甚至头晕眼花。孕吐的程度各人不同，运气好的人，从怀孕到生，一口都不曾呕吐，甚至胃口好得很；运气差的准妈妈，可就苦了，从第一个月吐到怀胎十月，直到宝宝生下了，这种情况才自然消失；还有极少数更惨的，苦胆水都吐出来了，胃和喉咙的黏膜因为反复呕吐而破裂，吐出血丝或是血块，甚至合并其他的疾病，最终只能人工终止妊娠。

那么只能听天由命了吗？不，其实孕吐是可以改善的，如果措施得当，对自己和宝宝都不会有什么不良的影响。

孕吐与很多因素有关，如体内的激素水平、生活及饮食习惯、精神紧张等，是一种相当复杂的症状。其实，对大多数人来说，轻度的孕吐是一种正常生理现象，经常是在前三个月最重，之后逐渐减轻，到 24 周（五个半月）左右基本消失，对身体没什么不良影响。在刚开始的 1 ~ 2 个月，可能会有体重减轻数千克的现象，但一般到孕吐开始减轻的时候，又会长回正常的体重。孕吐与体内一些激素水平升高有关，与孕妇的体质和精神状态也有密切的关系。所以怀孕后精神不要过分紧张，只要情绪稳定，适当休息，注意调节饮食，大多数人都可恢复正常。孕早期胎儿所需的营养并不多，不必过于担心因为呕吐次数过多或食欲不振而影响胎儿发育。要以健康平静的心态面对，一有问题立刻咨询医生，自然能将忧虑降到最低。

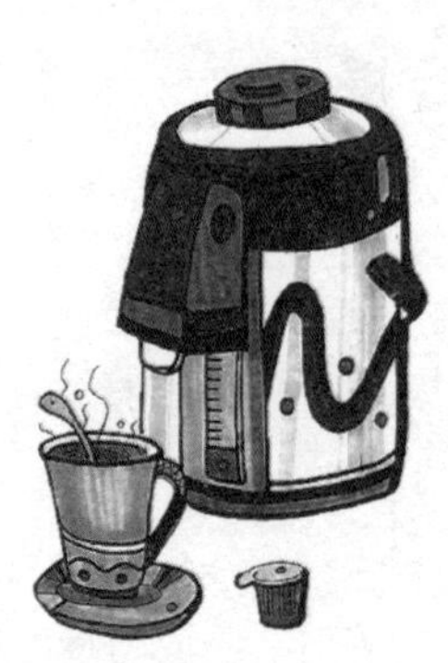

可以改善孕吐的方法有以下一些：

很多人清晨起床时容易有恶心的感觉，尤其是刷牙时对着洗脸台特别想吐，这是因为刷牙的动作会刺激咽反射。醒后你可以在床上多躺一会儿再起床，在刷牙前坐在床上吃两片苏打饼干也会减轻刷牙时的恶心感。必要时，暂时使用孕妇可用的漱口水来代替刷牙也行。有些人会有胃“潮”的感觉或是食管烧灼感（烧心感），觉得要不停地进食才舒服一些，但这与肚子饿并不同，可以少量多次地吃一些东西，如苏打饼干、豆制品、干粮等，不一定要规定为一日三餐，但不宜吃过多酸的和甜的东西，这些酸甜的食物（包括酸的水果）会进一步刺激胃酸分泌。吃下去的时候舒服一点，过一会儿又反酸了。

烹调方法上，少用油炸。食物宜清淡勿过咸过油，品种宜多样化。热气腾腾的食物气味也容易让人反胃，在没有腹泻、胃痛的情况下吃点冷的食物，或是偶尔吃点冰淇淋之类的冷食，反倒能增强食欲。另外，如果不停呕吐，容易造成水分丢失，别忘了及时补充水分。

对孕期呕吐有好处的食物有：

姜：中医认为其性温，味辛，有温中、止呕、化痰作用。古书《药性论》云其“止呕吐不下食”，可以将其切薄片，加糖、盐稍渍，感觉恶心欲吐时含或嚼食一片。

甘蔗：中医认为甘蔗性寒味甘，甘蔗汁有止呕作用。如《随息居饮食谱》认为甘蔗能“止虚呕”。也有中医食疗中介绍：妊娠呕吐者，可用甘蔗汁1盅（30～50毫升），加生姜汁5滴，晨起空腹徐饮。喜食酸甜的孕妇最适合，但不宜过多食用，防止过多糖分在胃里刺激分泌更多的胃酸。

橘皮：橘皮性温，味甘苦，有理气化痰的作用。《本草纲目》中说它“疗呕逆反胃嘈杂，时吐清水”。对痰浊中阻的妊娠恶阻、恶心欲呕、呕吐黏液清痰、舌苔浊腻者，最宜用橘皮泡茶饮。柚子也适宜妊娠恶阻者食用，《日华子本草》中就说：“治妊孕人食少并口淡，去胃中恶气。”

紫苏叶：性温，味辛。《本草汇言》中说它“散寒气、安胎气、化痰气，乃治气之神药也”，对胃寒及痰浊型妊娠恶阻者食用最宜。可用鲜紫苏叶2～3片泡茶饮，也可在烹调鱼、肉、虾、蟹之时加入鲜紫苏叶4～5片，古人称它为“杀一切鱼肉毒之要药”。此外，妊娠胎动不安者也宜服之。

芦根：性寒，味甘，有清热、止呕、除烦的作用，适宜胃热妊娠恶阻的孕妇煎水代茶饮。《唐本草》载：“芦根疗呕逆不下食，胃中热。”明代医家缪希雍指出：“芦根味甘寒而无毒……火升胃热，则反胃呕逆不下食……

孕妇血不足则心热，甘寒除热安胃，亦能下气，故悉主之也。”凡妊娠恶阻、口干呕逆、苔黄舌红者，服之尤宜。

萝卜：性凉，味甘辛，有清热、化痰、下气作用。明代名医李时珍认为萝卜“主吞酸”，《濒湖集简方》中介绍：“治食物作酸，萝卜生嚼数片。”《普济方》亦载：“治翻胃吐食：萝卜捶碎，蜜煎，细细嚼咽。”对于妊娠初期，胃热呕吐、恶心吞酸的恶阻反应者，宜生嚼数片萝卜，或适量捶碎绞汁饮服，不必用“蜜煎”。

冬瓜：性凉，味甘淡，妊娠恶阻属胃热者，宜用冬瓜煨食，它有清热、化痰、和胃的作用。清代食医王孟英说冬瓜“清热、养胃、生津，涤垢治烦”。

柠檬：味极酸，孕期妊娠恶阻和胎动不安者宜食之，柠檬有止呕和安胎之功。《食物考》即有记载：“柠檬，孕妇宜食，能安胎。”《岭南随笔》说它能“治哕”，《本草纲目拾遗》认为“腌食，下气和胃”。《粤语》中还指出：“柠檬，宜母子，味极酸，孕妇肝虚嗜之，故曰宜母。”因此，在广西民间，柠檬又叫“宜母果”。

苹果：性平，味甘酸，具有生津润肺、健脾益胃、养心之功效。现代营养学研究发现，苹果的营养成分丰富，含有果糖、葡萄糖、维生素 B_1、维生素 B_2、维生素 C、胡萝卜素以及钙、磷、铁、柠檬酸、酒石酸等。在妊娠反应呕吐较频繁、正常饮食有困难的时期，苹果一般较易被孕妇接受。从代谢性质来看，苹果是一种碱性食物，可以调节水盐和电解质的平衡，中和体内由于妊娠呕吐产生的酸性代谢产物，预防因呕吐而出现的酮症酸中毒。

苏打饼干：苏打饼干是碱性的，可以中和部分胃酸，对于胃酸较多、反胃欲吐的孕妇是不错的食物。

在有妊娠呕吐的时期，也有些食物是应该忌食或少食的：

过多的甜食：如糖、水果、酒酿、饮料等。过多的甜食会刺激胃酸的分泌，刚吃下去时胃里可能是舒服的，过 1 ~ 2 小时后会更难受。

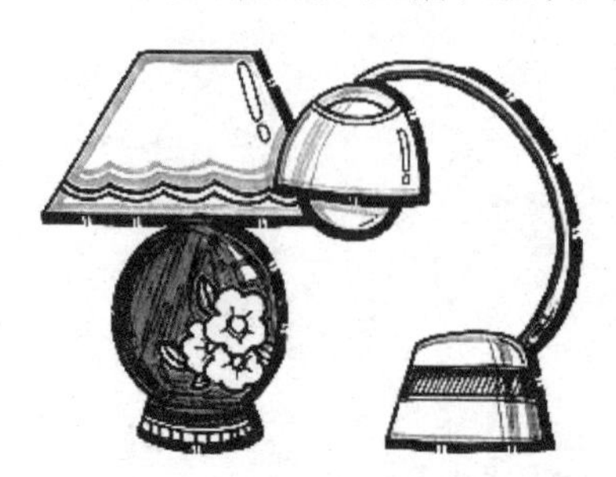

龙眼、荔枝、大枣等温热食物：会加重妊娠反应。

黏腻难以消化的食物：如田螺、螺蛳、蚌肉、糯米、糍饭糕、糍粑等。

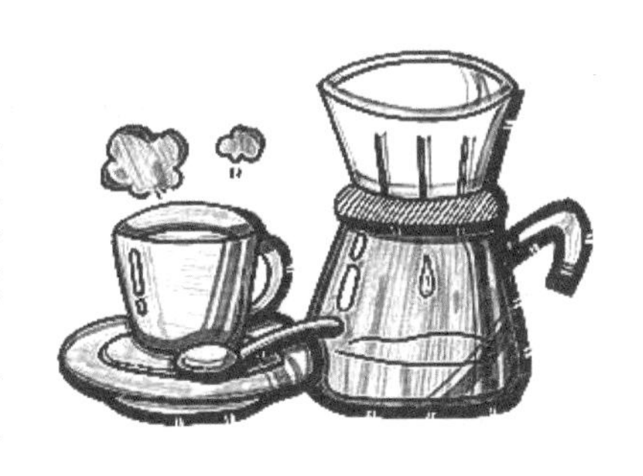

解决孕吐的好办法之一是不去想它。一般上班的孕妇因为工作的关系会较少关注到胃的不适，而休息在家的孕妇会有更多的时间感觉自己的恶心不适。要注意不要过于紧张，放心地去爱宝宝，但不要只关心这一件事，即使你怀孕了，周围世界还是一样在精彩地运转的。

另外，最好能和家人一起去上孕妇学校的课程，多了解一些相关的医学知识，明白妊娠中的变化是人体的自然反应，苦中有乐，从而增加自身对妊娠反应的耐受力。

要特别提醒注意的是：万一发生剧烈而持续性的呕吐，呕吐物除了食物和胃液外，还有胆汁或少量血丝，进而出现全身困倦无力、少尿，甚至意识模糊，可能是因过度呕吐而脱水、休克，或是酸中毒等危重情况，对母子生命都可能造成威胁，这时一定要及时去医院就诊，必要时住院保胎，让医生用专业知识来帮助和保护你渡过这一难关。

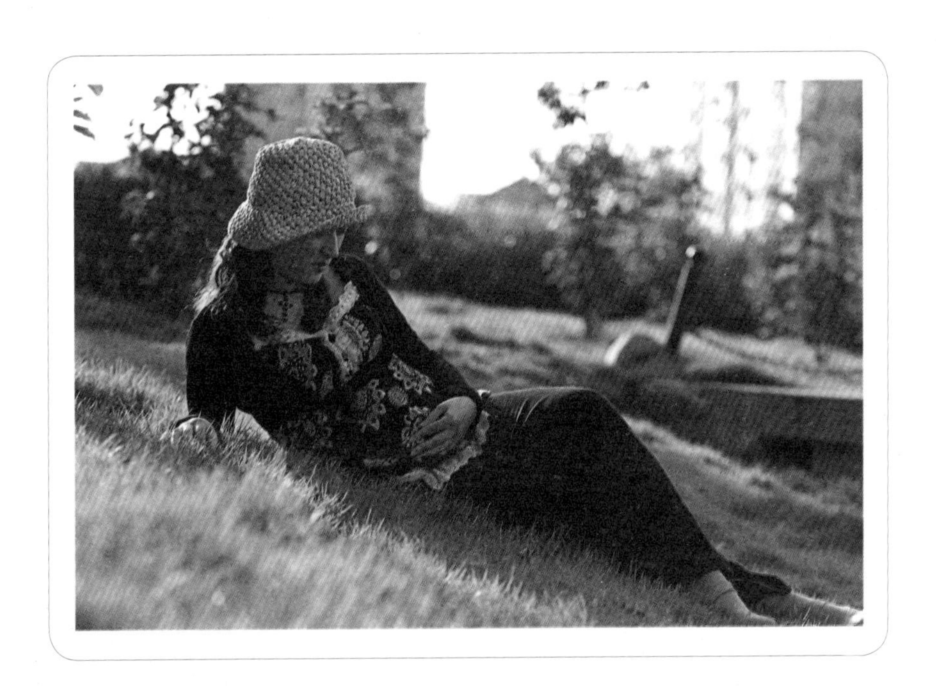

今日学习：孕吐时，不必勉强自己吃得太多，此时母体的营养足够胚胎发育

今日营养美食：解馋的肉粽

6月29日　第43天

早晨吐了一口酸水，喉咙里毛毛的，喝两口白开水就感觉好些了。

孕吐时除了注意饮食之外，还要特别注意的是心情尽量放松，不必过于紧张。如果你的妈妈有条件能照顾你，那么就去母亲身边寻求安全感吧。

难得这次休息，可以在外婆身边多住些时间。外婆的粽子包得可好吃了，我得好好跟她学学怎么包的。粽叶泡在水里，保持软度，糯米泡过夜，五花肉放酱油、鸡精浸几小时。粽叶两片，卷成锥形，按顺序放米、肉、米，包住，棉线扎紧。还好，比想象中容易，至少手法会了。

忽然想到小时候，学什么都一学就会，妈妈总会很骄傲地夸我聪明。现在自己快做妈妈了，才知道，其实妈妈很多时候也是为了鼓励我，并不是自己真有多少过人之处。将来对我的宝宝，我也打算多表扬，尽量不骂。

早餐：粥 1 碗、泡菜、烤馒头片 1 片、孕妇奶粉 1 杯

午餐：米饭半碗、佛手瓜炒肉片、青菜贡丸汤；下午： 苹果半只、开心果 5 ～ 6 颗

晚餐：荷叶粥、肉粽 1 只、白灼芥蓝 1 小碟

评价：根据我的身高、体重、活动量来说，这份饮食的量是够了，可惜叶酸少了点，不过我有时会加点 400 微克的叶酸片来补充。锌也要注意补充了，缺锌也会加重妊娠反应。

专家指南：孕期补锌

微量元素锌是体内 100 多种酶的重要组成成分，一旦机体缺锌，这些酶将难以正常发挥作用，容易造成代谢方面的障碍。锌对智力发育作用重大，在促进脑神经细胞核酸的复制与蛋白质的合成中扮演重要角色。锌缺乏不仅影响脑细胞的分裂与数量，还会对胎儿的视觉、性器官的发育造成不良影响。此外，如果孕妇在分娩时血清锌含量过低，会大大降低子宫肌肉的收缩力。由于宫缩弛缓无力，会增加产妇的痛苦及出血量，同时极易导致分娩时的并发症并增加危险性。

怀孕后补锌的最好方法是从食物中摄取。一般地说，动物性食物含锌量较植物性食物为多，含锌量高的动物性食物有牡蛎、蛏子、扇贝、海螺、海蚌、动物肝脏、禽肉、畜瘦肉、蛋黄，植物性食物有蘑菇、豆类、小麦芽、酵母、干酪、海带、坚果等。以植物性食物为主的人群，易发生锌缺乏，因为植物性食物中锌含量较低，且谷物、蔬菜中所含草酸、植酸会干扰锌吸收。

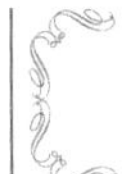

今日学习：过于频繁做B超或超声剂量过大对胎儿无益

今日营养美食：洁白鲜嫩的清蒸白水鱼

6月30日 第44天

今天一早去做了B超。记得以前妇科医生好像是为孕妇做腹超的，没想到这次医生让我做的是阴超，说看得清楚些，只要操作动作轻一点，没事的。看到小液区了，2个？！可能是双胞胎。有一个看上去不好，有出血。那么，至少是宫内，不会是宫外孕。约了下周这个时间再做B超随诊。

早早孕期，B超主要是看胚胎是否在宫内（40天之后）。60天时，可以看到胚芽和心跳。到孕24周左右，产科的大畸形筛查，是看宝宝大小及体内各大器官是否发育成形。34周左右，除宝宝大小外，可以做脐脑血流检查，看宝宝是否有缺氧情况。除一般B超外，还有彩超可以检查胎儿心脏是否畸形；三维B超更清晰，其清晰程度可以给宝宝拍面部或身体的照片或录像。

上次老中医李主任说我现在舌苔偏白，要少吃寒性的食物。看吧，本来是热性体质的，在怀孕期间也会有变化的时候。要少吃西瓜，少吹空调。所以近来吃点桃子和苹果、橙等性温凉的水果。现在调理下来，苔、脉都好多了。打算开始上班了。

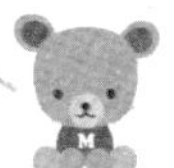

专家指南：B 超

B超是通过超声仪器的探头发射传递人耳听不到的超声波，通过反射的声波来显示体内影像的一种方法，是产科最常用的检查手段之一。腹部超声是把探头放在准妈妈肚子表面做的探测，在孕早期，子宫还藏在骨盆内，要喝很多水，让尿液把膀胱撑起来，从下方把子宫顶上去才能看清宫内的情况，对孕早期本来就尿频尿急的准妈妈来说，感觉挺难受的。阴道超声是把探头放入准妈妈的阴道里，因为离胚胎更近，看得更清楚些，也不用憋尿，但不少准妈妈怕影响到胎儿拒绝这种方式。不过，据我院产科医生说，阴超更适合孕早期准妈妈。大多数医生认为正常使用超声波检查对准妈妈和胎儿基本没有危害和副作用，除非是长时间对着同一部位做超声检查。至今尚没有B超引起胎儿畸形的报道，可以说B超检查对胎儿是安全的。

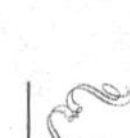

今日学习：准妈妈要避免接触有害化学物质，如苯、砷、汞等

今日营养美食：温中补血的黄芪葡萄黑豆粥

7月7日　第51天

今天重新上班去了，第一天去，是弟弟开车送我去医院的，有个好兄弟真好啊！现在全面开放二胎的政策真好！今天先去做B超，再开始门诊的工作吧。

做B超时看到胎儿的心跳了呢，宝宝有1厘米直径大小了。好开心，它有心了呢，有点像小蝌蚪的样子。另一个看上去不太好的胚胎也大了一点点，但还是没有看到胚芽，估计是发育不出来了。算了，不去管它了，上天赐我一个宝宝就一个吧，虽然我也很喜欢双胞胎，但怀孕期会比单胎辛苦很多，早孕反应会更重，32周后心脏负担也更大，我的身材不高，肚子里放两个宝宝还真不太放得下呢。一个有一个的好处，只要质量好就行。

上班还好，毕竟是坐着的工作，不太累。下班坐地铁回家，有点挤，但也还好。下了车，到菜场买了点菜，2~3周没活动了，这几斤菜也拎得有点重。

晚上吃黄芪葡萄黑豆粥，听上去就非常美味。黄芪性温，味甘，补中益气；鲜葡萄味甘、酸，性平，补气血、益肝肾、强筋骨；黑豆性平，味甘，有润肠补血的功能。各种原料洗净，新鲜葡萄去皮去籽，同粳米或糯米同煮，小火煮至米烂粥浓即可。此粥香甜可口，有补肾安胎的功效。

专家指南：准妈妈要少吃冷饮

进入夏季了，有的准妈妈因为怕热喜欢吃冷饮，这对身体健康不利。孕妇在怀孕期胃肠对冷热的刺激极其敏感。多吃冷饮会使胃肠血管突然收缩，胃液分泌减少，消化功能下降，从而引起食欲不振、消化不良、腹泻，甚至引起胃部痉挛，出现剧烈腹痛现象。

孕妇的鼻、咽、气管等呼吸道黏膜通常充血并有水肿，倘若大量贪食冷饮，充血的血管突然收缩，血流减少，可以导致局部抵抗力下降，令潜伏在咽喉、气管、鼻腔、口腔里的细菌与病毒乘虚而入，引起嗓子痛哑、咳嗽、头痛等，严重时还能引起上呼吸道感染或者导致扁桃体炎等。

除引起孕妇出现以上病症外，胎儿也会受到一定影响。据研究，腹中胎儿对冷的刺激也很敏感。当孕妇喝冰水或者吃冷饮时，胎儿会在子宫内躁动不安，胎动会变得频繁。因此，孕妇吃冷饮一定要有节制。

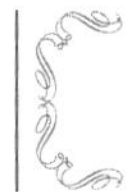

今日学习：饭后饮一杯橙汁或葡萄汁，可有效增进铁的吸收利用
今日营养美食：清香止呕的藿香粥

7月8日 第52天

今天又去看中医了，老先生说我的脉很滑了，气色也不错，不过还是让我再吃一段时间的中药调理一阵。到徐家汇医院边的中药房去配的药，可以店里代煎，天天在家里煎药太烦，而且那药味闻着就倒胃口。不喜欢的气味也会加重妊娠反应的，孕早期还是比较适合食用有清香气味的食物，如竹叶粥、荷叶粥、藿香粥之类的都不错。藿香粥的做法是：取砂仁5克，藿香10克，大米100克，适量白糖。先把砂仁研成细末，把藿香择净，放砂锅内加水浸泡10分钟后，水煎取其汁，加入大米熬成粥，粥熟时加入砂仁末和白糖，再煮1～2沸即成。每天1次，连续服3～5天。能和中止呕，适用于妊娠呕吐，但记得在中医指导下食用。

《本草图经》记载：藿香"治脾胃呕逆，为最要之药"。中医认为，藿香性味辛，微温，入脾、胃、肺经，具有解暑发表、芳香化湿、和中止呕之功效。藿香性温且燥热，能解在表之暑湿，可化在里之湿浊，适用于暑湿证、湿温证初起，为夏日常用之佳品。藿香还可理气、和中、止呕，最适合用于湿阻中焦、胃失和降之呕吐。现代研究表明，藿香含挥发油、生物碱，有抑菌、抗菌作用，对胃肠神经有抑制作用，能促进胃液分泌，增强消化功能。

等着煎药的时间里，闲着也是闲着，老公陪我去看《西岳奇童》，很多朋友等了20年才等到的下集。可惜，见面不如闻名，毕竟人大了，审美眼光也高了，小时候喜欢得不得了，现在看着就有点粗糙。好久没进电影院，还好是动画片，声音也不是很响，宝宝在里面应该还受得了吧（其实他还没耳朵呢，听不见）。血腥暴力的片子就肯定不看了，吓到自己也会吓到宝宝的，对它将来的性格发展不好。

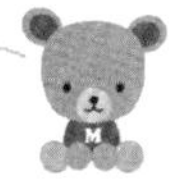

专家指南：

孕期看电视时应选择适宜的内容

孕期看电影电视的内容要有所选择，影响情绪的片子最好都一边去吧，哭得眼泪汪汪或吓得心惊肉跳的，会增加体内不良的神经递质，不利于胚胎发育，而过于紧张、惊吓也会引起肾上腺皮质激素分泌过多，在胚胎器官生长的重要时期就可能会导致畸形或缺陷。准妈妈比较适合看喜剧、动画片、相声、小品等轻松愉快的节目。

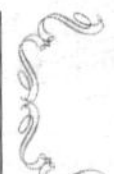

今日学习：如果饮食不当心的话，妊娠反应可能会加重胃病

今日营养美食：中和胃酸的刀切小馒头（不要蘸炼乳）

7月10日 第54天

“烧心”是指胸骨后或剑突下烧灼感，常由胸骨下段向上伸延。常在餐后1小时出现，卧位、弯腰或腹压增高时可加重。这是内科学中的定义。其实就是胃液反流到食管，其中的胃酸对食管黏膜有腐蚀性伤害，引起烧灼样的疼痛，有时还会烧到喉咙。想想人的胃酸多厉害，对我这个平时没有胃病的人来说，烧心感大多会在吐过之后出现，虽然不是很痛，但为了保护我可怜的喉咙和食管，还是要小心的。

我的办法是：吃凉的东西更舒服一些。如果吃过后，过一段时间想吐就吐出来，不要硬屏住，因为让浸着胃酸的食物在喉咙里上下翻腾更为难受。吐了之后，一定要漱口、喝水（要喝白开水而不是甜的饮料，如果想喝茶，淡的绿茶漱口也好），目的是用水把食管冲洗干净，别让胃酸一直留在消化道的黏膜上继续腐蚀和刺激。如果呕吐剧烈，喝了水也可能再吐出来，那还得再喝，哪怕再吐，就当是把胃都洗一下。吐完后，不管有没有胃口，多少吃一点东西，可以吃碱性的食物，如牛奶加苏打饼干、馒头什么的，别吃甜品，因为甜食到胃里，过一会儿会刺激分泌更多的胃酸。吃的量不要太多，几口就行。不要空腹喝奶，奶中的钙也会刺激胃酸的分泌。尽量做到吐管吐、吃管吃，吃了后就算过一会儿吐出来，食物中也有一定量的营养成分已经被人体所吸收了。

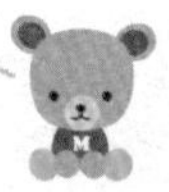

专家指南：胎儿太大并不好

从医学上来说，目前中国的新生儿正常出生体重的标准是2 500 ~ 4 000克，过轻或是过重都是不正常的。那么，胎儿太大到底有什么不好呢？

对胎儿来说，当它太大了，分娩时产伤的可能会增加，如头颅血肿、产钳造成的瘀伤甚至拉伤，如果发生颅内出血，就有可能会造成脑瘫，影响孩子的智力甚至危及生命。孩子越大，剖腹产的难度也相应增加，母儿还要承担手术感染、麻醉意外等不能预计的风险。出生体重过高的婴儿，平均智力发育较正常出生体重的婴儿为差，而且成年之后，患糖尿病和心血管疾病等慢性疾病的可能性也较大。

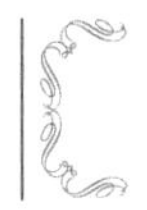

今日学习：孕妇及哺乳期妇女每天需要锌 9.5 毫克

今日营养美食：补锌补铁的柠檬鸭肝

7月11日　第55天

这一周工作都比较繁忙，要做的事很多，希望不要太累了。不过，上班时忙一点也好，注意力分散些，不容易想到恶心不适的感觉。所以我也一向主张，如果没什么大病或见红，工作环境还可以，不接触污染、强辐射等有害有毒物质的孕早期准妈妈们，还是去上班比较好，和同事聊聊天，心情也会好很多。毕竟家里人都有自己的事，老公也不可能不上班一直陪在身边安慰自己。

刷牙的时候，想吐的感觉最明显，尤其是刷到舌苔后面近舌根的位置时。但刷得不干净，又容易出现妊娠期牙龈炎、牙结石，所以再恶心，我还得坚持住。有些时候，尝试着先用牙线清洁牙缝中的食物残渣后，再刷牙；或是含一口漱口水，1分钟后吐掉再刷牙。这样可以减少牙刷在嘴里倒腾的时间，减少恶心呕吐的概率。

在孕期补锌和铁是很重要的，晚饭给自己做一个柠檬鸭肝。将鸭肝洗净，焯水；柠檬洗净，切片；胡萝卜切片；青椒切块。锅内放入高汤，放入柠檬、胡萝卜，加料酒、白糖、盐，调起汤汁，放入鸭肝，用小火焖熟入味，稍煮片刻后放入青椒，汤汁快收干时就可以出锅装盘了。

与猪肝一样，鸭肝中也含有丰富的铁质。青椒中含有丰富的维生素 C，能帮助食物中的铁更好地被吸收。柠檬也含有丰富的维生素 C，并有开胃理气的作用，柠檬酸的酸味能刺激准妈妈的食欲。

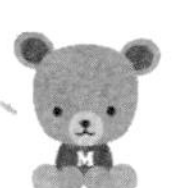

专家指南：孕期补铁

因为宝宝的血液需要从母亲的血中吸收铁、蛋白质、卟啉等原料来制造，孕期铁的消耗量较非孕期有所增加。同时孕期又面临血液稀释的问题，更引起血中血红蛋白的下降。孕早期由于妊娠反应食欲不佳，或是孕妇挑食、饮食不当的原因引起铁摄入不足。用掉得多而补充得少了，自然就可能会贫血，轻度贫血不至于引起严重后果，可能引起头晕、眼花、胸闷等症状，但对胎儿发育没有太大的影响，但如果血色素持续下降，就可能会引起机体免疫力下降、易感染、胎儿营养不良、发育迟缓等。到重度贫血的程度甚至可能引起分娩时凝血功能的障碍，导致大出血等危及生命的后果。所以怀孕后应特别注意铁的补充，铁含量丰富的食物需要多吃一些：如动物的内脏、血等；红色的瘦肉如牛、猪、兔肉等。这些都含有丰富的血红蛋白铁和肌红蛋白铁，人体易于吸收和利用。植物性食物中，芝麻、红枣、血糯米、赤豆等也含有较多的铁，但植物来源的铁在孕期吸收率相对较低，只能作为辅助，不能完全依赖这些来补铁。

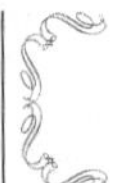

今日学习：保持乳房清洁，经常用温水清洗，注意乳房肿块的变化
今日营养美食：健脾和胃的姜汁糯米糊

7月12日 第56天

怀孕快两个月了，今天胸前有刺痛的感觉，乳房胀胀的感觉有好几天了，杯位已经比孕前升了一位，应该去买新的文胸了。怀孕期间，胸部会在激素刺激下不断变大，每过几个月，就可能要换新的文胸。而且怀孕后，特别怕胸闷，不喜欢束缚的感觉。所以心里会有点矛盾，因为如果不戴（当然只是在家时）或戴差的没弹性的文胸，胸部自然发育长大，会向两边长开，会很不好看（奶妈胸）；买很好很贵的，用不了几个月就没用了，有些可惜。

胸前的刺痛感毕竟让我有点不放心，还是去乳腺科找医生检查一下吧。知道我怀孕了，医生没有用仪器查，只是用手触摸检查了一遍，认为是正常的。可能是以前有点小叶增生，在激素的刺激下产生胀痛和刺痛感，不必用药，也没有什么有效的减痛方法。

其实自己估计也是这么回事，但还是让医生查一下比较放心。回去吃些海带、牡蛎等具有行气散结作用的食物，避免食用生冷和辛辣刺激性的食物。一切顺其自然吧。

胃口还不是最好，做一个姜汁糯米糊——姜汁3汤匙、糯米100克。将糯米和姜汁共同放入锅中，用文火翻炒，炒熟后倒出，待糯米稍冷却后用粉碎机打成细粉。食用时用开水将粉调成糊状即可。中医认为，糯米具有补中益气、暖脾胃的功效，而姜能刺激味觉神经，反射性地引起胃、肠蠕动增加，使消化液分泌增多，并可提高小肠的吸收功能。因而，这款姜汁糯米粥适合早孕反应较重、食欲差的孕妇食用，具有健脾和胃、降逆止呕的功效。

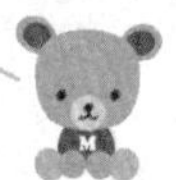

专家指南：孕期乳房改变（一）

妊娠期体内激素水平的变化，会使准妈妈的乳房发生一系列生理变化，而这种变化正是哺乳动物为养育下一代做的准备。一般来讲，自妊娠第一个月起，乳房的变化就已经开始了，如：乳房体积增大，甚至可能增大三倍；皮下浅静脉曲张，表面出现像树枝一样的静脉树分布；乳头增大、变硬；乳晕颜色逐渐加深，乳晕范围加大，可能还有肿胀，乳晕区出现米粒大至绿豆大的皮肤小结节。这些变化会持续在整个孕期及哺乳期。这是因为，在妊娠早期，由于卵巢雌激素及促黄体素的共同作用，乳腺实质增加，末梢导管上皮增生，小管增多，小叶间质水肿，小叶得到很好的发育，体积增大。但万一出现了乳房红肿热痛等急性炎症症状，切不可等闲视之，应及时到专科医生处就诊。

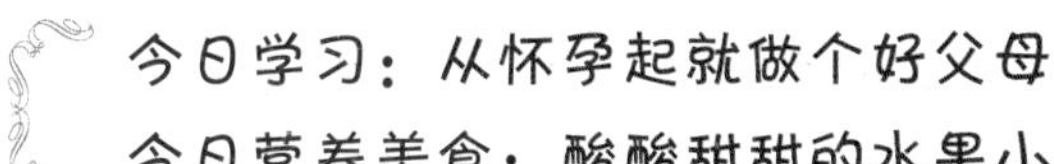

今日学习：从怀孕起就做个好父母

今日营养美食：酸酸甜甜的水果小圆子蛋羹

7月15日　第59天

这几日无聊时，把金庸的小说又看了一遍。唉，真是讨厌那个郭芙啊。以前就一直想不明白，黄蓉这么聪明、郭靖这么善良，怎么会生出这么个自私、野蛮的蠢女儿呢？现在自己怀孕了，从优生学的角度，倒是理解了不少。

1. 黄蓉生女儿时才20岁左右，自小没有母亲的指导，对结婚怀孕的生理知识一无所知或知之极少，因此怀孕后情绪紧张、害怕。丈夫郭靖又拙于口舌，不会安慰娇妻。因此，她孕期心情一直不好，脾气暴躁，这就影响到了孩子的性格发育，易出现人格缺陷。现代科学证实，如果准妈妈孕期一直处于紧张、忧伤、愤怒等不良情绪中，生下的孩子易出现暴躁、自闭、反社会性等不良性格。

2. 郭靖智商不高，黄蓉再聪明，他们的孩子成为天才的概率也是少于1/2的。

3. 两人婚后及女儿出生后，一直都独自居住在岛上，只有个大师父有时一起（也是个坏脾气的盲人老先生）。大家都不懂教育，只会宠溺女儿，又没有正常的社会环境对小孩子加以指引，因此在后天教育上也易导致失败。

先天遗传＋后天教育（包括家庭和社会）是孩子智商和性格的主要决定因素，可能会占到影响力的80%左右。

从这个角度来说，我倒也不后悔这么晚才怀宝宝，知识学习得多一些，准备得更充分一些，心里就更有底一点，对宝宝的将来也是有好处的。

早餐：水果小圆子蛋羹、肉包1只、孕妇奶粉1杯；午餐：饭、萝卜、大白菜粉丝、糖醋小排；下午：橙1只、香蕉半只、奶酪1块；晚餐：饭、炖蛋、炒生菜、黄瓜肉末、红烧鱼块。

评价：其他的都还好，总能量相当充足，就是糖分多了点，水果、甜点加上糖醋、红烧的菜里糖也不少，所以碳水化合物不少，其中单糖也是多了点。

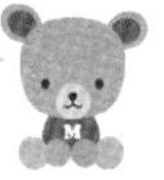

专家指南：孕期服中药有禁忌

孕妇服西药要严格控制，其实中药也有同样的安全禁忌。孕妇禁用的单味药有：

1. 绝对禁忌：附子、天雄、乌头、野葛、水根、巴豆、芫花、大戟等。

2. 禁忌：水蛇、蜈蚣、雄黄、牵牛子、麝香等。

3. 相对禁忌：木通、芒硝、桃仁、丹皮、三棱、干姜、肉桂、制半夏、皂角、槐花、蝉蜕、南星等。

孕妇禁忌的中成药有：牛黄解毒丸、活络丹、六神丸、紫雪丹、十滴水、小金丹、藿香正气丸等。因此，孕妇服中药也要在医生的指导下进行，切不可盲目自行乱服。

今日学习：如果对孕吐期间的营养摄入是否均衡没有把握，可以请教营养科医生

今日营养美食：开胃防吐的茄汁西芹鸡片

7月21日　第65天

这两日晚上都吐了，又酸又苦。吐前总觉得喉咙口堵得很，吐了就不堵了，但咽喉部的烧灼感蛮明显的。我要喝杯水冲冲喉咙。这说明胃酸分泌增多了，甚至可能有明显的胆汁反流，这是激素和自主神经功能变化在孕期的正常反应。但我也反省了一下，自己是不是近几日甜食吃得多了点？要减少一点甜食、冷饮，增加奶、蔬菜、水果等食物了，饿的时候还是吃苏打饼干吧。

不过现在吃得明显比怀孕前少了，在总热量不够、食欲不好的情况下，吃点甜品算是补充总热量吧，当然最好不要吐出来，再加点复合维生素片补充营养。

今天吃茄汁西芹鸡片——鸡脯肉切片，水发15～30分钟，西芹去筋亦切片。锅烧热，放葵花子油2匙，原料下锅，中火炒熟。加少许盐，下番茄沙司2匙拌匀起锅。这道菜酸甜可口，荤素搭配，西芹的清香又可以掩盖鸡肉小小的气味，是孕早期开胃防吐的好菜肴。

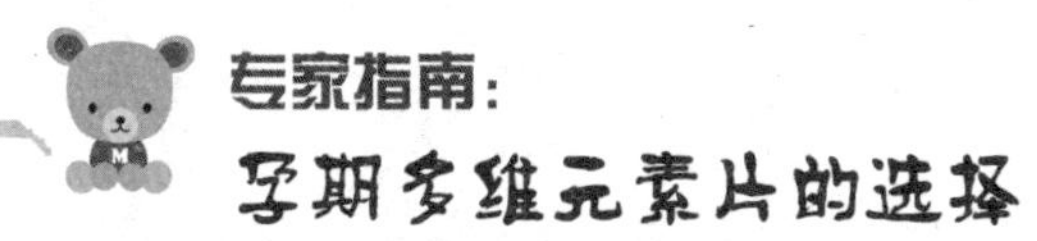

市售的一般人服用的多维元素片药物中不只含维生素，还有多种无机盐，包括钙和微量元素，其维生素和无机盐的比例并不太适合孕妇，所以在怀孕后最好停用。如果准妈妈需要，可以服用孕妇专用的多维元素片或适合自己体质的孕妇奶粉，用量最好咨询营养科医生。不同国家的配方是为不同体质的人设计的，因此用量会有一些差别。产科医生开给你的维生素一定比你海淘来的安全，一方面是有国家药检机构护航，另一方面产科用的维生素一般是相对适合中国人营养剂量的。要知道，身高越高、体重越大，需求量就相对大，所以欧美、澳大利亚的孕妇多种维生素片的一般剂量大于中国营养学会的推荐量，虽然不至于会中毒，但有可能引发大便发黑发绿、消化不良、胃肠不适、便秘等副作用。而日本、越南等女性身材较为娇小的国家，配制的多种维生素片剂量就会少于国内标准。因此，要因人而异，听医生的，不是外面月亮都圆喔！

孕妇奶粉也按孕妇的需要增加了维生素和无机盐。维生素过量也会对人体产生危害。在喝孕妇奶粉的阶段，维生素和无机盐的药片就应减量。千万不要同时多量地补充维生素、孕妇配方奶粉等，长期服用，其累积的维生素量可能达到中毒剂量。某些过量的维生素也可能造成胎儿畸形、流产等不良后果，例如大量维生素A过量可能造成中毒症状，如厌食、呕吐，甚至引起和缺乏维生素A同样症状的胎儿小眼或无眼畸形。

孕妇专用的多维元素片类一般在早餐随餐或餐后服用。

最安全的用法，应是把成分表和配料表带着去咨询专业的营养医生后服用。一些国外产品是在医院内药房没有的非处方药或是保健品，甚至是食品，因此即使是产科医生，对于其中的维生素量也不一定完全清楚。

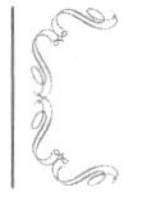

今日学习：多不饱和脂肪酸是对提升婴儿智力有好处的东西
今日营养美食：用亚麻子油炒的蛋炒饭

7月22日 第66天

我有个习惯，可能是坏习惯，看一本书就要一口气看到底，看得感觉好，甚至要把这个作者写的同一类书全看一遍。现在怀孕了，别的娱乐活动少了，正好回到看书的旧习惯上来。虽然是看书很投入，但其实是不对的，怀孕的人不应该长时间坐着不动。应该每坐半小时到一小时站起来走动三五分钟，活动一下筋骨，促进血液循环，防止胎宝宝在肚子里缺氧，也防止视疲劳造成的头晕出现。

早餐是豆浆200克、烙饼60克。

中午吃的大排（可惜咬了一口就不想吃了），还有番茄炒蛋、土豆胡萝卜炒肉丝、红烧的肉末豆腐。

晚上吃的蛋炒饭，用亚麻子油加一小块奶油炒的，2只蛋、100克肉末、1根胡萝卜。可惜少了青椒或青豆，不然多些绿色的，营养和色彩上都会更好一些。

饭菜吃得少了些，还好水果吃得比较多。昨天来的朋友带来不少水果，猕猴桃、西瓜、桃子、哈密瓜都有，我每样吃了一点。

评价：①能量相对偏低。②钙摄入量不足。豆浆的营养还是不如牛奶啊！③维生素E摄入量不足。该类营养素主要来源于：植物油、杏仁、花生、葵花子。④维生素B_2摄入量不足。该类营养素主要来源于：动物内脏、禽蛋、牛奶、甘蓝、葵花子。以这一天的营养来看，应该加一片孕妇配方的多维元素片了。

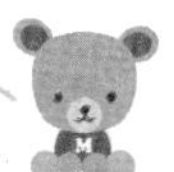

专家指南：DHA及不饱和脂肪酸

DHA（二十二碳六烯酸）也就是俗称的“脑黄金”，有助于胎儿、婴幼儿大脑锥体细胞和视网膜视杆细胞生长发育，孕妇可适当补充DHA。DHA、胆碱、磷脂等多不饱和脂肪酸是构成大脑皮质神经膜的重要物质，而大脑皮质神经膜是贮存与处理信息的重要结构。DHA是人脑营养必不可少的高度不饱和脂肪酸，能维护大脑细胞膜的完整性，并有促进脑发育、提高记忆力的作用，是胎儿脑神经细胞发育所必需的原料。DHA在深海鱼类中含量较高，坚果类食物中富含的天然亚油酸、亚麻酸等，经过体内酶的转化也可以合成部分DHA，如核桃仁、芝麻、花生等。鉴于DHA对胎儿发育的重要意义，许多孕妇奶粉也都强化了DHA的含量，日本是最先着手于母乳中所含有的DHA的研发，并成为将其添加入奶粉的世界先驱。当然，必要时可以补充些DHA制剂。但不宜用普通的鱼油类来补充，因为普通的鱼油中除DHA外，还含有大量的EPA（二十碳五烯酸）成分，EPA对胎儿的毛细血管和凝血功能可能造成伤害。

今日学习：点心或罐头等人造食品中含色素、香精和防腐剂等，对胎儿成长不利

今日营养美食：口味别致的酒酿蒸鱼

7月23日　第67天

今天老公还在出差。双休日，请了两拨朋友来家里玩。

早餐：孕妇奶粉1杯、馅饼1只；中午的菜单：肉松拌豆腐、肉末蒸茄子、青菜胡萝卜炒香菇、豉汁蒸鱼、绿豆百合汤；晚上的菜单：红烧茄子、麻婆豆腐、酒酿蒸鱼、土豆胡萝卜炒羊肉片、番茄蛋汤，甜品还是绿豆百合汤。

中午来吃的人是同事和她孩子——怕胖的女人和关心健康的大学生，所以菜以清淡为主，主要用蒸、拌的烹调方法。晚上请的是年轻的朋友，外面吃得多了，全是清淡的不会爱吃，所以红烧、麻辣的菜都有，为了健康，口味不宜太咸，却要在别的方面如酸、辣等重一点。吃多会上火的，餐后喝绿豆汤清清火。

原料是重复了点，没办法，谁让我自己没力气去买菜呢。大概天下也只有我是请客吃饭叫客人带原料来的吧，呵呵，不要笑我。我还巧立一名目，说是让大学生锻炼生活能力、熟悉菜场。小伙子干得可起劲了呢，哈哈！

朋友吃得很尽兴，我倒吃得不多，孕期的营养需要是比非孕期加了一点，但主要是蛋白质、维生素和钙。如今活动量大大减少，总热量和孕前也就差不多了。

食物的品种多样化，荤素搭配，粗细粮俱全，努力做到平衡合理。

尽量少吃或不吃甜食和油腻的食物，甚至水果也不宜过多，一天一个苹果或是橙这么大的水果足够了。骨头汤等油汤也要少吃。

另外，运动也很重要。在保证安全的情况下，每天保持适当的活动量。散步、做孕妇操、做简单轻松的家务，包括在轻松愉快的心情下上班、活动。有条件的话，游泳、瑜伽、慢跑都是很合适孕妇的。

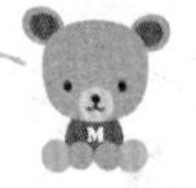

专家指南：

不要强迫自己吃不喜欢吃的东西

每个人的口味和身体的健康状况不同，对营养方面的需求也是不一样的，可根据个人的需要来进行食物品种的搭配和烹调方法的处理。我在门诊时特别注意这一点。当然还有口味，除明确吃了对健康不利的食物，我一般不会强制我的孕妇朋友们吃某种她不喜欢的东西或一口不允许她吃想疯了的食物。吃东西，心情愉快是很重要的。当然，吃什么都要有节制，再有营养的东西，过量食用对身体也是有害的。

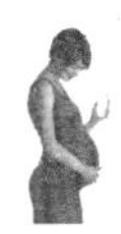

专题讲座：孕妇应节制和禁忌的食物

在孕期，准妈妈有一些需要禁忌的食物，不能因为一时的贪嘴，影响了自身和胎儿的健康。

饮酒及含酒精的饮料和食物：酒精对胎儿的发育有严重的危害性。怀孕前饮酒或慢性的酒精中毒，会降低精子活力，增加精子、卵子畸形率。在怀孕期，酒精是可以直接通过胎盘的物质，进入胎儿体内会造成胎儿发育障碍以致出生后生长发育异常，如中枢神经系统功能失调和面部有不正常特征等多发畸形，称为“酒精中毒综合征”，除可造成胎儿面部丑陋外，还可导致心脏缺陷、手足畸形和智力低下等。酒精还会增加孕妇的肝、肾负担，加重一些药物的副作用。因此在怀孕期，包括一些含酒精的饮料和醉鸡、醉蟹等浸在酒里的菜都应尽量少食。不过，在烧菜时放少许黄酒还是可以的，因为在加热过程中，酒精会挥发掉，只有极少量留在菜里。

香烟：香烟中所含的尼古丁、一氧化碳及其他有毒物质可能会对胎儿产生严重的不良影响，因为毒素会破坏胎盘功能，刺激胎盘和子宫的血管收缩，影响胎儿的血供和血氧含量，在孕早期使孕妇体内孕酮分泌减少，子宫内膜发育受影响，造成孕早期的自然流产。美国医生报告，吸烟的孕妇围生儿死亡率是不吸烟孕妇的四倍，可见围生儿死亡率的高低也与吸烟多寡有一定的关系；易生低体重儿，吸烟孕妇所生的宝宝体重，平均低于正常婴儿体重 150 ~ 250 克，吸烟量愈多者其生下的宝宝体重愈轻；越接近分娩期，尼古丁等毒素越易刺激血管收缩和子宫收缩，容易诱发早产。尼古丁会引起心率增快，引起孕妇心悸等不适，还有可能造成唇腭裂、心脏血管或泌尿系统异常为主的胎儿畸形。因此，孕期最好禁烟，包括防止被动吸烟，因为被动吸烟和主动吸烟的毒性相同，甚至可能更大。

咖啡、茶、可乐等含咖啡因的饮料：咖啡因对于神经系统有一定的兴奋作用，是一种中枢神经兴奋剂。一般情况下因其从体内排泄较快，对大部分人可有兴奋、提神的效果，部分人会有饮后失眠的反应，少数一些心血管病患者可有饮后心跳加快、心律失常，出现心悸、血压稍升高的情况，但总的

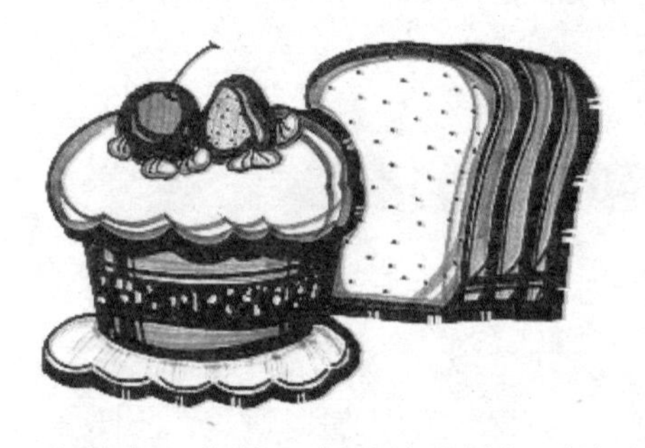

来说对成人危害不大。但咖啡因可以通过胎盘，有收缩血管的作用，过量的咖啡因可使胎盘绒毛膜血流显著减少，从而会影响到胎儿的发育。有研究发现，过量咖啡因会降低胎儿出生体重，且咖啡因摄入量越多，胎儿出生体重减少越多。此外，由于胎儿神经系统发育不完善、敏感性强，因此有部分准妈妈喝了咖啡或茶后自己兴奋失眠，宝宝在肚子里也会出现胎动增加的情况。除了神经系统的兴奋性外，咖啡因对于钙、B 族维生素的吸收也有一定的抑制作用，这不利于孕妇从食物中摄取足够的营养来满足胎儿的需求。因此，建议孕妇尽量不要饮用可乐型饮料，不喝浓茶和咖啡类、茶饮料等。

含铝的食物及药物：含铝的食物如在加工过程中加入明矾（明矾是含铝的无机物）的油条、部分不合格的粉丝、一些质量较差的易拉罐饮料、一些治疗胃溃疡用的胃黏膜保护剂如含硫糖铝成分的药物等。铝被摄入体内后，有积蓄作用，会在体内逐步积累。更重要的是，铝能通过胎盘，对胎儿的大脑发育产生不良影响，造成智力障碍。

糖精：糖精和糖完全不同。糖是碳水化合物，有提供能量的作用，可以从甘蔗和甜菜中提取。糖精是从煤焦油里提炼出来的，其成分主要是糖精钠，无营养价值，纯净的糖精对人体无害。但孕妇不应长时间过多地食用糖精，或大量饮用含糖精的饮料，或是每天在饮料中加入糖精。糖精对胃肠道黏膜有刺激作用，并影响某些消化酶的功能，使准妈妈出现消化功能减退，发生消化不良，造成营养吸收功能障碍。此外，由于糖精是经肾脏从小便排出，所以还会加重肾脏的负担。

腌制食品：其实不论是否是孕妇，腌制食品都不应多食，因其中含有大量亚硝酸盐。包括腌制的蔬菜、咸鱼、咸肉，炒熟的蔬菜放隔夜也会产生亚硝酸盐。大量亚硝酸盐可使人直接中毒，因为亚硝酸盐与血红蛋白作用，形成高铁血红蛋白，从而使血红蛋白失去携氧功能，使人缺氧中毒，轻者头昏、心悸、呕吐、口唇青紫，重者神志不清、抽搐、呼吸急促，抢救不及时可危及生命。当然一般情况下，人们不会吃到中毒剂量那么多的，但亚硝酸盐在人体内外与仲胺类作用可形成亚硝胺类，它在人体内会有积累，多到一定剂量时能够致癌、致畸、致突变，可严重危害人体健康，由于它可通过胎盘作用于胎儿，对胎儿的危害尤其大。

香料等调味品：如八角茴香、小茴香、花椒、辣椒粉、桂皮、胡椒、五香粉等调味品，这些调味品都是热性食物，易造成大便干燥、便秘，甚至引发痔疮，孕妇在孕期应少用或不用。中医认为，孕妇大多体质偏热，根据“产前宜清”的饮食原则，不宜多食这类热性的香料。例如《四川中药志》有云：“桂皮：性大热，味辛甘。”

盐：食盐的成分是氯化钠，孕妇的食物不宜过咸，过多的氯化钠进入体内后，会引起体内的水钠潴留，可能造成水肿、血压升高。特别是有原发性高血压、心脏病、肾病的孕妇，更应严格限制钠盐摄入，最好从妊娠开始就少食过咸的食物，菜里面除了盐不要放得过多外，酱油也不宜过多，此外，薯片、虾条、话梅、咸津桃肉等零食也应少食。可以试着食用低钠盐，低钠盐在同等咸度内，含钠量远少于一般食盐。

蟹：大闸蟹味道鲜美，从营养成分来说，蛋白质及维生素 A 含量丰富。每到“秋风起、蟹脚痒”的时候，不少人特别爱吃。根据《本草纲目》等记载，蟹有清热、散结、理脉、滋阴之功用，但其性寒凉味咸湿，有活血祛瘀之功，故对孕妇不利，尤其是蟹爪（脚），有明显的堕胎作用，孕早期食用可能造成孕妇见红出血，甚至流产，对于平素体质虚寒的孕妇更应小心。与蟹同一食理的，还有甲鱼。甲鱼有滋阴补肾的滋补作用，但也有较强的活血、散瘀作用，因而有一定堕胎之弊，鳖甲的堕胎之力比鳖肉更强，也是孕妇应该小心的。

桂圆：鲜果多称龙眼。桂圆性温，味甘，有补心安神、养血益脾、温补气血的作用，因此有些地区把桂圆当做传统的孕妇养血安胎的补品，在临产前还有食桂圆汤补气可以增加生养力气的说法。但事实上，孕妇不能随意多食桂圆。因为其性温热，孕妇体质多热，多食易生内热。内热的孕妇过多食用桂圆，会有出鼻血、大便干燥、口干现象，甚至不仅不能保胎，反而易出现漏红、腹痛等先兆流产症状。临产时更不能吃桂圆汤，其中有抑制子宫收缩的物质，会引起产程延长，宫缩无力，增加难产和产后出血的危险性。

鱼肝油（包括药字号的和保健品）：鱼肝油的主要有效成分是维生素 A

和维生素 D。维生素 A 对胎儿的眼发育很重要，严重缺乏会引起胎儿的小眼或无眼畸形，维生素 D 可以促进钙的吸收，但这两种脂溶性维生素在体内有蓄积作用，过量食用会逐渐在体内积累到有毒剂量。相对其他的维生素来说，两者的治疗剂量和中毒剂量相当接近，不小心就可能过量引发中毒。急性中毒很少见，一般情况都是误服，会有发热、头痛、头晕、嗜睡、脱皮、皮肤疼痛等症状。因此，孕期如需补充维生素 A、维生素 D，可以从食物中补充或用孕妇配方的奶粉、复合维生素片来补充，切勿自行乱补鱼肝油制剂。

又甜又油的食物：如萨其马、蛋糕、曲奇饼干、芝麻汤团等。这些食物所含的糖和油很多，但并非绝对不能食用，而是不应过多食用（以下患者除外：糖尿病患者应忌甜食；胆囊炎、胆结石、脂血症的孕妇应该低脂饮食）。过多的甜食会刺激胃酸分泌，可能加重反酸、恶心等妊娠反应。过多的糖和脂肪会让准妈妈的体重快速增加。正常情况下，单胎孕妇整个孕期增重应为 10 ~ 12.5 千克，但现在的实际情况是，上海等大城市中孕妇平均增重已经超过了 15 千克，甚至增重达到 20 千克的也经常看到。过多的孕期增重会加重怀孕的负担，增加妊娠期糖尿病、妊娠期高血压疾病（妊高征）、肥胖症的危险性，胎儿过大或过小也都有可能。巨大儿的危害很多，分娩时难产、产伤，妈妈可能会剖宫产、阴道裂伤、会阴撕裂、产后大出血，宝宝出生时可能出现颅内出血、锁骨骨折、臂丛神经损伤、肩难产，甚至在入学后发现智力低下，长大后出现肥胖、糖尿病等内分泌疾病可能，增加长远损害。

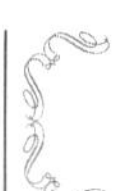

今日学习：喜食酸的准妈妈要少吃腌菜或泡菜，避免亚硝酸盐的摄入
今日营养美食：理气健脾的陈皮炒鸡蛋

7月25日　第69天

今天下午在希尔顿参加了一个学术研讨会，听中外专家谈“胆碱”“多不饱和脂肪酸”“综合营养素”对胎/婴儿脑发育的影响。胆碱对脑干中海马区的发育有好处，孕15周后就应补充胆碱含量丰富的食物，最简单的补充方法就是一天一个蛋，在蛋黄里，胆碱的量相当丰富。多不饱和脂肪酸对提升婴儿智商有好处，DHA、AA、亚油酸、亚麻酸都是这一类的营养素……经常听听别的专家在各个营养领域的讲座，对完善自己的知识是很有好处的。无论谁都是一个复杂的综合体，我很赞同今天一个教授所说的“综合营养”的概念。人的健康不是由单一营养素决定的，某种营养素的缺乏固然会造成一些定向的疾病损害，但对一个健康的人体来说，需要的营养成分是相当复杂的，不应只注重1~2种营养素摄入。

知识方面是长进了，身体可有点不配合。讲座听得开心了，在之后的餐桌上，周围都是同事，边聊边吃，吃得心情蛮愉快的，不知不觉就多了点。直到睡觉前还是觉得胃里胀胀的，最后终于还是忍不住吐了，吐过喝水，又吐了，如是三四遍，直到吐出的全是一点味道也没有的凉凉的清水才作罢……

要吸取我的教训哦，早孕反应明显的时候，有时心情好，想多吃点是好事，但别超过自己平时的量，不然胃撑不住了，可是要造反的。

若是不舒服，第二天可以做些理气开胃的菜。陈皮炒鸡蛋：鸡蛋2个，陈皮15克，葱、姜各适量。将陈皮用冷水浸软，洗净切成细丝。姜去皮洗净，磨浆榨汁；葱去须根，洗净切粒。鸡蛋打散搅拌成匀浆，再加入姜汁、陈皮丝、葱粒、食盐调匀，入油锅翻炒至鸡蛋熟就可以了。鸡蛋中含有优质蛋白质，陈皮具有理气健脾的作用，适合孕早期食欲不佳的孕妇食用，可补充丰富的蛋白质。

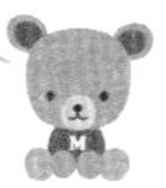

专家指南：蛋的营养价值

蛋的营养价值很高，其中的蛋白质含量和吸收率都很好，营养学上称之为完全蛋白质。但现在食品供应丰富，其他荤菜也吃得多，蛋最好和其他食物一起配合食用，不必像以前老法，一天好几个蛋吃下去。摄入过多的蛋白质，也会增加胃肠道的负担和身体代谢的难度。吃法不必局限于白煮蛋，炖蛋羹、蛋汤、酒酿烧蛋（产后）都是好主意，注意蛋白蛋黄一定要煮透，蛋白蛋黄都要吃。但产后最好不吃油炸的荷包蛋。

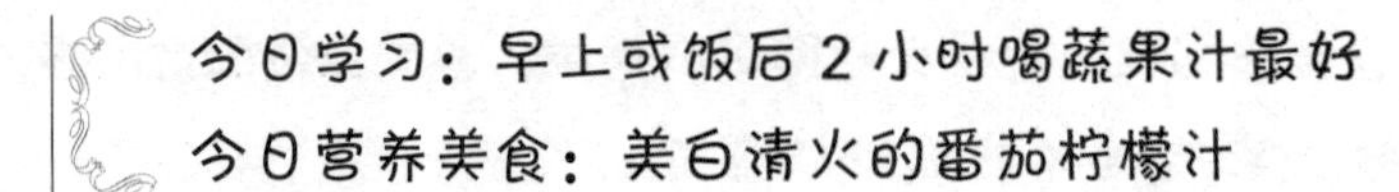

7月26日 第70天

昨晚吐得太干净了，早晨起来胃空空的，先徐徐饮杯清水，再慢慢吃点孕妇奶粉加一片饼干，到了单位再吃馒头吧。餐后我会加个水果或一杯果汁之类的。今天喝番茄柠檬汁，用2个中等大小番茄加一个柠檬，兑入冷开水打成汁，既开胃补充营养，又能清热解毒、美白养颜。

新鲜蔬果汁含有丰富维生素，若放置时间过久会因光线及温度破坏维生素效力，营养价值变低。因此要“现打现喝”，才能发挥最大效用，最多于20分钟内喝完，就算放冰箱也只有4小时的保质期。蔬果汁的材料，以选择新鲜当令蔬果最好。有些蔬果含有一种会破坏维生素C的酶，如：胡萝卜、南瓜、小黄瓜、哈密瓜，如果与其他蔬果搭配，会使其他蔬果的维生素C受破坏。不过，由于此类酶易受热及酸的破坏，所以在自制新鲜蔬果汁时，可以加入像柠檬这类较酸的水果，来预防其他蔬果的维生素C受破坏。蔬果外皮也含营养成分，如：苹果皮具有纤维素，有助肠蠕动，促进排便；葡萄皮则具有多酚类物质，可抗氧化。所以像苹果、葡萄可以保留外皮食用。当然，蔬果要清洗干净，以免喝到残留的虫卵和农药。

想改变口味，还可以加根茎类的蔬菜或加熟的五谷粉、糙米一起打成汁，不会那么性凉。各种蔬果的营养不同，所以各色蔬菜都要吃，不要偏食某几种，否则仍会造成营养不均衡。

专家指南：

准妈妈不能以果汁代替饮水

水果中含有较多的糖分和多种水溶性维生素，如维生素C、叶酸、维生素B_1、维生素B_2等，还含有果胶、纤维素、较多的钾等，这些对人体的正常生理功能都是很重要的。除此之外，蛋白质、脂肪的含量很少，可以忽略不计。果汁的营养是不如水果的，维生素和无机盐含量和水果中差不多，但果胶和纤维素就大多都留在残渣里了，所以喝果汁还不如吃新鲜的水果。这还是鲜榨的果汁，如果是市售的各种果汁饮料，其成分就是以糖水为主了，维生素等远低于新鲜的水果。果汁的含糖量大多在10%左右，一杯250克的果汁，就有25克的糖，如果一天喝三到四杯的话，就多摄入了100克的糖，这对于孕妇并非好事。

孕妇喝水最好是白水，烧开的水、蒸馏水、矿泉水均可，如果觉得太淡，可以喝一点豆浆、冬瓜茶、菊花茶或者黄瓜汁、胡萝卜汁、番茄汁等蔬菜汁。不应以喝甜的饮料或果汁代替饮水。

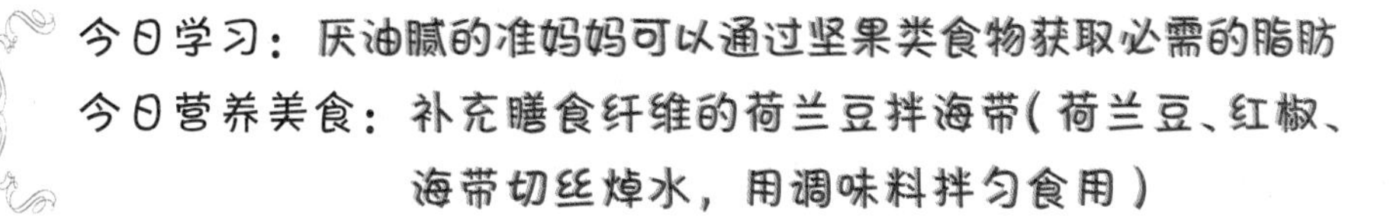

8月2日 第77天

今天已经11周了，哈，日子过得真快，再坚持一下，孕早期就快过了。

理论上说，孕一个半月到孕三个月之间，是妊娠反应最厉害的阶段，这和体内一种叫HCG（绒毛膜促性腺激素）的激素水平升高有关。到三个月后，这种激素的水平有所下降，妊娠反应也会减轻或消失，但每个人有个体差异，有些人怀孕后没有任何感觉，而有些人从末次月经的第28天就开始剧烈呕吐、恶心等。有些人到孕晚期又会有一个胃肠不适的时期，也是妊娠反应的一种。有些人的反应则以口味变化、味觉不同于孕前作为表现。种种不一而足，一般除非出现内科的严重并发症如消化道大出血、心功能不全等，母性的本能都能让准妈妈坚持下去。但提醒大家，如果出现剧吐后脱水、电解质紊乱等现象，一定要及时就医，实在吃不下去时，通过补液治疗，并可在补液中加入维生素、氨基酸、脂肪乳剂等营养物质（可主动要求营养科会诊）。如体重减轻超过2.5千克，就应到营养门诊就诊，让医生帮你分析原因，找一些减轻反应的办法。

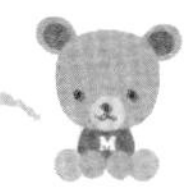

专家指南：

准妈妈夏季饮食要点

准妈妈夏季除了要注意正常的规律饮食外，还有一些要当心的问题：

注意食品卫生，防止病从口入。防止不洁食物的摄入，荤菜一定要煮熟烧透，蔬菜如果生食，要用流水洗净，果瓜类最好去皮。

不吃糟醉类含有酒精的菜，防止酒精对胎儿产生不良影响。

不吃隔夜的绿色蔬菜，隔夜的绿叶菜中可能有亚硝酸盐，是一种有毒的致癌物质，如果大量食入还可以引起恶心、呕吐、腹泻等中毒症状，甚至有生命危险。

适当吃点苦瓜、黄瓜、西瓜、绿豆百合汤、老鸭汤等凉性食物，有清热降暑的作用，但不宜过量。凉性食物不是指冰凉的食物，冰的东西孕妇不宜多食，尤其不宜一下子喝大杯冰水或冰奶、冰淇淋下肚，有可能刺激胃的血管收缩引起胃痛，孕中晚期甚至会冰到胃下面的子宫，诱发宫缩就不合算了。冷饮也绝对不是健康食品。

准妈妈体内代谢旺盛，出汗较多，应多饮水并适当补充维生素和无机盐。特别是维生素B族、维生素C、钙、钠、钾等。

保持一定量的户外活动，出出汗，有助于体内的代谢废物排出体外。如果一天都不动不出汗的，含钠的运动饮料就不要喝了。

今日学习：中国营养学会推荐的膳食中钙的供给量标准为：孕0~3个月每日800毫克，孕4个月至产后每日1000毫克

今日营养美食：富含钙质的芝麻甜橙豆腐

8月4日 第78天

今天经历了孕期第一次腿抽筋，连忙把脚背勾起来，尽量伸直腿，这才没有真地抽起来。看来有点缺钙了。近来吃得比较少，奶粉也没注意天天喝，晚上吃的又吐掉了不少，钙的摄入量是肯定不够了。不过我暂时不想吃钙片，不少钙片也有胃肠道副作用，先把奶粉量加上去吧，每天最少应该要吃200 ~ 300毫升的孕妇奶粉了。

奶类中的钙是最容易吸收的，含量也多。豆制品中钙含量也不低，虾皮、黑芝麻中也含有不少钙，但一次不可能多吃。不少蔬菜中的钙含量不低，但植物中的钙人体吸收率一般不高，尤其是草头、苋菜、菠菜中的草酸、植酸会抑制钙的吸收，其中的钙吸收率是负数的。这类菜对需要补钙的准妈妈来说，就不宜多食了。

今晚的菜单是红烧基围虾、芝麻甜橙豆腐、冬瓜毛豆子、虾皮紫菜汤，这几个菜的钙含量高一点，至于吸收率不好说，反正体内缺得越多，吸收率越高，这是人体的自然调节能力。过两天烧个鱼头豆腐汤吃，也是个含钙量高的菜。

芝麻甜橙豆腐：将鲜橙去盖，挖空橙肉。取部分挖出的橙肉切末。用挖勺挖出绢豆腐，放入鲜橙壳内，将剩余的橙肉挤出汁淋在豆腐上。在豆腐表面放上炒好的芝麻酱，撒少许橙肉末，盖上橙盖，放入冰箱，食用时取出即可。豆腐和芝麻中都含有丰富的钙质，且芝麻中含有丰富的不饱和脂肪酸，有助于胎儿大脑的发育。

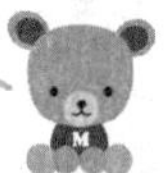

专家指南：孕期补钙

钙是人体骨头、牙齿的重要组成成分，宝宝从一个受精卵长到出生的这段时间，需要消耗母体大量的钙。我国营养学会推荐的膳食中钙的摄入标准为：孕0 ~ 3个月每日800毫克，孕4个月至产后每日1 000毫克。轻度缺钙可能会引起孕妇腿抽筋、肢体麻木、失眠等症状。严重时会影响宝宝的骨骼发育，造成方颅、佝偻病等骨骼发育不良，甚至畸形的症状。在食物中含钙较多的有：奶类，含有较多的钙，而且吸收率也最好；其他食物，如豆制品、海产品、某些干果中也有较多的钙，虽然吸收率没有奶类好，但经常吃一些对补钙也有好处；骨头或骨头汤中，钙是以羟磷酸钙形式存在，人体吸收率很低，对于补钙没有太大的用处。用钙片补钙，吸收率较食物中钙吸收率高，但要防止过量，否则会造成高钙血症，增加血管钙化、肾结石等疾病的危险性。过多的钙还会降低铁、锌等其他元素的吸收率。

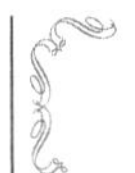

今日学习：古代名医徐之才的"逐月养胎法"中要求"食甘美""调五味"
今日营养美食：低胆固醇的红烧鲳鱼

8月5日 第79天

近来几个晚上都不舒服，连着在睡前吐了，而且常常是吃过午餐后就觉得有东西顶着喉咙，晚餐吃不下多少，到刷牙时最终吐干净。只好尽量不去想怀孕这件事，希望到12周以后就会好一点。

今天爸爸来看我，还帮我买了菜和水果。心情不错，胃口也挺好的，胃一整天也没太难受。看来外国科学家说的，孕妇能够且应该在父母身边寻求安慰，能减轻痛苦是有道理的。心情放松，情绪愉快也有助于减轻妊娠反应。

早餐：粥1碗、生煎5只、孕妇奶粉1杯

午餐：榨菜肉丝面、蛋1只、青菜1把、豆浆1杯

晚餐：鸡毛菜、红烧鲳鱼（鲳鱼的胆固醇含量低于所有动物性食品，其富含n-3不饱和脂肪酸，能减少心血管疾病的发生）、番茄蛋汤、银耳羹、盐水花生

水果：梨1只、黑布林1只、橙半只

怀孕了，还是应该尽量多吃家里的食物。但总有食欲不振，或不方便自己烧菜，或是和朋友一起就餐的时候。这种时候，茶餐厅是个相对不错的选择，尤其是在孕早期。港式茶餐厅的菜式比较清淡，量也不会太多。有时想吃甜食，茶餐厅中的港式糖水（甜品类）也比多糖多脂肪的西式点心有益身体。

专家指南：孕妇饮食与胎儿肤色

有些人认为孕妇不能吃用酱油烧的菜或深色的中药，认为会让宝宝的皮肤变黑，这是不正确的。其实，对于宝宝的皮肤颜色来说，最主要的影响因素是父母亲的遗传基因，一般父母较黑的，宝宝皮肤也较黑一些。酱油或中药中的黑色素是不能够通过我们人体的肠胃吸收到血液中的，更别说会通过胎盘进入胎儿体内，影响宝宝的皮肤。中医开出的一些用于保胎或防止孕期出血的黑乎乎的中药中的有些成分，除了有保胎的主要作用外，还有美白肌肤的效果。

也有人认为准妈妈多吃水果，宝宝就会皮肤白。水果含有较为丰富的维生素和果酸等成分，较大剂量的维生素C和果酸是经科学证明的美白成分，但水果中所含的维生素并不如大多数人想象得那么多。甚至有些品种的水果，比糖水也多不了多少维生素。而且部分水果糖分含量很高，过量食用会让产妇长胖。目前还没有科学研究证明这些维生素、果酸可以影响胎儿皮肤，倒是过量维生素C和果酸会增加孕妇皮肤敏感的可能。

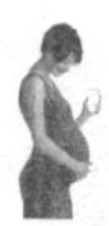

专题讲座：孕期食用油的选择

烹调用油是中国菜不可或缺的重要原材料，也是中国人摄入膳食脂肪的重要来源。食用油可以为人体提供相当数量的饱和及不饱和脂肪酸、多种脂溶性维生素，以及卵磷脂等营养成分。但不同品种的食用油，营养成分不同，有些品种还含有一些危害人体生长发育的成分。因此，孕期在选择烹调油方面，应更为注意。

对于烹调用油的选择，我们应从三个方面来考虑，第一是营养，第二是食品安全，第三则是烹调方法和口味，毕竟菜烧出来是要给人吃的，如果只是有营养而味道不佳，会影响孕妇食欲的。

目前营养专家推荐的脂肪酸摄入比例为，饱和脂肪酸：单不饱和脂肪酸：多不饱和脂肪酸的比例是 1 ： 1 ： 1，但事实上，没有一种食用油能达到这样的比例。相对来说，含不饱和脂肪酸较多的油有：亚麻子油、大豆油、玉米油、葵花子油、红花子油、橄榄油、野茶油等。橄榄油是公认的健康油，除了含不饱和脂肪酸较多，也含有丰富的脂溶性维生素，但其实它含的不饱和脂肪酸基本上都是单不饱和脂肪酸，多不饱和脂肪酸很少，因此也不是孕期最理想的长期用油。维生素 E 含量较高的还有玉米胚芽油、小麦胚芽油。在孕早期，可以考虑多食用一些玉米胚芽油，其中的维生素 E 有保胎的作用。到孕中期以后，是胎儿大脑细胞的快速生长期，可以考虑将大豆油、葵花子油、橄榄油或野茶油等中、高档油混合应用。

从食品安全的角度来说，应尽量选用大品牌、标示清晰、油色透亮的品种。当然在冬天，生榨的油中也会出现沉淀，这与加工工艺有关，不影响品质。以前我们常用的菜籽油虽然消化吸收率比较高，但其中亚油酸含量偏低，所以营养价值有限。菜籽油含有大量芥酸和芥子苷等物质，这些物质摄入过量可能会对人体的生长发育造成不利影响，因此孕妇不宜多食。花生油不饱和脂肪酸的比例也相当不错，但一定要选用品

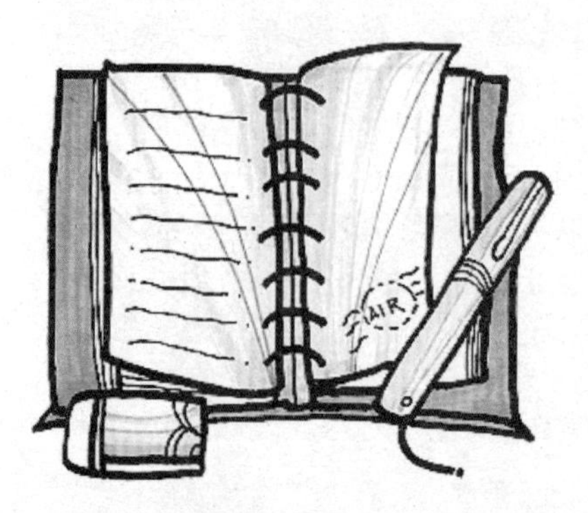

质好的，如原料有霉变花生掺入，油中致癌物质黄曲霉素也会超标，影响胎儿健康发育。另外，从烹调方法来说，有一些小窍门也是准妈妈应该注意的。例如：油不要烧到冒烟，烟中有致癌物质；烧菜的油尽量不重复使用，重复的冷热交替，油易变质；油壶最好用玻璃的，塑料的长期用可能有塑化剂溶入油中；用后要盖紧，防止空气接触后氧化；油壶不宜放置在过热或阳光直射处。这些都是保证家庭用油安全应做到的。

烹调方法对选油的影响也是不小的。中国菜很多会用油炸或是爆炒的方式，这就应选用耐热性较好的油，如玉米油、棕榈油、花生油、茶油等。耐热性差的油营养成分会因高温被破坏，甚至在高温时产生有害有毒的致癌物质。花生油香气浓郁，北方有素油荤香之说，其含亚油酸、卵磷脂等有益成分也较多，油温较高，做煎炸时可用，但中医认为其“火气”偏大，孕妇如较易内热上火，或天热时不宜过多油炸食品。如做西点，则常用牛油、黄油、奶油等荤油，这些油更香，且能让面点产生起酥的效果，但加工用起酥油反式脂肪酸含量高，可能有致癌作用。孕妇也不宜过多食用这些高饱和脂肪酸和胆固醇含量高的食物。做凉拌菜可以选用芝麻油，芝麻油香味浓郁，不饱和脂肪酸也较多，还有润肠通便的作用，有便秘的孕妇可以在凉拌菜中应用。或是用大豆色拉油、橄榄油等，其颜色清亮，但香味就要差一些了。

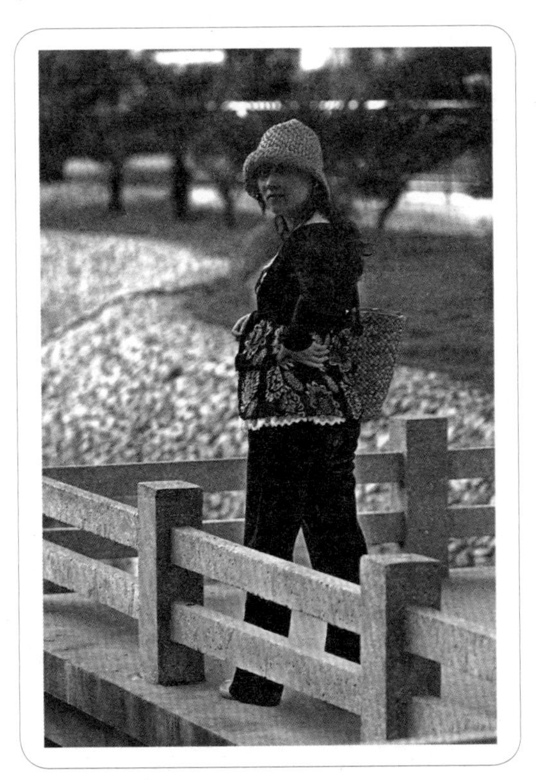

总之，各种食用油都有其独特性，可以根据孕期的不同需要和家庭的口味、烹调方法的需要对油进行选择搭配。不宜长期食用同一品种，这样营养的摄入才易平衡，有利于准妈妈的身体健康。

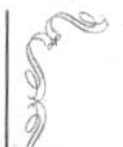

今日学习：电脑两侧、后部和顶部的辐射最强
今日营养美食：清暑凉血的丝瓜炒培根

8月10日　第84天

外面热得很，今天就没出过门，菜都是昨天买的原料，今天偷懒了。菜，尤其是蔬菜，放的时间越长，维生素等营养流失得就越多。因此，一年四季最好是每天菜随买随吃，不要放太长时间。就算是贮存在冰箱里，也只能是减慢一点营养流失和食物腐坏的速度。要记得，冰箱不是保险箱啊！

早餐：粥1碗、咸蛋半只、孕妇奶粉1杯、小西饼3～4块；上午：苹果汁半杯、橙半只；午餐：米饭、青菜、红烧鲳鱼、盐水花生、枸杞银耳羹；晚餐：米饭、丝瓜炒培根、鸡汤、炖蛋羹。

现在宝宝第一位，只有我开心，宝宝才会开心，孕妇要是生气伤心了，宝宝可能会长得丑，脾气性格也容易不好的。

孕妇心情不好会造成孩子的性格缺陷，这是有国外科学研究数据证实的。可能会使宝宝长得丑是听人家说的，姑且听之。我的宝宝不用长太美，正常就好了，但性格一定要开朗。凡事想得开，漫长人生就会好过得多。

晚上和老公一起坐在电脑前工作，没办法啊，虽然电磁辐射对身体不好，但上班一定得开着电脑，下班写稿子、发稿，没有电脑和网络也是没法做到的。“盔甲背心”（防辐射服）也有的。家里用的都是液晶显示器，我的座位离主机一米多，这点距离，低频辐射应该是少于1毫希沃特的，离国外报道的16毫希沃特可能致流产的数字是很远的。只不过是能防一点是一点吧。

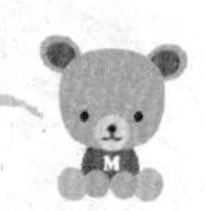

专家指南：

准妈妈注意办公室抗污染

办公室是常待的地方，准妈妈要注意一些保护事项。

少用打印机和复印机。使用电脑、打印机等设备较多时可以穿防辐射服保护一下自己（其实防辐射服不能包住全身，防护是有限的）。

不要用手机煲电话粥。坐一小时应该站起来活动一下，去洗手间或者阳台等地方走动，一方面离开辐射环境，另一方面也增加活动量。

如果是新装修的办公室，那最好不要长时间在里面，可试着申请换办公室，要不就回家保胎。也可以在办公桌周围放一些抗污染的盆栽，比如绿萝、虎尾兰等。

多吃有益健康的食物，比如富含维生素C的食物；海带：海带的提取物可减轻核素、射线对机体免疫功能的损害，并抑制免疫细胞的凋亡，从而具有抗辐射作用；富含B族维生素的食物：在噪声环境中，人体内的B族维生素消耗量很大，应多食富含B族维生素的食物，如小米、燕麦、玉米等。

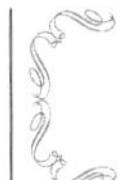

今日学习：在听胎心时，还可听到脐带杂音、子宫杂音等声音

今日营养美食：营养早餐鸡蛋牛奶五谷粥

8月11日 第85天

今天第一次清楚地听到胎心了，心里悄悄地激动了一把。

12周了，理论上说，子宫底应该已经长到耻骨以上了。虽然应该用手也摸得出宫底了，但我毕竟不是专业的产科医生，也不敢用力压下去摸，加上有点“肚皮肉”，腹肌也紧，摸来摸去摸不出，暂时放弃了。中午休息时，溜进一间没人的产科诊疗室里，自己躺在检查床上，把多普勒胎心仪打开，接触头放在小腹上，一开始只听到自己腹壁的血流声，呼呼的。听到一种心跳，才84次/分，当然是我的脉搏，不是宝宝的心跳。调整一下位置，吸了口气。突然，轻轻的但频率很快、很有节奏的胎心“嘀嗒”地出现了，清晰得如同天籁……心花怒放大概就是这一刹那的感受吧。

到家告诉老公，他想了想，问道：“你怎么知道听出的是胎心啊？好听吗？”不禁失笑。不学医的老公真是有可爱的一面。

早餐：鸡蛋牛奶五谷粥、印度飞饼、孕妇奶粉1杯；午餐：茶餐厅的烧腊饭、菠萝油、白灼空心菜、牛肉金针菇、锅贴、凤爪；晚餐：午餐打包回家的。

评价：钙和维生素C少了点，加个猕猴桃就好了。

晚上回家，老公可怜地拉肚子了。给他煮红枣姜丝粥吃。我吃午餐打包的饭。应该不会是午餐吃坏的吧，一般食物中毒要过几个小时才发作，而他中午就不舒服了。幸好不是我拉肚子，否则就要影响宝宝的营养吸收了。

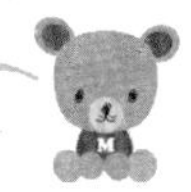

专家指南：胎 心

胎心是胎儿在子宫内心脏跳动的声音，音色清脆，节律整齐，很像钟表的嘀嗒声，通过听胎心也可了解胎儿正常与否。用超声仪器检查胎心于妊娠6周时即能查到，但用听诊方法则一般要到妊娠4个月以上才能听到，可用听诊器或产科专用听筒。近足月时家属直接以耳贴于孕妇腹前壁偶尔能听到。胎心音在胎儿的背部听最清晰，它的位置一般处在你脐部周围，上、下、左、右离开六七厘米处。正常胎心率为每分钟120～160次，听上去应当是规则的、无间隙的。如发现胎心率每分钟高于160次或低于120次，胎心音不规则或过轻，需立即进一步检查。

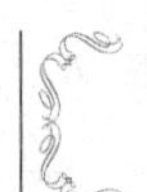

今日学习：准妈妈发生腹泻首要的治疗措施是适当补液

今日营养美食：腹泻时吃的苹果茶

8月13日　第87天

惨了惨了，半夜胃痛，起来后一连去了三次洗手间，水泻……痛啊……

到底是什么不对头？想来想去，最大的疑凶是昨天早上粥里的蛋，这么热的天气，蛋最容易被沙门菌感染。煮牛奶鸡蛋麦片粥的时候，蛋下去一滚就起锅了，估计是有细菌没被杀死。空调病也有可能，天天一冷一热地进出空调房间，引起胃肠不适。

人都快脱水了，体重轻了1千克，胃也不舒服，是水喝得太少了，对面办公室的内科医生提醒我吃点口服补液盐。

下了班，跑了三个药房也没买到补液盐，现在便宜的药是越来越难买到了。想了想，买了四瓶运动饮料，里面也有钾、钠、镁，和口服补液盐的成分是相近的。回家一口气喝了两瓶。晚上还不放心，找出双八面体蒙脱石散（思密达），孕产妇可用，冲了一包，但愿明天没事了。

准妈妈腹泻时要注意的饮食原则：少油、少凉性食物、少生食食物。可用的止泻食谱有：

- **苹果茶**：苹果去皮，切碎，加水煮熟，食苹果饮水。
- **胡萝卜水**：胡萝卜煮水饮用，不加调料。
- **焦米汤**：大米炒至焦黄（不放油），加水煮粥食用。
- **烤面包／馒头片**：淡馒头或面包切片，烤至表面金黄，徐徐食下。

这一天的营养是不够的，孕妇腹泻不必禁食，但腹泻时应适当减轻胃肠道负担，低脂、低纤维素饮食有助于病情的缓解。但这类食谱只能短时间应用，天天这么吃要营养不够，影响宝宝发育了。

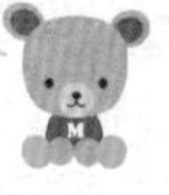

专家指南：

孕妇是否适合喝运动型饮料

运动型饮料中有无机盐成分，是为运动时流汗过多、体内的无机盐随汗液流出多时配备的，其含糖量大多在6%左右，中等，比果汁饮料、碳酸饮料糖分少一点。对孕妇来说，出汗多，运动后运动饮料是可以喝喝的，但日常饮用并非是最适合。尤其有高血压的孕妇不宜多饮，其中的钠盐摄入过多会有升高血压的可能。一般情况下，孕妇喝白开水是最适合的。

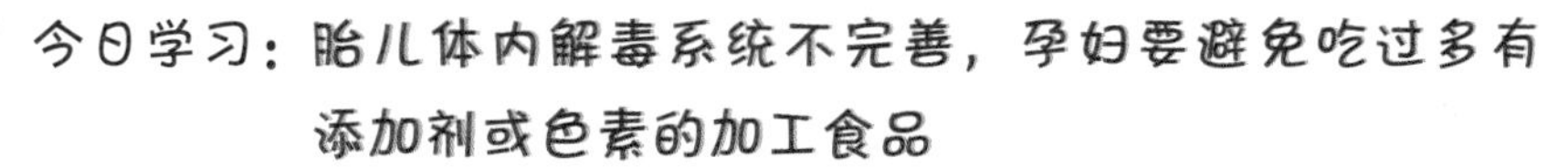

今日学习：胎儿体内解毒系统不完善，孕妇要避免吃过多有添加剂或色素的加工食品

今日营养美食：高叶酸的香蕉奶昔

8月15日 第89天

快孕中期了，忍不住了，去做个B超看下吧，看宝宝长得怎么样了。

一上班就抽个空，到有B超机器的李医生的诊疗室，她给我做了个腹部B超检查。小心翼翼地问她：我的宝宝应该像个人样了吧？答曰：当然，长得挺好的，有胳膊有腿了，头臀径（从头到屁股的长度）是54毫米。哈哈哈，好开心好开心。留照为证，马上打电话告诉老公，让他也松口气，这两天心里紧张，也折腾他了。不过，报纸上不也说了吗：回家可以发发脾气的女人是幸福的。

近来工作压力颇大，但我除了忙一些，尽量不去想别的，只要宝宝平安健康快乐地成长，这是多少钱也换不来的。要是为琐事不开心了，身体里会产生不好的神经递质，会把不良信息传递到胎盘的那边。

认真做好自己的事吧。不如想想弄点什么好吃的，满足一下准妈妈的食欲和宝宝的营养。下了班，等老公回来一起吃晚餐的时候，打一杯香蕉奶昔给自己吧。用粉碎机的搅拌功能，把一只新鲜香蕉和150毫升鲜奶一起打匀就行。不十分甜，但很滑爽。香蕉的叶酸含量较高，牛奶中的蛋白质和钙质是最容易吸收的，营养多多，再吃一口巧克力吧，听说有使心情愉快的成分。不过热量太高，不能吃太多。

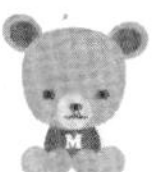

专家指南：

上班族准妈妈饮食注意事项

职业女性做了准妈妈，工作时饮食总没法做到像在家中那般精细，但你仍要尽可能注意些饮食原则，以保护你和宝宝。

不吃油炸类食物。

吃得清淡。工作餐里的菜往往偏咸，而准妈妈应少吃太咸的食物，以防止体内水钠潴留，引起血压上升或双足浮肿。遇上菜太咸时，可以准备一杯白开水把菜洗一下。其他辛辣、调味重的食物也应该明智地拒绝。

饭前吃个水果。为了弥补吃新鲜蔬菜不足的问题，准妈妈可在午饭前30分钟吃个水果，以补充维生素。

慎重选择饮料。准妈妈以饮用白开水为佳，也可以偶尔喝一点淡的绿茶，而含咖啡因较多的浓茶、可乐、咖啡或含酒精的饮料则要禁止。

常喝牛奶或酸奶。下午茶时间来杯孕妇奶粉或酸奶，或餐后加服孕妇多维元素片，用来补充营养都是合适的选择。

备点小零食、小点心。可选择全麦面包、消化饼干等粗纤维的食品。核桃仁、杏仁等坚果仁也不错，不仅体积小、好携带，而且含有准妈妈需要的多种营养素。

孕早期读者笔记

孕中期日记

YunzhongqiRiji

孕中期准妈妈要了解的饮食营养及相关检查知识

孕中期是大多数准妈妈整个孕期最舒服的阶段。妊娠反应基本上消退，食欲逐渐好起来，饮食基本上可以做到很有规律。流产危险基本也过去了。不过，营养上要注意的还是不少的。

☺ 要了解的营养知识

蛋白质：蛋白质是胎儿身体的重要组成部分，也是准妈妈在怀孕期需要积累的营养。从孕中期开始，蛋白质的需要量有所增加，尤其是吸收利用率高的优质蛋白质。宜在食物中增加奶、蛋类等完全蛋白质。尽量做到每餐荤素搭配。但孕中期的荤菜量和孕前差不多就可以了，不要大吃大喝，不然像吹气球一样胖起来也就指日可待了。过多的蛋白质会增加孕妇的肝、肾负担，还有可能造成妊娠期肝脏功能损伤。

不饱和脂肪酸：亚油酸、亚麻酸、花生四烯酸、DHA（脑黄金）等。这些都是胎儿大脑及神经发育所需的重要营养素。孕中期是胎儿大脑发育的一个高峰期，准妈妈对这些不饱和脂肪酸的需要量较孕前大大增加，因此要注意补充芝麻、花生及葵花子、核桃等坚果类食物，但每天摄入量不宜过多，花生、瓜子等炒货吃多了也会上火；常吃深海鱼，但不宜吃生鱼片，以防感染细菌造成肠胃炎或感染寄生虫，危害胎儿的发育。当然，也可以通过补充添加 DHA 的孕妇配方奶粉，或 α 亚麻酸、纯 DHA 的胶囊制剂来补充这类营养素。

钙：孕中期是胎儿骨骼快速发育的时期，也是打好胎儿牙胚基础的重要阶段，因此准妈妈对钙的需要量大大提高。宜多食钙丰富的食物：奶类及奶制品、豆制品、虾皮、海带、海参、海鱼等。多晒太阳也可以使皮肤中的黑色素细胞产生一定量的维生素 D 来帮助钙质的吸收。如果出现下肢抽搐、手发麻等缺钙症状，也可以在医生的帮助下，选择合适的钙制剂来补充钙。但不宜自行随意补钙，防止过量。过量钙会增加肾结石、胆结石、高钙血症的危险，减少铁、锌等微量元素的吸收。

铁：孕中期，由于胎儿快速生长，需从母体内摄取大量的铁质，加上怀孕期母体的血液相对稀释的因素，到这时，很多准妈妈会出现缺铁性贫血。宜适当补充：动物的肝脏、心、红色的瘦肉等铁含量丰富的食物。有时吃一些赤豆、红枣、血糯米作为补充也是可以的，但效果较慢。

纤维素：纤维素、果胶有促进肠道蠕动，防止便秘的作用。它大多在新鲜的蔬菜、水果、粗粮（如玉米、红薯、全麦面包、燕麦片等）中含量较多，在孕中期应适当增加。

☺ 孕中期应注意限制的食物

咖啡、茶、可乐等含咖啡因的饮料：其中的咖啡因会刺激胎儿的神经，还会减少钙、维生素的吸收率。孕中晚期都应注意尽量不喝这类饮料。

高草酸蔬菜：茭白、笋、草头、菠菜、空心菜、米苋等。草酸在胃肠道中和铁结合，会降低铁的吸收率，在体内则会和钙结合，形成草酸钙，增加胆结石、肾结石的危险。尤其是已有结石和贫血的孕妇，更应禁忌这类食物。

辛辣大热的食物：桂皮、茴香、芥末、辣椒、龙眼、荔枝、巧克力，这些食物吃多了，可能会让准妈妈们脸上长痘痘，口腔、口角溃疡，牙龈肿痛，喉咙痛，便秘，易发痔疮。

过于寒性的食物：这类食物一般不完全禁忌，但应少食，如柿子、甲鱼、蟹等。这些食物吃多了，可能会让孕妇腹中冷痛，胃痛不适，消化不良。如体质虚寒怕冷者，应忌食。

大量的油腻食物和甜食：孕中期妊娠反应消失以后，是准妈妈最容易长胖的阶段。很多人会想，前几个月都没好好吃东西，要多吃点补回来。要注意糖和脂肪是吃了最易发胖的，体重增加过快，会增加孕妇心脏、关节的负担，增加患妊娠期糖尿病和妊娠期高血压疾病的危险。

☺ 孕中期逐月营养

第四个月：在此期间，大多数孕妇的妊娠反应消失或减少，食欲开始逐渐恢复了。这时应注意食物品种多样化，勿挑食偏食，荤素搭配。有些孕妇会出现便秘等情况，应注意补充膳食纤维和果胶类食物：新鲜的蔬菜、菌菇类、水果中都含有膳食纤维，在粗粮中比细粮含量更多；水果中还含有果胶。

第五个月：这时食欲更好一些了，大多数准妈妈的胃口恢复到平时的正常状况，胎儿也长得更快了，这时应开始补充含钙丰富的食物，如奶类、豆制品、虾、海鱼、黑木耳等。

第六个月：这个月胎儿还是长得很快，准妈妈的胃口一般很少有不适的情况。可是准妈妈体内的铁贮存要用完了，应注意补充含铁丰富的食物。

☺ 孕中期相关检查列表

确认怀孕后，可以根据自己的实际情况，尽早选好适合自己的分娩医院，进行预约登记，准备进行常规的产科例行检查，可以从产前检查、分娩直到产后随访都坚持去同一家医院。这样，医生会有你在整个孕期、临产前及分娩时各个方面的详细检查记录，对你的情况很熟悉。一旦在分娩时发生什么情况，能够从容地做出处理（不过好在上海医保信息在大医院都有联网，医生工作站中也可以查到其他医院的化验结果）。多了解几家医院的情况，尽量选择离家较近、交通方便、医疗条件较好、医疗水平较高的医院，如身体无特殊情况，可选择专业的妇产科专科医院，如家附近无专科医院，打算自己顺产，没有并发症的，就近的中心医院也是可以的，相对来说，人不那么挤，交通方便，检查住院费用比三级医院也稍低一点。如果有内外科的高危情况的产妇，则最好选择较好的综合性医院，万一发生并发症意外，可立即得到多学科的支持治疗，安全性大大提高，这是对产妇和胎儿健康安全的保证。

检查内容：

全身体检：身高、体重、宫高、骨盆外测量；

血常规；

血生化：谷丙转氨酶、尿素氮、肌酐（肝肾功能）；胆汁酸（排除胆汁郁积症可能）；尿酸；

总蛋白、白蛋白、球蛋白、白球比（A/G）；血清钙、铁、碱性磷酸酶、总胆固醇、三酰甘油；

病毒检查：肝炎病毒抗体检查（三对半等）、HIV、梅毒、TORCH（如孕早期末检查）；

血型（ABO及Rh，包括丈夫血型），如血型不合可做双方血清抗体水平检查；

葡萄糖耐量试验（OGTT）和（或）糖化血红蛋白及其他血糖检测；

中期唐氏综合征筛查（16～20周），如异常则应做羊水穿刺及羊水染色体检查（较先进的妇产科也有FISH血检，可以更快得出结果，但只能查出三种染色体疾病，不如羊水检查全面）；

心电图；

B超（20～24周做大畸形筛查，如心脏有问题或孕妇年龄超过35岁，建议做心脏彩超）；

尿常规（每次产检均需查）；

白带常规、妇科检查；

如有并发症可能的患者，可选择相应的检查项目。

例如：有孕前高血压、心脏功能异常等不适的孕妇除心电图外，还可加24小时心电监护。

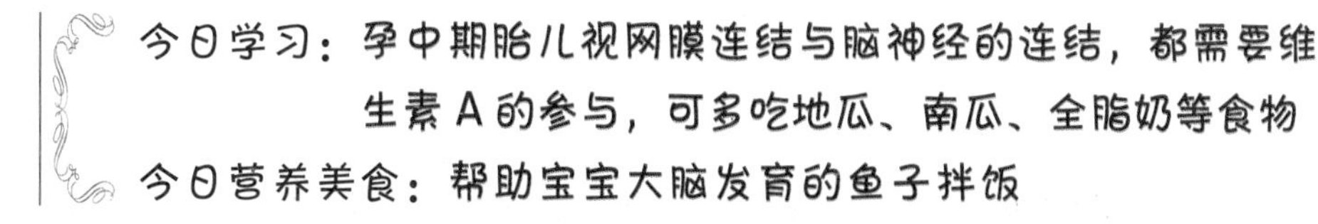

8月17日　第91天

孕中期了，给自己测量了一下：腹围78～79厘米；腰围67～69厘米；胸围比以前大了一个罩杯了；体重一直是50千克，也许下周开始应该长胖了。

现在开始，孕妇奶粉或多维元素片要每天保证，其他先照旧吧。适当可以考虑加点不饱和脂肪酸含量较高的食物，要为宝宝的大脑发育准备原材料呢。

鱼子拌饭——将飞鱼子解冻，将香菇、胡萝卜、紫菜用开水烫熟，切末。米饭煮熟后，将鱼子（2匙）、菜末拌入，根据个人口味，加入生抽或鲜酱油调味，再加芝麻油或橄榄油半匙。如怕鱼子腥气，可用青芥末少许加纯水调匀，拌入饭中。如喜欢更香口味的，可用少量油将菜末先炒熟后再拌饭吃。鱼子蛋白质含量丰富，还含有较多的维生素A、维生素B族、维生素D及钙、磷、卵磷脂等，有利于胎儿的大脑发育，不过胆固醇和嘌呤含量相当高，不太适合高胆固醇血症及痛风患者；香菇除含有多种维生素外还含有多糖类，可以增强免疫力、降血脂，可以对抗鱼子中过多的胆固醇。

找出囤积很久的胎教音乐、孕妇操等光碟，准备开始听听看看了。这两天中午，我都会出去走一会儿再睡会儿午觉。等过段时间，身体感觉更好，更放心，就要开始做孕妇操了。

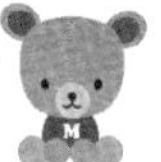

专家指南：适当活动有利分娩

在中国，巨大儿（大于等于4千克）的发生率越来越高。除了内分泌因素，大多数与母亲营养过剩、活动少有关，平均准妈妈多增重2.5～5千克，宝宝多重0.5千克左右。因此，准妈妈吃进去的和消耗的量应保持适当的平衡。

准妈妈在孕早期，出于保胎想法，大多运动较少。如有流产史或见红者要少动。正在出血期的一定要卧床休息。但近期没有出血的人，还是应该适当走动。此时鼓励孕妇活动但不是运动。正常的起居没必要做太大的改变。

孕中期后，胎儿与母体间的脐带开始正常工作了，此时孕妇的活动以安全为前提，避免器械运动、剧烈运动、对抗性运动及可能引起精神紧张的运动，正常的上班、逛街，甚至旅行都可以。有利于分娩的运动还是应多做，如游泳、孕妇健身操、瑜伽、散步等。最重要的是自己不觉得累，体力可以承受，根据自己的情况来活动。瑜伽、孕妇操等一定要在专业人员指导下运动。

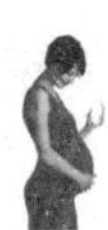

专题讲座：适合宝宝大脑发育的食物

对于胎儿来说，各个时期的营养都是很重要的，但是其脑发育时期的营养摄取是否充足是极为关键的。想知道究竟该为宝宝的大脑补充怎样的营养，先来了解一下补充的关键时期——宝宝大脑发育的三个阶段：

妊娠第四周起，胚胎就已形成三个原始脑泡。妊娠第八周起，脑细胞开始增殖，脑细胞生长发育经历了三个阶段：

第一阶段：脑细胞增殖阶段。孕 3 ~ 6 个月，是脑细胞生长的第一个高峰。这个阶段，脑细胞数量急剧增加。

第二阶段：脑细胞增殖和增大阶段。孕 7 ~ 9 个月，是脑细胞增殖、增大阶段。在这个阶段，一方面是脑细胞数量持续增加，另一方面是脑细胞体积开始增大。脑细胞树突分支增加，突触开始接合。对孩子智力来说，第二阶段树突的增加和突触的形成，远比细胞的数目更重要。

第三阶段：脑细胞增大阶段。出生后 3 ~ 6 个月，是脑细胞的增大阶段。这个阶段，是脑细胞增长的又一个高峰。主要是神经胶质细胞的分裂和增殖。脑神经胶质细胞产生髓鞘，包裹脑神经细胞间互相联系的神经轴突。它们是从神经细胞到神经细胞之间指挥整个身体传送信息的神经通道，就像传送信息的电线一样。

在这三个阶段，重点补充相关营养，对宝宝大脑发育十分有帮助。以下是与大脑发育息息相关的营养素。

α 亚麻酸——大脑发育必需营养素：α 亚麻酸是一种益智的脑黄金原料。如果缺乏它的话，孩子的智力和视力都将受到损害。因为 α 亚麻酸能在人体内多种酶的作用下，通过肝脏代谢为机体必需的活性因子 DHA 和 EPA。DHA 和 EPA 是人的脑、视网膜等细胞膜的重要成分，它们选择性地渗入大脑皮质、视网膜、睾丸等重要器官和精子中，参与构成磷脂酰乙醇胺（脑磷脂）和神

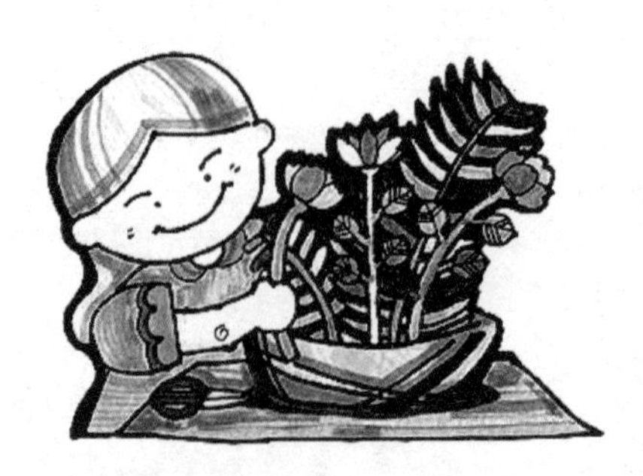

经鞘磷脂。DHA 作为大脑发育、成长的重要物质之一，是大脑细胞的主要组成成分，是构成脑磷脂、脑细胞膜的基础，对脑细胞的分裂、增殖、神经传导、突触、树突的生长发育起着极为重要的作用，是大脑形成和智商开发的必需物质。α 亚麻酸富含在核桃等坚果中，当然孕期也可以通过其他的方式来补充，如食用高纯度的 α 亚麻酸油。

DHA 之前有说过，孕中晚期日建议量（RNIs）为 200 毫克。

胆碱——神经传导必需物质，有助提升记忆力：胆碱，又被称为“记忆因子”，是母乳中的重要营养成分之一，由胆碱合成的乙酰胆碱是一种非常重要的传递介质，对细胞信号传导、神经冲动传导、髓鞘形成和大脑的记忆中心（海马）都起着非常重要的作用。脑细胞之间的传递需要“传递介质”。每一个脑细胞中都有轴突和树突，通过轴突发出信号，释放出乙酰胆碱，而由另一个脑细胞的树突来接收信息，当宝宝大脑中的乙酰胆碱增加时，信息传递速度就能加快，大脑思维也更加活跃，进而有效帮助提升记忆力。

蛋白质——脑细胞形成的物质基础：蛋白质是构成生命的物质基础，是细胞增殖，细胞膜、髓鞘以及形成轴突和树突的重要原料，对促进智力发育起重要作用，其缺乏的直接反应就是宝宝智力发育差、视觉差。

牛磺酸——参与轴突和树突的形成：牛磺酸在胎宝宝和新生宝宝的大脑中含量丰富、分布广泛，不仅是形成轴突和树突的特殊成分，还与中枢神经及视网膜等的发育关系密切。如果缺乏，会造成宝宝智力发育迟缓。

微量元素——促进脑细胞发育：碘是合成宝宝大脑发育所需甲状腺素的重要元素，能够保持大脑一定的兴奋性。铁在胎儿的大脑中就已经存在，是髓鞘、神经递质形成以及能量代谢的重要元素，宝宝缺铁可能对认知发育产生不可逆的影响。锌大量存在于脑中，是宝宝体格发育、免疫能力和神经－行为互动发育所需的元素，补充锌能促进宝宝运动能力、神经及心理功能的发育。

维生素 B_6：是合成神经递质 GABA（γ－氨基丁酸）、5－羟色胺和多巴胺的重要辅酶，是宝宝围生期中枢神经系统发育所需的元素。

叶酸：如前文所述，对胎儿脑部和神经管的发育十分重要。

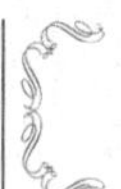

今日学习：孕妇饮食宜淡不宜浓、宜轻清不宜重浊、宜甘平不宜辛热

今日营养美食：补脑食物剁椒鱼头

8月20日 第94天

这几天都没有太多的不舒服，晚上刷牙时也没有吐，胃口不算很好也不坏。难道真的是神奇的"三个月"效应？三个月一到，体内的HCG激素水平就会下降，然后妊娠反应消失？如果真的，太奇妙了。不过午饭过后喉咙口还是有点堵，晚餐的胃口也还没完全恢复。当然，工作忙些、紧张些也可能会影响食欲的。

今天在弟弟家吃现成饭，弟媳妇的父母做了很好吃的贵州菜，有点辣，很开胃，但就是口味重了一点。从健康的角度，我小心地提醒他们烧菜的方式可以减少某些调料的使用量，不过，这样的话，他们可能觉得味道也要打点折了。

剁椒鱼头——传统菜式之一，是口味偏重的菜中少数不太辣、我喜欢吃的。做法：将鱼头（用鸦片鱼头或花鲢鱼头均可）去鳞鳃洗净，撒少许盐于鱼头内外侧，腌10分钟左右，将葱、姜切丝，在鱼的上下各放一些。滴数滴食用油，加2勺料酒，煮饭时架在电饭煲上的蒸格内，约10分钟后放入适量剁椒，2匙蒸鱼豉油，继续蒸3 ~ 5分钟即可。鸦片鱼头也是不饱和脂肪酸含量较高的补脑食物。

专家指南：

怀孕也应适当控制进食量

有很多人认为，怀孕之后就是两个人在吃东西了，多了个宝宝就应该多吃一倍的食物，这是绝对不正确的说法。到孕三个月时，宝宝才只有妈妈的拳头那么大，它生长发育所需的能量完全可以由母体的储备来提供，不必刻意多吃。就算到了孕晚期，宝宝快足月的时候，能量需求也只需比平时多300 ~ 450千卡，这算成食物大概是相当于一碗饭，或是1 ~ 2杯牛奶加1只鸡蛋，或是1 ~ 2只水果加3 ~ 4只大核桃的量。是不是没有大家想象得那么多？双胎孕妇的需要量是要比单胎再多一点，但绝没有翻倍那么多。事实上，在怀孕期间，由于体内营养素需要增加，母体对于食物中营养成分的吸收率也较非孕期有所增加，进食同样多的食物可以从中获得比平时更多的营养。一个平时体重正常、没有特殊疾病的孕妇，进食的总量和怀孕前差不多就可以了，不必刻意多吃。如果胎儿吸收的营养过多，长成巨大儿，会增加难产、新生儿产伤、颅内出血的危险，甚至影响宝宝长大后的健康状况。

对孕妇来说，孕期吃得太多，自己也会长胖，当孕期体重增长超过15千克，孕期糖尿病、高血压、肥胖等孕期并发症的发病率都会增加。分娩中容易发生难产，分娩的疼痛程度和时间都会增加，易会阴撕裂、产道裂伤，甚至可能会伤及尿道和肛门，引起尿瘘、粪瘘。

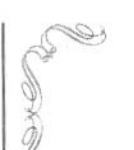

今日学习：强化钙食品和钙片也是补钙的有效措施之一

今日营养美食：可以补钙的冷饮柑橘鲜奶冰

8月25日 第99天

昨晚腿抽筋了，还算好，只有轻轻的一下。我立即坐了起来，伸直膝关节，勾起踝关节，片刻后肌肉放松，就没什么了。看来身体给我发警报了，体内的钙调节不过来，应该要考虑补钙了。我对自己补充营养品的原则是：缺什么补什么，不缺，什么都可以不补，正常饮食就好。

现在缺钙了，打算午饭后口服一片600毫克的钙片，加维生素D的那种，孕妇奶粉也要提醒自己每天都不要忘记喝。

怀孕期间，很多准妈妈会出现腿抽筋的现象，正确的处理方法就是如我上文所说的，忍住痛，尽量勾起脚尖，绷直膝盖，直到肌肉放松为止。不要马上使劲揉，否则可能会伤到小腿后的腓肠肌。不要放任不管只等它自然放松，否则肌肉抽筋的时间长了，第二天腿会很痛，甚至有些人会痛一周。如果第二天起床后小腿肌肉还有余痛，用热毛巾敷一会儿也有助于放松肌肉。

柑橘鲜奶冰——将柑橘皮和果肉一起切成碎末。将柑橘碎末放入鲜奶中，加少量糖，拌匀。将柑橘鲜奶放入冰箱冷冻，食用时取出即可。鲜奶中含有丰富的钙质，是孕期补钙的最佳选择，这款柑橘鲜奶冰可在夏天当作孕妇的冷饮食用。

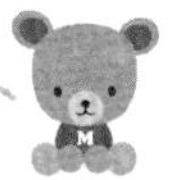

专家指南：骨头汤不补钙

虽然骨头里钙的含量是很多的，但其主要成分是羟磷酸钙，不能溶于水（汤）中，所以骨头汤里并没有多少人体可以吸收的钙质。另外，猪骨髓中，红骨髓含有一些铁质和造血细胞，对人体还有一定好处，但如果是白色的骨髓，主要成分是脂肪，食用它只是相当于多吃了一些猪油而已，其胆固醇量也很高，多食无益。这些动物脂肪，人体的吸收率倒是很高。此外，如果是生长在城市附近的猪，由于水、空气等环境污染的原因，大多数骨髓中铅、汞等重金属成分超标，对胎儿的发育是很不好的。因此，不仅不能靠骨头汤补钙，而且尽量不喝这类汤好。

如果要补钙的话，在我们日常吃的食物中，奶类及其制品的含钙量是相对最多且最容易吸收的；还可以多吃豆类及豆制品，虾皮、海带、海参、海鱼等海产品，以及黑木耳、香菇等菌菇类食物。

如果吃了这些食物仍出现下肢抽筋、手发麻等缺钙症状，就该在医生的指导下适当吃一些钙片以满足孕期的额外需求了。

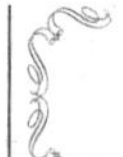

今日学习：孕中晚期孕妇起床、起立、蹲起的动作都要轻而缓慢

今日营养美食：药膳土鸡汤

8月26日　第100天

这几天早上起来，或者是蹲着突然站起来的时候，有时会有下腹部一下子抽痛的感觉，很轻，但也让我吓了一跳，别是宝宝有什么不舒服了吧？反复几次之后，我分析了一下，估计是由于子宫长大了，周边的韧带和肌肉受到了牵拉引起的，这应该是正常的。不过从此我这个仰卧起坐很猛的人，起床要小心地换个姿势了，不要一下子就坐起来，而应该是先侧过身，用手撑一下再起床，这样腹肌和子宫的压力会比较小一点，比较安全一点吧。这也是孕中期后正确的起床姿势哦！

这一期的孕产妇杂志和我约的稿是谈谈汤的营养，先给自己煲点好汤补补营养。今天煲了个土鸡汤，刚烧好时，看上去好油，看了就没胃口。放到凉了之后，我把它连锅放进冰箱里，等油凝结后再取出，把上面一层黄黄凝固的鸡油用勺子刮掉，然后在这比较清的汤里放进冬瓜、香菇，再烧熟了吃。这样感觉好多了。

怀孕以前我会在鸡汤里放一点点当归、黄芪、枸杞，都是补血补气的药材，但现在孕14周多了，有点怕热，体质会偏热性一些了，这些温补的东西就不加了。也注意少吃热性的食物：辛辣香料，炸或烤的食物，羊肉、狗肉，巧克力、薯条、炒货，以及龙眼、荔枝等温热性水果。

下次打算放点苦瓜煲个汤，清清火。

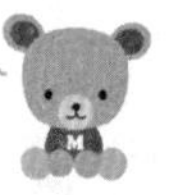

专家指南：节气与孕产妇饮食

中医认为，胎孕形成是男女之阴阳精气交于天地之间而成。在怀孕的40周内，准妈妈的脏腑气血较平时会产生很大变化。古有“产前一盆火，产后一块冰”之言，又言“产前宜清，产后宜温”。孕期不少准妈妈会因为阴血不足产生内热，所以产前孕妇的体质大多较平时热一些，饮食宜清淡，少吃热性的食物。不过，清热解毒的绿豆百合汤适合暑天吃，天凉了就不适合了。中医养生是很讲究节气的，一般主张立秋之后就不要吃西瓜等寒凉的食物了，月子里更要注意，产妇忌生冷也是这个道理。

今日学习：孕妇肺通气量比非孕时增加约40%，因此常有气喘气急现象

今日营养美食：皇帝也吃的肉末蒸茄子

8月29日 第103天

第15周，去办孕妇联系手册。自己知道是去晚了（一般是怀孕三个月即12周之前办），可能要挨批了。

想想真是好麻烦，要去居委会、地段医院，都是户口所在地的，我一直没住在户口所在地（那是外婆家的旧址），居委会在哪儿都不知道，要到区里去问起来，地段医院也是。好不容易找到居委会，但他们的办公时间是上午9～11点，下午2～4点，空等了好一会儿。到了地段医院还要做不少的检查，我把在自己医院做的检查报告都带着，结果还是少了一个梅毒RPR的项目，本以为能不再抽血了，到底没逃过这一针啊！而且还不能当场拿到报告，还得下周再去一次。

今天中午做了肉末蒸茄子（据说是御膳之一）、炒空心菜、红烧蹄髈、鸡汤。红烧蹄髈已经脂肪不少了，茄子就不要用油炒了，清蒸的味道也很好；鸡汤捞掉不少的浮油，加入杭白菜、香菇，味更香。这一天自己吃得很满意。虽然是营养医生，但也难得营养搭配得如此均衡。

这几天仍然一直没吐，看来早孕反应是真的好些了。

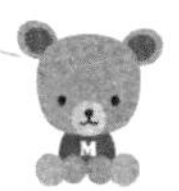

专家指南：如何办孕妇联系手册

可见“孕早期日记”中“孕早期准妈妈要了解的饮食营养及相关知识”的“如何办孕妇联系手册”部分内容（第25页）。

今日学习：测量宫高和腹围是一种实用、简单且无创伤的监测胎儿发育情况的方法

今日营养美食：营养全面的白灼西兰花

8月30日 第104天

今天，第一次有人给我让座啦！

在下班回家的地铁上，我靠着扶手拿出了今天的报纸来打发回程的时光，这时一位“帅哥”站了起来，轻轻地说了声“你坐吧”就走开了。我实在还不习惯有人让座啊，呆了几秒才如蚊哼般地说了句：“谢谢你啊！”

我才怀孕3个多月，肚子已经给人看得出了？回家量了下，腹围79厘米，腰围比孕前大了10.5厘米。我的肚子真的比别人看上去明显得要早啊。估计是因为人矮，骨盆比较小，就像一个碗，碗浅了，里面的东西就容易露出来。

很多准妈妈们喜欢和别人比肚子。其实肚子大小，除了有胎儿大小的因素，还有羊水的多少、腹壁脂肪的厚薄（也就是俗称肚皮肉的多少）、准妈妈的身高以及她的体态是否挺拔等多方面因素的影响。

胎儿的具体大小，以医生用B超测量出的数据为客观值，参考停经月份、宫高、孕早期血液和尿液指标等来综合判断的。自我测量的话，宫高和腹围则是比较有参考意义的指标。

晚餐：南瓜汤、糖醋小排、白灼西兰花。西兰花里拌了一点点老干妈辣酱和醋。

专家指南：

如何测量宫高、腹围

用软尺测量耻骨联合上缘中点至宫底的距离为宫高。一般从怀孕20周开始，每4周测量1次；怀孕28 ~ 35周每2周测量1次；怀孕36周后每周测量1次。

宫高正常值表

妊娠周数	手测宫高	尺测宫高
满12周	耻骨联合上	2 ~ 3横指
满16周	脐耻之间	
满20周	脐下一横指	18（15.3 ~ 21.4）厘米
满24周	脐上一横指	24（22.0 ~ 25.1）厘米
满28周	脐上三横指	26（22.4 ~ 29.0）厘米
满32周	脐与剑突之间	29（25.3 ~ 32.0）厘米
满36周	剑突下二横指	32（29.8 ~ 34.5）厘米
满40周	脐与剑突之间	33厘米

测腹围是通过测量平脐部环腰腹部的长度了解子宫横径大小，对应宫底高度以便了解宫腔内的情况及子宫大小是否符合妊娠周数。但自测腹围由于手松紧、位置高低等，往往有一定误差，只能作为参考。

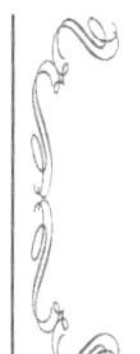

今日学习：咖啡因有兴奋、加速心跳、影响胎儿新陈代谢速度、影响睡眠的作用，孕妇最好禁食含咖啡因的食物，如咖啡、可乐、巧克力、茶及一些含咖啡因的提神保健饮料

今日营养美食：无味精也鲜美的苦瓜排骨靓汤

9月1日　第106天

今天又去听过胎心了，132 ~ 140次/分，正常。

这两天很用心地煲了几次汤。老公总说外面茶餐厅的广式老汤好喝，又鲜又浓，我也自己试试吧。单味的原料是不易烧出好汤来的，好汤对于原料的新鲜程度、搭配、火候、调味都有一定的要求。

买了条鲈鱼，今天不吃清蒸的了，剖鱼片，加蛋清和糟菜，烧个糟熘鱼片，不过油还是用得少，熘的感觉不够，稍干了点，但为了健康，有时稍牺牲点口味也还是值得的。鱼骨架子放进了小排汤里，这样汤会更浓、更白一些（不过后来为了捞出这副散了架的鲈鱼骨架可花了我不少的力气，可事先用纱布袋装着系好）。

苦瓜排骨靓汤：冷水下锅，放精肋排、花生、鱼骨架（纱布包），烧沸后去浮沫，再用大火烧沸20分钟后换小火，加胡萝卜、山药。2小时后关火，凉后入冰箱。食用前，去表面结住的猪油，再次烧沸，放入苦瓜（半根，太多了味就不对了，要变苦了）。20分钟后，放盐，关火，享受美味。

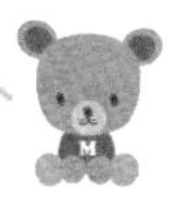

专家指南：胎儿宫内发育迟缓

宫内发育迟缓是指胎儿在子宫内的发育相对于孕周来说低于一定范围的情况。这可由多种因素引起，包括：① 孕妇因素：如遗传、妊娠期高血压疾病（妊高征）、严重贫血、多胎、产前出血等。② 胎儿因素：胎儿宫内感染和其他疾病。③ 胎盘、脐带因素：胎盘功能不良、脐带发育异常等。

准妈妈如果自觉食欲还可以，那么有可能是饮食结构不合理引起，例如准妈妈摄入过多的糖分、油脂，却不喜欢吃鱼、肉、奶、蛋等蛋白质丰富的食物，就可能会引起自身的体重过度增加，自体肥胖，反而有可能会抑制胎儿的营养吸收。所以准妈妈的饮食应注意规律性，三餐规律或是少食多餐，不要因为起得晚不吃早餐，中、晚餐一下吃得很多；多食富含叶酸及维生素的蔬菜、水果；多食含铁、锌丰富的食物，如海产品，动物肝、心等；每餐要荤素搭配，全荤或全素都是不利于营养吸收的。

生活起居方面，应多做轻松的活动，在自己不觉疲劳的情况下，经常活动，最好每半小时到一小时就能站起来活动一下，以促进血液循环。当然，有见红的情况就应尽量卧床。睡觉时，以左侧卧位时胎盘血供最好，对胎儿的发育最为有利。

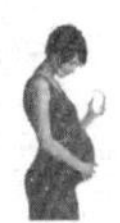

专题讲座：准妈妈的汤汤水水

中国人自古以来，都把汤作为能滋养身体的好东西。准妈妈怀孕后，家里的餐桌上准备一锅香喷喷的美味汤水，既能补营养，又是营造温馨家庭气氛的好材料。可是为什么一样的肉和菜加点水，煮上一会儿就更加美味营养了？很多人一直没明白这个道理。很多汤就算不放味精，也的确是比同样清蒸白烧的菜更加鲜美一些，尤其是荤汤类。其实，这是因为同样一份鱼肉鸡鸭，经过在水里较长时间的烧煮，其中的蛋白质能部分溶解在汤里，一些蛋白质成分分解成氨基酸，与盐中的钠结合，成为氨基酸钠，增加了成品的鲜度（味精的成分就是一种氨基酸——谷氨酸钠）；另一些蛋白质会分解成分子量稍大一点的短肽、多肽，这些物质有增加人体免疫力的作用；软骨、皮、肥肉、筋等里的胶原蛋白也会溶解在汤里，增加汤的黏稠度，对于皮肤的保养也有一定的好处；做汤原料中的脂溶性维生素大部分都会溶到汤里，如维生素 A、维生素 D、维生素 E 等，但水溶性的 B 族维生素、维生素 C 等，经过长时间的烧煮，大部分就会被高温破坏，在汤里留下的就不多了。

知道了这些，准妈妈就可以想到，要煲出一锅既营养又美味，还要适合自己不同时期身体需要的好汤，要注意的事，也就不止一件两件了。

煲汤的原则

一、原料要尽量选用新鲜优质的。鱼虾类的原料如果有腐败变质，会产生腐胺、尸胺之类的有毒物质，就算烧再长时间，细菌能杀掉，但这些有毒物质还在；肉骨汤选料时，如果所食的猪羊类动物是在污染的环境中养大的，骨髓中铅、砷、汞等重金属物质常会超标，烧的时间越长，汤里的毒素也会越多；禽类、蟹类如果近期注射过或用过抗生素，肉中抗生素也易超标，一些如氯霉素等常用的抗生素对胎儿生长有可能产生不良的影响。

二、盐要后加，太早加盐，一些肉类容易烧不酥，营养成分也不易溶出。

三、喝汤要连汤中的肉等一起吃下去。有些准妈妈喝汤，汤里的鱼、肉、鸡就不吃了，这是不对的。煮再长时间的汤，荤菜中的蛋白质最多也只有 20% 能溶解在汤里，其他的还在肉里，所以要保证营养，就得连汤带肉一起食用。

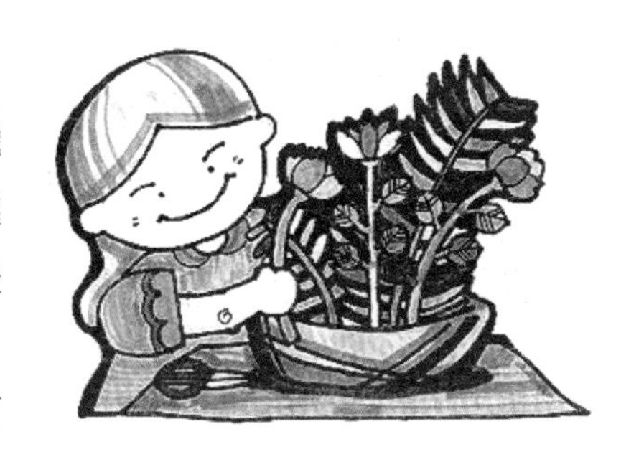

四、汤中蔬菜要后下。蔬菜不宜烧太长的时间，烧得越久，维生素保留得越少。如果是绿叶菜，入锅后就不宜再加盖子焖烧了，烫熟就可以起锅了。

五、喝汤不宜过烫，超过 60 ℃就可能烫伤口腔、食管的黏膜。

煲汤注意事项

准妈妈为宝宝补充营养，要注意维生素、无机盐、蛋白质等全面的营养，脂肪不宜多。因此，要注意的是：

一、汤的原料方面，少用猪大骨头、蹄髈等油脂含量过高的原料。可以经常喝一些如冬瓜番茄汤、虾皮紫菜汤、萝卜贡丸汤之类较素的汤，蛋白质含量虽然不高，但维生素丰富，也是好选择。

二、如果煲荤汤，煲汤时间则不宜过长。相对来说，烧煮的时间越长，脂肪在汤中的溶解量也越多，汤也就相对更加油腻。

三、配料方面，孕妇由于体内胎儿生长，代谢旺盛，中医认为孕妇大多体质偏热，因此汤中人参、当归、红枣、桂圆等温热性的药食补品不宜加。如果内火大，苦瓜、黄瓜、银耳等清热解毒的食材可以加一些。如食欲差，则可加点鸡内金、山药等健脾胃的食材。

四、饮汤的温度。准妈妈大多怕热，孕早期温热的汤气味较重，更容易引起恶心等妊娠反应，因此可以让汤放凉一点再喝。大伏天里，只要自己没有胃痛、拉肚子，凉的汤也是可以喝的。

今日学习：母亲对孩子过敏问题的影响比父亲大，且怀孕时母亲过敏指数越高，宝宝过敏体质的概率就越大

今日营养美食：富含DHA又开胃的青柠煎鳕鱼

9月2日　第107天

一下午都在做医院食堂的住院病人营养餐成分分析，这么多数字，搞得我头也晕了，去菜场走走，透个气。

今天超市里鳕鱼不错，买点回家做个青柠煎鳕鱼。不过，我怀孕后海鱼吃得不多，怕异种蛋白质过多对宝宝的体质产生过敏性刺激。

海鱼，尤其是深海鱼不饱和脂肪酸含量比河鱼更高，是营养价值不错的荤菜。但近海的鱼肉中易有铅、镉等重金属有害物质污染，不宜过多食用。而且同一品种的鱼，体积越大，体内的重金属有害物质就贮存得越多。建议准妈妈选中等偏小体积的。

有过敏体质的（夫妻中任一方有，都有遗传给宝宝的可能性）准妈妈在怀孕期及哺乳期都要注意适当忌口，少吃海鱼、海虾、花粉及任何可能引起自身过敏的食物，不然会增加胎儿过敏体质的可能性，宝宝生下来后患奶癣、哮喘等过敏性疾病的可能会增加。

青柠煎鳕鱼：青柠1只、鳕鱼150克、鸡蛋2只。将鳕鱼洗净切块，加盐、味精等腌制片刻，挤入少许青柠汁。准备好的鳕鱼块裹上蛋清和生粉，放入油锅中煎至金黄，装盆，点缀青柠片就行了。鳕鱼属于深海鱼类，脂肪中的DHA含量相当高，是有利于胎儿大脑发育的益智食物，加入适量的青柠汁，适合爱吃酸味的准妈妈食用。

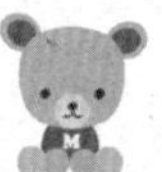

专家指南：关于过敏体质

过敏体质有一定的遗传性，如奶癣、哮喘、荨麻疹等，都是过敏体质引起的。

要防止孕期发作和防止将过敏体质遗传给宝宝，首先应避免接触过敏原，尽量找出诱发因素，预防感冒，避免过分疲劳及情绪方面的刺激，避免接触花粉，慎重用药。

饮食上来说，避免食用可能引起过敏的食物，如海鲜、虾蟹、花粉和其他曾引起过敏的食物。多食用一些增加免疫力的食物和药物，如菌菇类等含有多肽类物质的食物；中药中的黄芪、党参等也有此功用，可加在鸡汤、鱼汤中炖食。

在宝宝出生之后，能做到全母乳喂养最好，能降低过敏概率。不然2岁内最好喂哺低敏婴儿配方奶粉。出生6个月后开始添加辅食，应注意在1～2岁内，最好不要给婴儿喂食可能致敏的食物，等到婴儿体内的免疫系统发育较为完善后再开始吃各种食物会更为安全。

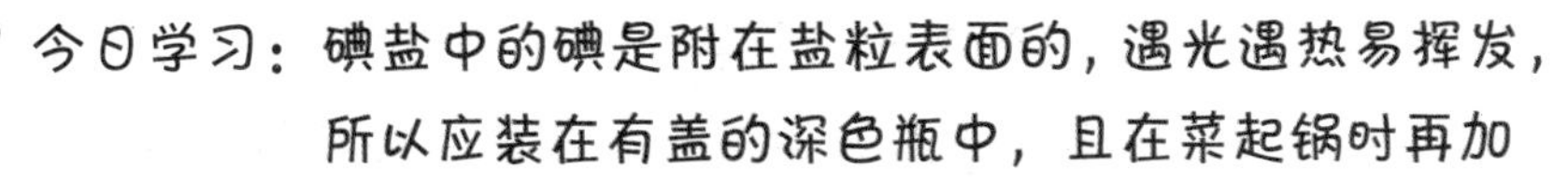

今日学习：碘盐中的碘是附在盐粒表面的，遇光遇热易挥发，所以应装在有盖的深色瓶中，且在菜起锅时再加

今日营养美食：补铁的火爆腰花

9月4日 第109天

近来每周吃一次动物肝、腰、心之类的菜，防止贫血。宝宝要开始快速地长大了，随着宝宝血量的增加，母亲体内的铁消耗也会增加，不注意补充，就会有贫血的可能性。

以前家里用的一直是无碘盐，因为上海靠海，海产品类食物中含碘量较高，即使是农产品，如大米、青菜，含碘量也会高于内地出产的，因此一般不会缺乏这种微量元素，我认为自己不必强化补充。现在怀孕了，碘是宝宝甲状腺生长发育的重要原料，缺碘有可能造成孕妇甲状腺功能减退、新生儿呆小症、永久性中枢神经系统损害和听神经损害等可怕的后果，因此需要量较孕前会多一些，适当吃些海带、海鱼、紫菜等海产品之余，换上加碘盐吧（可征求医生的意见）。

火爆腰花：猪腰100克，黄瓜1根，红泡椒15克，姜、葱花、蒜各适量。猪腰处理成腰花。将盐、糖、酱油、香醋、料酒和水淀粉倒入碗中，调和成汁。用中等火加热油，然后放入葱花、姜片、蒜碎粒和红泡椒碎爆香，再将火调至最大，随后迅速下入腰花，爆炒约一分钟，然后放入准备好的调味汁和黄瓜片，待汤汁收稠后装盘即可。猪腰中含有丰富的铁质，且人体的吸收、利用程度高，是准妈妈补铁的好食物。

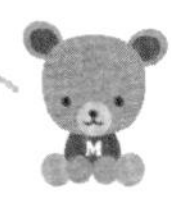

专家指南：

孕期缺铁性贫血的防治

怀孕之后，由于胎儿发育的需要，胎盘会吸收母亲体内的铁和蛋白质等原材料来制造宝宝的血液，如果不注意补充的话，孕妇是很容易得缺铁性贫血的。健康的成年女性，血红蛋白低于110克/升可以诊断为贫血，而对于孕妇来说，由于妊娠时血容量增加因素，血液会相对稀释，因此标准是低于100克/升诊断为贫血（由于各医院实验室有不同的校正值，参考标准为110～115克/升）。轻度贫血者，或是指标刚刚及格的准妈妈应该多吃一些补血的食物。不过，红枣赤豆汤、血糯米、黑木耳等植物性食物不是最佳选择。如果吃得下的话，经常吃一些动物的肝、心等内脏，红色的瘦肉如牛、猪、兔肉等，动物的血（可以煮豆腐血汤等），这些食物的含铁量高，而且成分是血红素铁，与人体组分接近，因而最易吸收。可以选择喜欢吃的品种，每周吃2～3次，每次吃100克左右，这比一些抗贫血药会有更少的副作用。尽量不挑食不偏食，食物品种多样化。但蔬菜中的一些品种要少吃：笋、茭白、草头、菠菜、空心菜等，因为它们含有很多草酸和粗纤维，会影响铁的吸收。

今日学习：高龄产妇可以在孕11~14周时，通过检查胎儿颈部透明带来筛查胎儿是否为染色体异常高危人群

今日营养美食：可爱的京葱橡皮鱼

9月5日　第111天

老公经常加班出差，今天难得准时下班回家，嘴甜甜地说："吃老婆煮的饭菜，感觉很幸福。"我每天也会很用心地去找好的原料来烧各种好吃的菜。嗯，大多时候，觉得他就是很适合我的那个人。

昨天午睡时，做了一个梦，梦到自己80多岁了，老得不行了，但就是很舍不得他……还好，幸好我们有孩子，我可以拉着孩子的手，对他说，要照顾好爸爸啊，然后安心撒手归西……一觉醒来，泪流满面，幸好幸好，我们有了孩子。

以前对要不要生育下一代，一直是犹豫的，或说无所谓的。周围的朋友，丁克也越来越多了。想想，生一个孩子，就要对他负责，这个责任是一生背负的，不免有些沉重……但这个梦醒来之后，我确信了，生孩子是正确的选择，有了他，我们的家才是更完整、更美好的家，才是有未来的家。

今天去超市买了一盒小橡皮鱼。小时候吃的橡皮鱼都是大条的，今天买的才半个巴掌大一条，回家用京葱炒一下，加上扁尖冬瓜汤、裙带菜、炒茄子，就是今天的晚餐菜肴了。

今天去抽了血，进行唐氏综合征筛查。我本不想去查的，因为自己已经超过35岁了，直接做羊水检查更准确一些，不过产科常规查这项的时间到了，查就查吧。

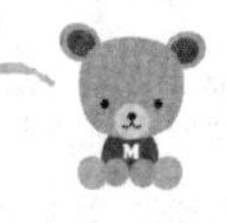

专家指南：

唐氏综合征产前筛查

唐氏综合征，亦称先天愚型，正常夫妇亦有生育先天愚型患儿的可能，并且随着母亲年龄的增高其发病率亦增高。唐氏综合征的主要危害是患儿先天智力严重低下，发育迟缓，容易产生各种胃肠道畸形等。而且50%患儿伴先天性心脏病，患急性白血病的概率是正常人群的20倍。唐氏综合征病因尚不清楚，无法有效预防，也不能有效治疗，只能依靠产前筛查进行选择性流产。唐氏综合征产前筛查是一种比较经济、简便、对胎儿无损伤性的检测方法。

每位准妈妈需在孕早期做早唐检查（孕早期唐氏综合征筛查，9~13周），孕中期16 ~ 20周进行复查，并根据两次抽血结果综合判断。阴性报告只表明胎儿发生该种先天异常的机会很低，并不能完全排除这种异常。产前筛查结果以风险率表示，年龄越高，风险越高。如为阳性，则需进一步作羊水检查。

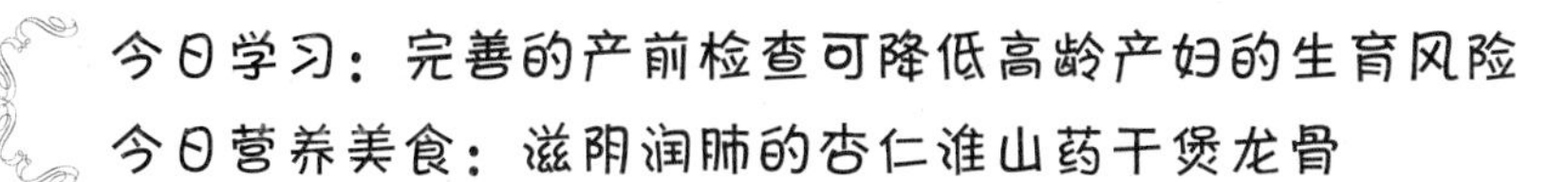

今日学习：完善的产前检查可降低高龄产妇的生育风险
今日营养美食：滋阴润肺的杏仁淮山药干煲龙骨

9月8日　第114天

唐氏综合征筛查结果为1/248。高于正常（我的年龄正常标准是＜1/350）!!接到化验室的电话，一下有点懵。就知道不应该去抽血的，这下要担心了。果然高龄产妇危险性高啊！

必须去做羊水穿刺术的染色体培养了，可这个羊水检查要18周才能做，现在除了等待，什么也做不了。害我要多担心些日子了。

怀孕前我们两人都抽过血检查染色体的，两人都正常，从遗传的角度来说应该没事。千万不要有事！应该没事吧……

担心也没有用，还是做点好吃的散散心吧。杏仁淮山药干煲龙骨：杏仁5克、淮山药干10克、小白菜50克、蜜枣2～3颗、龙骨（猪的脊椎骨）250克。这是道药膳汤。杏仁味甘平，功能止咳、润燥。淮山药性平味甘，有温补脾胃、固肠止泻的作用。蜜枣性温味甘，能益气生津、润肺，并能使汤味鲜甜。龙骨滋阴润燥生津，其中钙、铁含量均较高。这些原料合而为汤，有补虚清燥、滋阴养胃、润肺燥的作用。食欲不振、有便秘、秋天易咳嗽的孕妇可以经常食用。但身体肥胖、血脂超标、有糖尿病的准妈妈就不宜多食了。

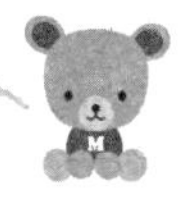

专家指南：高危孕妇的心理调节

高龄孕妇，或者有习惯性流产、妊娠期高血压疾病、心脏病等需特别护理的孕妇常被称为高危孕妇。由于年龄和身体的情况，她们往往比一般的孕妇有更大的心理压力。

对于高危孕妇，解除恐惧、紧张心理，避免语言不慎造成准妈妈的误解和情绪紧张很重要。高龄孕妇更要重视产前定期检查。定期检查是保证母子平安的重要措施，可消除高龄孕妇担心胎儿健康的紧张心理，排解产前抑郁。

高危孕妇多虑敏感，除进行必要的检查外，还要学会进行自我监护，提高自我监护能力。同时家人及准爸爸的作用也非常大，如果有他们的配合，对治疗、纠正高危因素有积极作用。比如让准爸爸学会听胎心、数胎动，变被动保健为主动保健。孕妇情绪变化会影响激素分泌和血液化学成分变化，从而对胎儿产生影响。准爸爸要协助准妈妈控制好情绪，保持心情乐观和愉快。

此外，高危孕妇怀孕期间应保持良好的心境，如若出现严重产前抑郁症时，应及时到医院，接受医生指导并配合医生完成一系列的缓解抑郁症的解决措施。

今日学习：对胎儿神经系统发育有用的是DHA，而EPA不宜过量

今日营养美食：益智补脑的鳗鱼饭

9月15日　第121天

怀孕了，工作不适合太累，别累到我的宝宝，尽力了就是。晚上坐在沙发上看书，寂静间，突然感到肚皮上毫无征兆地一跳，像被什么轻轻地弹了一下……

要不是晚上这么安静，要不是我已经等了它好久，这一次“胎动”的初体验肯定要被我忽略了。幸福的感觉像海水一下子漫过沙滩，“唰”地充满了全身！

有些准妈妈总以为胎动就是要看到或感到肚子上有明显的动作或感觉才是，其实胎动有各种不同的动法，在最初的时候也许就是像脉搏跳动一下。因为胎儿小的时候，相对母亲的身体来说，他的动作幅度是很小的。此外，胎儿周围有较多的羊水和妈妈厚厚的肚子包着，对于准妈妈来说，只有腹壁表面的皮肤才有较丰富的感觉神经末梢，因此如果胎儿面对外面动，感觉还比较明显，对着肠子方向，感觉就不明显了。相对来说，准妈妈肚皮肉越厚的，胎动感觉得就越晚。白天忙着时，一般不易感觉到胎动，晚上安静时，感觉会更敏锐些。

今天买了条鳗鱼做鳗鱼饭。鳗鱼150克、笋片50克、青菜100克、米饭100克。鳗鱼中放入盐、料酒、酱油等调味品，腌制片刻。打开烤箱，温度调至180℃。将腌制好的鳗鱼放入烤盘，放入炉内烤熟。笋片、青菜稍翻炒，加入鳗鱼，放入高汤、酱油、糖等调味，至水收干后出锅，浇在饭上即可。

鳗鱼中含有丰富的蛋白质、钙、磷、维生素等营养成分，且含有较多的多不饱和脂肪酸，尤其是对胎儿大脑发育极为有利的DHA。鳗鱼含的磷脂也是大脑发育必需的营养素。鳗鱼中也有维生素B_1、维生素B_2，但不含维生素C。因此吃鳗鱼的时候一定要记得补充新鲜的蔬菜、水果。另外，鳗鱼的胆固醇偏高，不宜一次吃得过多。

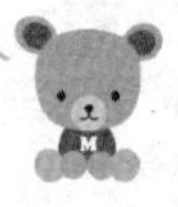

专家指南：

准妈妈吃鱼补充DHA

100克鱼肉中含DHA量1克以上的鱼：鲔鱼（肥肉部分）、青花鱼、秋刀鱼、鳝鱼、沙丁鱼、金枪鱼、三文鱼、鳗鱼等。

100克鱼肉中含DHA量1克以下、数百毫克以上的鱼：虹鳟、青鱼、鲑鱼、竹筴鱼、日本叉牙鱼、星鳗、玉筋鱼、花鲫鱼、带鱼、鲻鱼、旗鱼、金眼鲷、鲣鱼等。

含少量DHA的鱼：鲤鱼、鲈鱼、鲽鱼、比目鱼、多鳞鳝、燕鳐鱼、香鱼、大头鱼、章鱼、墨鱼等。

鱼油中DHA含量较高的鱼：鲑鱼、虹鳟、大头鱼、鲣鱼、玉筋鱼、脂眼鲱、花鲫鱼、鲔鱼（红肉部分）、墨鱼等。

今日学习：孕晚期要避免乘坐飞机，飞机起落时气压变化、振动所产生的超声波有引起早产的可能

今日营养美食：天下名菜龙井虾仁（虾仁洗得雪白，沸水泡半杯龙井，先将虾仁过油，再放入茶水一起炒熟）

9月16日 第122天

现在是孕期感觉最好的月份，孕吐结束了，身体还没觉得负担重，但毕竟比平时要体力差一点，容易累，再不敢说要登山、攀岩、漂流等可能有危险的运动了。有机会的话，到近郊去散散步吧。

怀孕后应保持适当的活动量，可不要把自己当“大熊猫”，只圈在家里不动，否则也会影响分娩的体力的。但一切活动应以自己的体力为限，不可有任何的勉强，觉得累了或不适，尤其是发生宫缩时肚子紧了，要马上停下来休息。坐一会，深呼吸几分钟，感觉好了再走回家。

今天是休息日，跟一些朋友去杭州玩。西溪湿地，我向往了许久，一直没机会去的地方。湿地的空气很好，路边草丛中掩藏着的音箱，若有若无地放着江南丝竹的乐曲，当作是宝宝的胎教音乐吧。在船上，大家喝茶，我喝矿泉水，听着船娘摇橹的声音，有点恹恹欲睡了……

晚餐吃得多了点。这两天新开元、红泥、张生记一个个杭帮菜吃过来，还好湖边、柳荫下散步，路也走了不少，总算是收支基本平衡，不怕会长太多肉肉的。

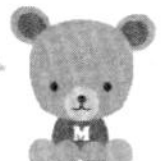

专家指南：孕期旅行安全第一

虽然旅游是大多年轻人喜爱的休闲放松的方式，但不是所有的孕妇都适合外出旅行的。如果有产前出血、前置胎盘、频繁宫缩和血糖控制不稳定等任何会突然发作的内外科疾病的孕妇，是不适合外出的。

如果一切正常，孕中期就是外出旅行的最佳时期，也就是怀孕4～7个月时，孕晚期即使体力再好，去逛一下郊区就算了，民航公司一般在准妈妈孕期大于7个月就谢绝登机了（每家航空公司规定不一）。

孕期旅行时要注意：最好不要单独出游，有家人陪伴为好，出现异常时一定要请人帮助；选用不过分颠簸的交通工具；不要穿高跟鞋，衣服宽松，吃饭时要考虑到自己的营养需求；不过于疲劳；最好不选择过于偏僻的目的地；旅行中注意食品卫生，不要贪吃海鲜野味等可能有危险的食物；三餐规律，荤素搭配，带上孕妇奶粉和孕妇配方的多种维生素，可以保证每天奶类和维生素的摄入；出行前后做好产科检查。

今日学习：一般情况下，准妈妈可在怀孕 4~5 个月开始感觉到胎动，孕晚期平均每小时 3~5 次

今日营养美食：辣味泉水鸡

9月19日　第125天

18 周，腹围 82 厘米、腰围（脐上 2 寸位置）72 厘米、体重 51 千克，比孕前重了 1 千克多点。肚子明显大了。胎心 135 次 / 分，宫高 17 厘米。

胎动自那天动过后，这几天一直不明显，有时似在动，也不知是血管搏动还是肠蠕动。今晚坐着，手不自觉地放在肚皮上，突然很明显地感到不规律的、肯定不是血管搏动的小跳动。立即抓起老公的手放了上去，他先是迷惑地看着我，霎时，狂喜！哈哈，真有趣、真有趣啊！感觉到他（她）在动了。

中午在外面开会，工作餐不太好，吃得比较少。虽然下午吃了半个面包和几片云片糕，还是很不爽。不好意思，我还真是那种“一顿不吃饿得慌”的人。

晚上回家补偿一下自己，有点想吃辣的，就煮个泉水鸡吧。鸡斩切成小块，用姜、花椒、盐、料酒腌一会；油烧至七成热，下鸡块、花椒炒干水气；下豆瓣、泡椒、泡姜、料酒、香菇、胡椒、糖、盐，至鸡熟透。不过为了健康，炒的时候用油很少，只一匙，而且蔬菜白灼，不再用油炒了。胡萝卜、西兰花、金针菇烫熟后拌了半匙生抽、2 ~ 3 滴橄榄油。再做了个南瓜汤，不放糖，只加红枣。

明天就是 18 周了，该去做羊水穿刺了，想到这，心里还是颇忐忑不安的……

专家指南：羊水穿刺的最佳时间

一般来说，最佳的穿刺抽取羊水时间是孕 16 ~ 20 周。为什么要把这项检查安排在这个阶段呢？这和胎儿的发育以及这一阶段的子宫环境有关。受精卵会在受精第 7 天形成羊膜腔，并开始产生羊水。用于检查的羊水存在于羊膜腔内，孕 12 周左右时羊水量大约在 50 毫升，20 周时为 400 毫升，36 ~ 38 周时为 1 000 ~ 1 500 毫升，接近预产期羊水量稍有下降。但并非羊水最多的孕晚期最适合检查，为了保障穿刺检查的安全，还要考虑胎儿的大小，胎儿太大可能会在检查的过程中刺伤胎儿。孕 16 ~ 20 周胎儿还小，而羊水相对较多，胎儿漂在充裕的羊水环境中，用针穿刺抽取羊水时不易被刺伤。而且，这一阶段进行细胞培养的成活率也高。当然，具体检查时间可咨询你检查的医院，不同医院的安排不完全相同。

今日学习：孕 17 ~ 20 周时，是胎儿发育最快的时期，胎儿的头较大，占全身 1/3，叫做三等身

今日营养美食：异国风味茄汁意大利面（洋葱、大蒜切成细末，用橄榄油炒香，加入番茄丁，把煮熟的意大利面倒入锅中，撒入盐和胡椒，拌匀）

9 月 21 日　第 127 天

今天去做 B 超引导下羊水穿刺，没在自己医院做，挑选了可以两周出报告的医院，全自费，是因为他们是同类医院中最快的了，其他医院一般要等 4 周以上（羊水抽出来以后还要进行细胞培养）。毕竟等的时间长了心焦啊！

约在下午 2 点，中午到淮海路吃了一份意大利面＋甜品后，在延中绿地坐一会儿。下午又等了半小时才进手术室。两个医生，一个做 B 超，引导穿刺的医生腹部进针，长达十几厘米的针啊（还好比较细，扎下去并不太痛，也就和屁股上打一针的痛度差不多）。穿刺的医生微皱着眉对 B 超医生说：“我觉得他在推我的针。”B 超医生看着画面在笑，“这么小就有灵性了，知道有异物入侵，在用小肢体推呢。”他一边用另一只不拿探头的手在我肚子上推了几下，一边对宝宝说：“小家伙过去点，别挡着进针的道。”宝宝还真听话地移开了些。抽了 20 毫升左右的羊水，我自己看到的，还很清，看上去正常，检验报告要 2 周后出来。期间听到 B 超医生报出的宝宝大小，只记得 FL（股骨长）24 毫米等。

回家的车里，宝宝示威似的踢了两脚，像是在说：“我好好地在妈妈肚子里游泳呢，哼，你们偷我游泳池里的水，踢！”

专家指南：羊水穿刺的意义

一般来说，年龄在 35 岁以上的孕妇，医生都会建议做羊水检查。因为随着孕妇年龄的增加，胎儿染色体异常的危险性相对增高。羊水检查能够直接反映出胎儿的状态，检查出很多先天疾病或异常情况。

一般羊水检查不需要空腹，但最好上午就去，因为挂号之后不能马上做穿刺，需要做一些检查，比如测体温、听胎心、B 超等，以确定胎盘位置、胎儿情况、羊水情况等。做完羊水穿刺，医生会安排准妈妈在观察室休息 1 小时，监测胎心的情况。如果一切正常，就可以回家卧床休息。

要做羊水穿刺检查的准妈妈不用过于担心，一方面羊水穿刺会借助各种医学手段保证安全和准确率，随着医学的成熟，风险也在逐步降低；另一方面，羊水检查确实能够给出宝宝是否健康的明确答案，让你更安心期待他（她）的到来。

今日学习：不安全的染发剂有致癌作用，对胎儿有致畸作用，并可致流产

今日营养美食：排铅高手——魔芋奶冻（魔芋精粉水化开加柠檬汁、牛奶，拌匀、放凉）

9月22日　第128天

19周了，腹围82厘米，体重52千克。

说实话，对自己现在的身材挺满意的，肚子大了，腰粗了，但胸部也比以前性感多了，锁骨还看得见，四肢还都活动自如。脚没肿、屁股也没有下垂。

肚脐比以前浅了一点，迟早会凸出来的（想象宝宝在里面天天用指头戳肚脐眼玩，哈哈）。看着小西瓜一样日长夜大的肚子心里实在欢喜得很。

怎么会有女人会因为觉得怀孕后的身材丑而不愿生育的呢？我每次看到姐妹们的大肚皮都觉得特别美（尤其是女明星的大肚裸照），很感动，想想，像青蛙一样的大肚皮下面，是那说不出多可爱的小宝宝呆的地方，女人还有什么可抱怨的呢？

今天杂志社来拍我的照片了，看看我四个月的肚子，呵呵。

到底化不化妆呢？平时我是不化的，不过拍照还是化点淡妆精神一点吧，眉毛和眼睛要修饰一下，粉底和口红就算了，尤其是口红，容易吃到肚子里去，别吃坏宝宝的肚子了（哈，开玩笑的，他还不会吃东西呢）。

日本是有美容胎教之说的，该理论好像是说孕妇化了妆，自己更有自信，心情更愉快些，有利于胎儿的情绪反应和生长发育。

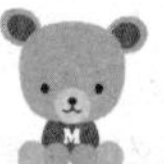

专家指南：孕妇可以美容吗

孕早期（怀孕头三个月），胎儿正处于细胞分裂、器官分化的敏感时期，许多化学物质可引起胎儿畸形，为了宝宝的安全着想，在这段时间内最好不用化妆品。在孕中晚期，建议准妈妈也要放弃浓妆艳抹，如果是上班等必须有妆容的场合，也只化淡妆修饰一下自己的精神面貌。

准妈妈最好不要涂口红，尤其是不要长期涂口红。因为口红是由多种油脂、蜡质染料和香料等成分组成的。油脂中可能有羊毛脂，系一种天然的动物脂肪，是从漂洗羊毛的废液中提炼回收的。它能渗入人体皮肤，具有较强的黏合性，可以吸附空气中飞扬的尘埃、各种金属分子、细菌和病毒，经过口腔进入体内，通过胎盘对胎儿造成威胁。此外，目前国内外多采用一种叫做伊红（酸性曙红）的红色粉末作为口红的颜料，其本身就是对人体有害的。有些研究发现，它能损害遗传物质——脱氧核糖核酸，引起胎儿畸变。如果嘴唇干燥，建议准妈妈可以用润唇膏来代替口红。多喝水，涂抹一些植物油也是保持唇部滋润的好方法。

今日学习：感冒期间，孕妇可喝一些维生素C泡腾片及蒲地兰、大青叶煎剂等

今日营养美食：对付风寒感冒的葱白粥

9月24日　第130天

感冒了！泡服了一片1 000毫克维生素C泡腾片，别的药都没吃。多喝热水。还好怀孕前3个月过了。上次感冒是半年前的事了吧，正好6个月到了，体内的感冒抗体消失了，所以又要折磨一次了。

做鼻涕虫中……晚上张口呼吸，口干、咽痛。放了三个枕头，把头架高一点，似乎鼻塞好一点。床头备了一支清凉鼻舒吸入剂，难受时吸一下。我看过成分表，似乎没什么孕妇绝对不能用的成分。不过，还是不要用太多。

平时不喝饮料，这两天喝点运动饮料，补充无机盐。晚上煮葱白粥吃。

葱白粥：先煮粳米，米快熟时把切段的葱白3～5根放入。趁热食用，使身体微微发汗。中医认为葱白粥有解表散寒、和胃补中的作用，适用于风寒感冒。

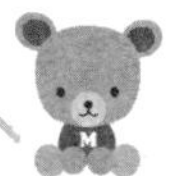

专家指南：孕妇感冒的防治

很多人担心感冒会影响胎儿，其实绝大部分的感冒对母亲与胎儿的健康来说，都没有重大的影响。一般的感冒病毒有可能增加少许的流产机会，但不会增加胎儿异常的概率。至于感冒时短暂性的轻度发热，一般来说并不会对母体或胎儿造成伤害，不过也有些研究发现指出，在怀孕初期的5～6周（即神经管发育期），若孕妇的体温高过38.9℃，且持续超过24小时，可能会增加胎儿发生神经管缺损（如无脑儿）的机会。

在孕早期，妇产科医生多会谨慎评估用药的风险，避免使用D、X级药物且选择较安全级别的药物来使用；而在怀孕的中、晚期，如果有发热导致心跳过速、头痛，鼻塞导致呼吸不顺、轻微气喘，或是剧烈咳嗽引起子宫收缩或下腹疼痛，甚至无法入睡等症状，医生会视情况给予一些镇痛解热剂、抗组胺或止咳化痰药来减缓不适，让准妈妈可以获得充分休息，但千万不要自行用药。

对付普通感冒病毒，一般不必使用抗生素之类的药物。治疗上最主要是以减轻症状、好好休息、多补充水分及均衡营养为主。喝水可以帮助身体排出有害的物质，如果发热，也有降低体温的效果。休息则是让身体获得额外的体力来对抗感冒病毒，减少并发症发作的机会。倘若在适当休息之下，症状仍然加剧，就应该尽早就医，因为有些更严重的病（如脑膜炎等），它们的早期症状也类似感冒。倘若发热38℃以上，服用退热药物后仍持续数小时不退，或其他剧痛如耳朵痛、扁桃体肿痛、鼻腔肿痛、胸痛、吞咽困难，甚至气喘或呼吸短促困难，应迅速就医，以免耽误病情。

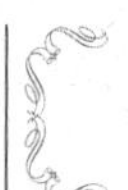

今日学习：适合孕妇的止咳药有罗汉果、川贝枇杷膏等

今日营养美食：能治咳嗽的冰糖蒸梨

9月26日　第132天

有点咳嗽了，有点担心咳嗽时的腹压增加会引起宫缩，不过好像还没那么严重，肚子不紧不痛，子宫摸上去软软的，说明宝宝在里面没被压到。

现在感冒症状不太厉害，除了维生素C泡腾片，不想吃药。吃过两粒牛初乳胶囊，用来增加人体抵抗力的。如果加重的话，打算吃点双黄连或是蒲地兰口服液。其他药没什么可吃的，现在的感冒大多是病毒性的，抗生素根本没用，有些种类还有可能危害到胎儿，绝对不能乱用的。康泰克、白加黑之类的药，也只是对症，而非治本，也就是说让你少流点鼻涕罢了，其中的部分成分也是孕妇慎用的。中药类的板蓝根、双黄连之类的，安全性没大问题，但以我的经验，用不用差别也不大了。预防感冒还是要平时多锻炼身体，多做户外活动，增加自身的抵抗力。宝宝对不起了，妈妈的咳嗽实在不是乐音，希望没吵到你吧？感冒病毒应该能被防御在胎盘之外的，是吧？

冰糖蒸梨：水梨切盖，去心，放入冰糖1～2颗，隔水蒸熟。每日1只，咽痛喉痒时，徐徐用勺舀食。对感冒咽痛、咳嗽症状效果不错（如血糖偏高，不加冰糖亦可；如咳嗽日久，加少许川贝粉亦可）。

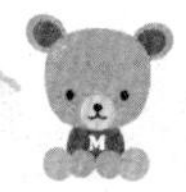

专家指南：孕妇咳嗽的食疗

感冒多半是由呼吸道病毒感染引起的，这些病毒引起的症状在医学上统称为“上呼吸道感染”。上呼吸道感染的症状除鼻咽部症状，如打喷嚏、流清涕、咽喉痛，还常有刺激性的干咳。如果继发细菌感染，侵犯气管黏膜，那就是急性气管炎或支气管炎。这时咳嗽就会加剧，还有黏痰或黄稠的脓性痰，气管有炎症存在时，痰不断产生，咳嗽也不爽，常要咳好一阵子才会把痰咳出。准妈妈有感冒咳嗽症状，一般可以用食疗的方式，如川贝炖梨——用去皮、去核的新鲜梨加川贝粉2钱，放在锅中隔水蒸软，趁热食用；白萝卜饴——将白萝卜切成小丁，放入干燥、干净容器中，加满蜂蜜，盖紧，浸渍3天左右会渗出水分与蜂蜜混合，放入冰箱保存，每次舀出少许加温开水饮用（若临时要喝，没时间浸渍，可将白萝卜用粉碎机打碎，加1/3量的蜂蜜拌匀，再加温水饮用）；糖煮金橘——将金橘洗净，用牙签戳两三个洞，加水淹没煮沸，加入冰糖，用小火熬烂，趁热食用，没喝完的放凉后存入冰箱保存，每次舀一些温热食用。但若不适情况严重，或有其他症状，就一定要去医院就诊（孕早期就诊时需向医院说明你的怀孕情况）。

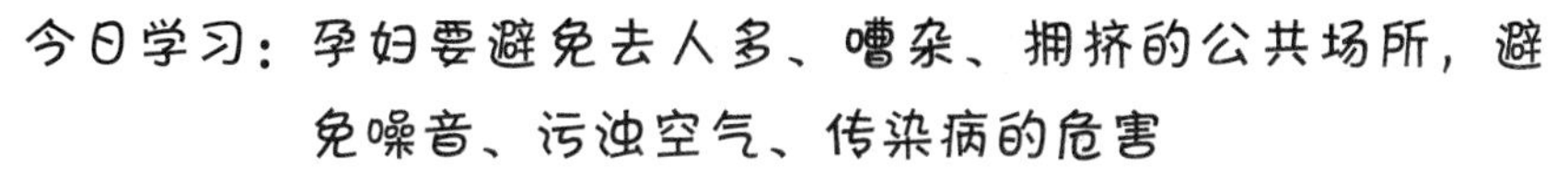

今日学习：孕妇要避免去人多、嘈杂、拥挤的公共场所，避免噪音、污浊空气、传染病的危害

今日营养美食：氨基酸比例均衡的江珧柱鲜芦笋（芦笋去皮切条焯水，江珧柱蒸熟撕成丝，爆香姜片，放入红萝卜丁和调味汁，拌入江珧柱，淋在芦笋上）

10月1日　第137天

今天开始休黄金周的长假了。家里的东西要好好整理一下，很多现在都不能穿的衣服要收起来，把空间腾出来准备给宝宝放东西了。

“十一”，又是周末，满街都是结婚的花车。老公的同学也在这个好日子举行婚礼，我得去喝喜酒了。饮料我只喝白水。冷菜中不吃糟的醉的，有酒精，生的也不吃。其他每个菜我都会吃1～2口，虽然不多，但一大桌十来盆菜，加起来也有一大碗，稍超过平时的菜量了。席间有人抽烟，顾不得面子也要制止他一下了，被动吸烟可比主动吸烟会吸入更多有害物质，为了宝宝的健康，吸烟者远离我。

有同事给我买了音乐CD，把这天籁一般的音乐当胎教音乐来听，宝宝也会喜欢的吧。

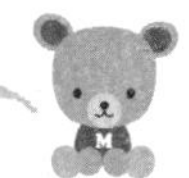

专家指南：准妈妈饭店就餐注意事项

怀孕了，在饭店吃东西就要比平时更注意一些。

选择饮料。酒店例茶的质量不太好，最好不喝。甜的饮料最多喝1～2杯，不宜过多，尤其是碳酸类饮料。饭店里经常有乳酸饮料，很多孕妇把它当酸奶来喝，这是不对的。乳酸饮料的主要成分还是糖水和增稠剂，奶的比例一般只有10%～20%，营养价值和奶是不能比的。果汁即使是鲜榨的，营养价值也比不上新鲜水果，因为水果中的纤维素、果胶成分大多都被当作残渣扔掉了，而且果汁中糖分含量也不少，一样不能喝太多。

避免二手烟。如果周围有人吸烟，要制止他们。吸烟（包括二手烟）会引起胎儿缺氧，大量的尼古丁甚至可能导致流产、早产。

少吃生冷菜。尤其是夏天在酒店吃饭，大批量制作的冷菜特别容易变质，小心不要吃坏肚子。糟、醉的菜中也有酒精，孕妇不宜。生的菜，特别是河鲜、海鲜，要小心有寄生虫，不吃为妙。

少吃油炸类食物。

今日学习：使用自来水烧饮水时应打开水笼头放掉至少前 2 分钟内流出的水

今日营养美食：加了蛋的麻婆豆腐

10 月 3 日　第 139 天

每天在保健院看到这么多小宝宝生出来，在自然生态平衡下，也自有相当数量会死亡，还好不是太伤感、多情的人，不然天天看死死生生，也要唏嘘不已了。

知道怀上宝宝后，我种下小小一颗魔豆，那时候，魔豆直径 1.5 厘米，宝宝也是 1.5 厘米。不到两个月，它长到 1 米多了，碧绿生青。今天一早，昨天还绿的叶子，今儿就黄了。植物的更替就像生命的更替一样，生生不息，也生生灭灭。

这两天宝宝在肚子里动得也更明显了，早晚都有肚皮上东一下、西一下的跳动感。早上都不让我睡懒觉，六七点就给他踢醒了，看着枕边人还在甜甜地睡，全家在一起，老公孩子热炕头的幸福感涌上了心头……

睡不着就起来煮早饭吃吧，时间还早，煮粥吧。金黄色的山西小米加雪白的东北大米，煮的粥不香才怪。配点新鲜的鸡肉松，两只鲜奶小刀切馒头，早餐好享受喔。

过节了，好不容易有几个整天在家休息，除了过幸福的“吃、睡”猪似的生活外，也要好好烧几个菜，慰劳一下勤劳的自己。今天有红烧鳝筒（加点大葱炒炒，再加一小匙老干妈的豆豉酱调调味儿）、麻婆豆腐（加了一只蛋在肉末里面，肉末更滑嫩一点，豆腐也更鲜一些）、蔬菜是炒紫豇豆（本想汆熟了加调味品拌来吃的，老公反对说老是吃拌的，要换口味）、土豆番茄汤。

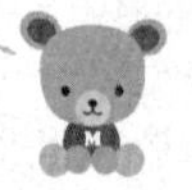

专家指南：

怎样使宝宝的体重最理想

足月胎儿最理想的体重是 3.0 ~ 3.5 千克，正常范围为 2.5 ~ 4 千克；高于 4 千克为巨大儿，不足 2.5 千克为低出生体重儿，均属高危新生儿。引起胎儿体重不足比较多的原因是妊娠合并症或并发症，而体重过大者，大多是因为准妈妈营养过度。如何使宝宝出生体重达到最理想呢？① 准妈妈要通过合理的饮食和运动来控制自身体重的正常增加，一般对于身材适中的准妈妈，孕期体重增加 10 ~ 15 千克都是正常的。如果出现体重不增或者增长过快的情况都要采取措施纠正。② 重视产前检查，保证妊娠期糖尿病、贫血、妊娠期高血压疾病等得到及时控制和治疗。

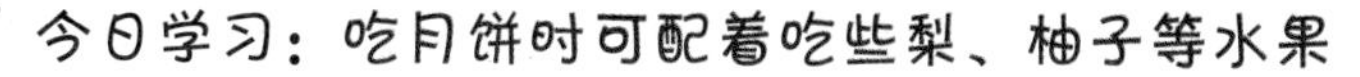

今日学习：吃月饼时可配着吃些梨、柚子等水果
今日营养美食：不油的鸡毛菜老鸭汤

10月6日 第142天

中秋——是一个要和家人一起团圆的节日。我们一大家子也和往年一样，聚在外婆身边吃晚餐过节。晚餐的菜很丰富，外婆拿手的传统菜：白斩鸡、糟毛豆、老鸭芋艿汤等自然是少不了的应节菜。下了班特地早点回去，想给我那80多岁的老外婆帮点忙，可没想到就在这传统的老三样上，和老人发生了分歧。① 白斩鸡：外婆烧得嫩嫩的，可骨头上带点血。秋冬季可是禽流感的高发季节，再多烧15分钟吧，最少到不见血为止。（外婆嘀咕着，鸡肉要烧老的，还好我买的鸡很嫩，不是老鸡呢……）② 糟毛豆：糟卤里含有酒精，而酒精会让宝宝缺血缺氧的。换成盐水毛豆吧。③ 老鸭汤：那么油？我不想吃这么多油下去，把表面一层油捞掉吧，再烧一遍，汤就清了。外婆这下可不乐意了，“没油叫什么老鸭汤啊？放点鸡毛菜下去油不就吸掉了吗？”那鸡毛菜吃不吃？吃了不是一样把油吃进肚里了嘛！好外婆，听我的吧，去了油再加鸡毛菜烧。晚餐饮料就不喝了，一人一杯外公做的淡豆浆。

餐后，就着窗前明月光，一人吃1/4只月饼，应个景吧。这种又油又甜的东西多吃无益。不光孕妇不宜多吃，家里老人们不是高血脂就是糖尿病的，吃多了也害人。远处的烟花争先恐后地向月亮亲近着，一大家子平安地团圆着！

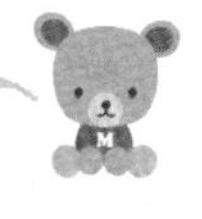

专家指南：

妊娠期糖尿病的饮食控制

糖尿病是妊娠期常见的并发症之一，目前我国的发病率为10% ~ 18%。主要是由于孕期雌孕激素水平升高、胰岛素敏感性降低引起的。父母亲有2型糖尿病的孕妇发病率较高，有一定的遗传性，得此病的孕妇合并其他妊娠期合并症的概率也较高，如妊娠期高血压疾病、羊水过多、巨大儿、难产等。因此，应引起足够的重视，及早发现，并在营养医生的指导下进行饮食治疗。口服降糖药有可能引起胎儿发育不良、畸形等，所以妊娠期是不能用的。

- 尽量不吃甜食，包括糖、冷热饮、蜂蜜、蛋糕、巧克力等，甚至水果。
- 减少食物中的脂肪量，少吃油煎炸的菜，少喝骨头汤、老鸭汤等油汤。
- 控制总热量的摄入，大致和孕前的饭量差不多就可。
- 多吃蔬菜，但红薯、土豆、芋艿、山药等淀粉含量较高的菜应算入主食。
- 在注意安全的前提下，适当增加活动量。

今日学习：一天工作结束后，可将肿胀的脚泡泡热水，并做脚部按摩

今日营养美食：菌菇类美食——蘑菇炒茭白

10月7日　第143天

20周＋1天了，从孕周算起来，孕期已经过了一半了，腹壁的皮肤开始有绷紧的感觉了，腹围83.5厘米（是站着自己用卷尺量的，不太标准，产科医生是让孕妇平卧着测腹围的），体重52.5千克。比上周明显重很多，看来和过节在家吃得多、睡得多有关。虽然也不太在意多长这一点，但之后还是要注意控制为一周增重500克比较好。

昨天晚了，就在娘家住下了，今天中午还是在娘家吃的。我自己炒了草菇蓬蒿菜和蘑菇炒茭白。荤菜几乎都没吃完，只有我炒的蔬菜被一扫而光。呵呵。茭白是我平时不常吃的蔬菜，只是换口味时才吃，因为其草酸含量较高，会影响铁和钙的吸收，过量甚至有可能增加胆结石的危险。

生命的力量真伟大！我的宝宝日长夜大，平时看着松松的T恤，现在已经是包在肚子上了，再过1～2周肯定要包不下了，要买新衣服了。

买了双新鞋，平跟，底是透明的防滑牛筋底，很软的，像踏在海绵上的感觉。为安全计，怀孕了还是穿平跟鞋最为保险。产后抱宝宝时也可以继续穿下去。不过我有些朋友怀孕后还继续穿有跟的鞋子，只要不是太高，不是细高跟，自己走得稳，也没什么事。3～5厘米高度的坡跟鞋，尤其是坡跟式样的运动鞋，孕妇穿也是很舒服的，我也有两双这样的，一直穿到生宝宝时。

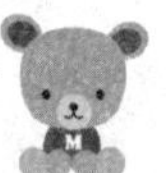

专家指南：孕妇鞋的选择

孕期应选择大一号、鞋面柔软适合脚形的鞋子，这样便会适应孕期脚浮肿的变化，而且穿着也舒服。不过在买之前一定要认真试穿，要站、立、坐时都舒服。由于孕妇弯腰不太方便、脚在孕期不同阶段浮肿程度不一，孕妇要选择粘贴式或松紧带式鞋子较适合，这样可以随意调节鞋子的大小以达到适合脚浮肿的程度。

怀孕期间，脚部肿胀受压，走路较吃力，所以所选的鞋底要具备减震功能，如此便能缓解走路时来自地面的压力，降低对足部的伤害。鞋底带有防滑波纹的鞋子可以防止孕期跌跤、扭伤脚，避免动了胎气而造成流产、早产现象的发生。

鞋子的鞋跟不宜过高，控制在3厘米内较为妥当。此外，孕妇的汗腺分泌旺盛，脚部的汗液多，容易形成汗脚。因此，夏季时节应以薄布拖鞋为宜；冬季时节最好选穿宽松的棉鞋。

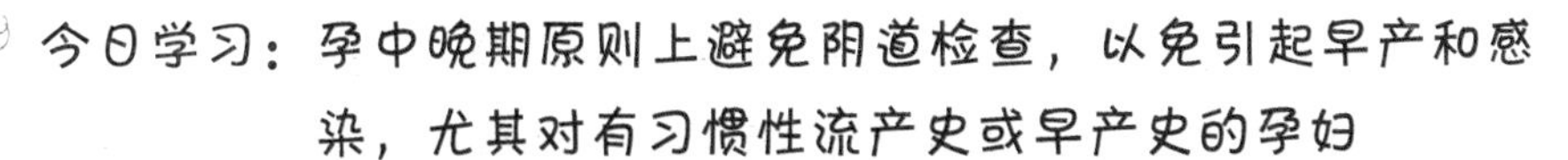

今日学习：孕中晚期原则上避免阴道检查，以免引起早产和感染，尤其对有习惯性流产史或早产史的孕妇

今日营养美食：越吃越聪明的豆豉蛤蜊（蛤蜊汆水后取出肉，把豆豉用油炒香，加入蛤蜊肉，中火煮一会，撒上葱花）

10月11日　第147天

下午打电话去问羊水的报告。正常！一颗悬着的心总算放下了。高龄孕妇就是麻烦啊！

21周，腹围84.5厘米，体重53千克，胸围也明显大了。过了中秋和国庆，近两周重了1.5 ~ 3千克，和前面4个月增重的情况差不多，要注意一点了。

产科登记建卡了。宫底高20厘米，骨盆测量，出口径好像小了点，只有8厘米，有难产的可能性。也就是说，我的宝宝不宜太大，即使是正常偏大，对顺产来说也是有点难度的。以我的身材，宝宝的体重可以在正常中限下面一点是最好的（上海地区的宝宝平均出生体重为3.3 ~ 3.4千克）。

有很多好学的准妈妈看到营养教材上说，孕妇一天的总能量摄入应该是在9 627.8千焦（2 300千卡）左右，于是想方设法计算出食物的量，然后照着吃。其实这只是一个理论上的平均值，是以中等身材、中等体力活动、正常消化功能的女性作为标准的。相对来说，身材越高、活动量越大的人，需要量就相对多一些，像我一样，身材比较矮小、活动量不大的人，胃肠道吸收又比较好，就算怀孕了，也不用吃太多的。事实上，在城市里，大多数孕妇怀孕后都减少了自己的工作量和运动量，所以和平时的饮食相比，品种应该更丰富、荤素菜及水果的搭配应该更讲究，但饮食的总量并不需要大幅提高，过多的能量对胎儿的生长并无益处。

专家指南：准妈妈定期做产科检查的好处

- 可以了解孕妇全部的妊娠过程和健康状况。对孕期合并症和并发症做到早期预防、早期发现，并及早采取有效措施，尽可能避免病情发展，保障孕妇健康和胎儿正常发育。
- 通过早孕初查，经过询问病史、全身体格检查、腹部检查、医学检验等方法，筛选异常孕妇，进行系统监护。
- 对有严重遗传病和畸形胎儿史的孕妇，通过详细的家谱分析和遗传咨询，加上产前诊断，及早作出确诊，果断采取措施，防止某些遗传病蔓延。
- 对孕妇进行孕期保健、合理营养、自我监护与母乳喂养知识的指导，消除孕妇对分娩的恐惧心理和不必要的顾虑，增强孕妇自我保健能力，减少孕期合并症的发生。
- 可以发现一些异常情况，如骨盆偏小、胎位不正等，并予以纠正；有些虽不能纠正，亦可及时入院，并做到适时分娩。

今日学习：构成胎儿骨骼的主要成分钙，必须有酸性物质的参与才能使游离钙形成钙盐在骨骼内沉积下来

今日营养美食：色彩斑斓的菠萝海鲜饭

10月15日　第151天

要做妈妈的人了，想法会与以前不一样的。上班经常听到注射室里小婴儿打针时哭得很惨的声音。以前没感觉，打针嘛，总归痛的，小孩子哭两声就过了，妈妈哭什么呢？可现在却会想，小宝宝好可怜啊，大概生下来还没吃过这种苦头吧，真心痛啊，看到妈妈们的泪水也特别同情。也许这就是角色转变的结果吧。

中午在外面吃饭。去了一家泰国餐厅，点了西兰花炒虾仁、咖喱虾、咸蛋黄炒鱿鱼、菠萝海鲜饭。吃得饱饱的，然后一路坐车颠回家，胃有点不舒服，差点吐了。下次要记得在外面吃饭后不要马上去坐车，不然胃难受。

泰国菜的色彩丰富，很有热带美食的感觉，看了就比较有食欲。下次有空我也来尝试着烧烧看，不就是红椒、青椒、胡萝卜、青豆一起，配得漂亮一点，加上海鲜或鱼、鸡块一起炒，调料是酸、甜、辣各加一点吗？

突然想到，还好我平时的工作对象大多是把宝宝健康放第一位的准妈妈们。只要和她们说，这么做、那么烧来吃对宝宝有好处，一般都听得进去，能照着做。至少不会怨恨我。要是碰到一些固执的人（特别是患糖尿病、痛风症的），硬要他们改变饮食习惯，按我定的方案来控制饮食，他们一定把我恨得牙咬得痒痒的。

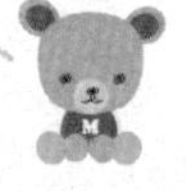

专家指南：

ABO溶血（母儿血型不合）

“我生出的宝宝还会和我血型不合？”很多准妈妈对于ABO血型不合的问题弄不明白。虽然母子ABO血型不合在所有的妊娠中并不少见，但因为发生新生儿溶血病的很少，仅约为1/150，而且症状大多很轻，所以常常被忽视。

ABO溶血会发生在什么人身上呢？90%以上溶血宝宝是妈妈为O型血，爸爸是A型、B型或者AB型血。这是因为母亲血液内有抗A或抗B抗体，导致宝宝出现贫血、黄疸等症状，个别严重者会有脑损害后遗症。不过，大部分“新生儿ABO溶血病”的症状很轻，只是发生比较重一点的黄疸，一般不需要提前引产；宝宝出生后，大多不需要特殊治疗。除非黄疸和贫血较严重，需作光疗，甚至输血换血治疗。

目前已能通过检测O型血准妈妈血液中抗体的浓度，预测新生儿ABO溶血病的发生情况，必要时可采取产前治疗，O型血的准妈妈不必过于担心。

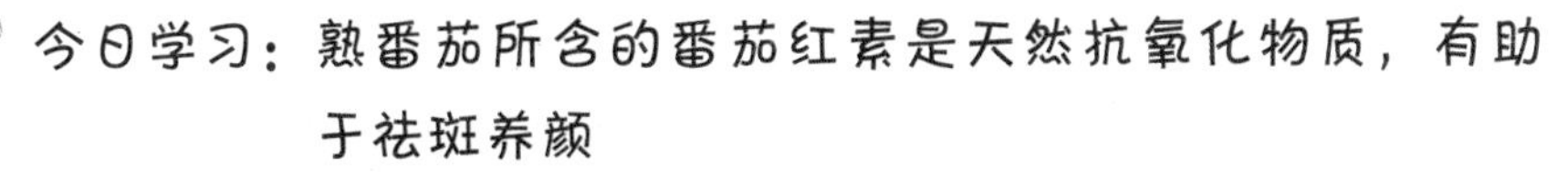

今日学习：熟番茄所含的番茄红素是天然抗氧化物质，有助于祛斑养颜

今日营养美食：美肤的杏薏双仁茶

10月18日　第154天

22周多了，腹围85厘米，胸围大了不说，胸廓也增了5厘米了，体重接近54千克。开始出现一些怀孕的负面感受：白天还好，到晚上会有浮肿；脸上、身上开始有色素沉着，脸上不时发小痘痘、鼻翼似有增大的趋势，还有点充血。

唉，自己尽量小心，出门要戴帽子，脸上晒出蝴蝶斑不好看，而且怀孕期间出现的蝴蝶斑很难全褪掉的，还可能出黄褐斑，不能给宝宝一个丑妈妈看啊。

黄褐斑是由于组织细胞间的微循环受淤阻，细胞溶解死亡，黑色素增多形成色斑沉着所造成的。脸部的表皮层最薄，毛细血管最丰富，也最易形成色素沉着。如果准妈妈的饮食中缺少一种名为谷胱甘肽的物质，皮肤内的酪氨酸酶活性就会增加，从而导致黄褐斑“大举入侵”。

在饮食方面，应少食腌、腊、熏、炸的食品和刺激性食品，多摄取新鲜水果、蔬菜和具有消褪色素作用的冬瓜、丝瓜、番茄、土豆、卷心菜、花菜、鲜枣、橘子、柠檬、豆制品和动物肝脏等。

杏薏双仁茶：熟的杏仁粉、薏苡仁粉各两匙，加入240毫升开水冲泡。杏仁和薏苡仁含丰富的蛋白质、维生素等，可为肌肤供给需要的营养，并都具有美白的作用，补充皮肤表皮层含水量，加快皮肤的新陈代谢速度，使肤色白嫩，光滑有弹性。不过，过量薏苡仁可能收缩子宫，只能偶尔换换口味。

做面膜也对祛斑有帮助。酸奶蜂蜜面膜——将一小杯酸奶加2～3匙蜂蜜调至浓稠的状态后，均匀地敷在脸上，八分干之后，用温水冲洗干净。酸奶能够促进角质新陈代谢，淡化色素。蜂蜜具有保湿和滋养的功效。

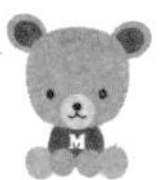

专家指南：孕期乳房改变（二）

至孕中期，黄体素分泌逐渐增多，输乳管终末部扩大，腺泡充分发育，腺泡上皮开始分泌活动，上皮细胞出现分泌颗粒，腺泡内可有少量分泌物，间质减少，水肿间质内除毛细血管增多、扩张充血外，还可见小淋巴结，此时，乳腺变大而坚实，浅静脉扩张，乳头乳晕色素沉着加深；至孕晚期，胎盘的雌激素和孕激素开始产生作用，腺泡进一步增大，上皮细胞内含有分泌空泡及颗粒，分泌物释放进入腺腔，腺泡互相紧密靠拢，间质减少，几乎消失，毛细血管增多、充血，腺腔充满了分泌物；至临近分娩时，上皮细胞开始分泌初乳。

今日学习：非妊娠疾病引起的下肢水肿多限于踝部或小腿下部，抬高下肢休息或侧卧休息后大多可以消退

今日营养美食：利水消肿的西瓜皮炒肉丝、冬瓜茶

10月21日　第157天

今天去中华医学会上课，这是医生每年都要进行的继续教育。中午课间休息逛逛小店，买到价廉物美的大短裤，白色全棉有弹性的，还带薄薄的全棉蕾丝花边，出口转内销的，19元3条，听说是因为太大了，卖不出去所以低价倾销。哈，明显这周围没有孕妇来逛街。爽死我了，一买9条。

今天一天没怎么觉得胎动，宝宝是在跟妈妈躲猫猫吗？还好才6个月，胎动随着宝宝在肚子里呆的方位改变，有时可能不明显，有肚皮肉（腹壁脂肪厚）的人也会感觉差一点。要是到七八个月之后还没感觉到胎动，那就要小心了。最好去医院检查下，听听胎心，看会不会是胎儿缺氧引起胎动减少。

脚踝处有点肿，煮了利水消肿的冬瓜茶，喝一天。可能是坐得太多了，尽量每坐半小时走动一次，再检查内裤靠腿根的边会不会紧了，有没有压到血管。

冬瓜茶：冬瓜连皮、子一起切碎煮水，不放调料。每日2～3杯，代水饮，有利水去肿的作用。

西瓜皮炒肉丝：西瓜皮300克、猪肉丝100克。将西瓜皮的绿色外皮和靠近瓤的白色软层削去，切成细丝，撒上少许盐腌10分钟后将瓜皮丝挤去水分。猪肉丝放在水淀粉内拌匀。把油烧至七成热时，放入肉丝，迅速炒散，放入葱丝、姜丝，加入料酒，炒匀后盛出；锅中再倒入油，放入瓜皮丝、盐、白糖，煸炒几下，再倒入炒好的肉丝翻炒均匀就可以了。

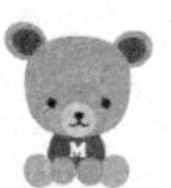

专家指南：孕妇内裤的选择

妊娠期间，由于内分泌的变化，孕妇阴道中的分泌物也增多，所以选择内裤的质料要以具有良好的透气性、吸湿性，密度较高的棉质料为佳，以防皮肤不适。

孕妇内裤需依怀孕时期腹围大小的改变来选购。在孕中期，孕妇的腹部已经明显鼓起，外观开始变化，这时应穿着一些可把整个腹部包裹的高腰孕妇内裤。到了孕晚期，变大的子宫会往前倾而使腹部更突出。这时，腹部会有很明显的下垂感，应选择一些有前腹加护的内裤较为舒适。

此外，随着临产期越来越近，腹部往下垂，在这个往下垂的过程中，妈妈腹部周围的皮肤会受到牵拉，慢慢失去弹性，造成产后皮肤松垮、整个腹部的肌肉没有原先那么坚实。在这个时期，使用腹带、托腹裤可减轻产后可能的体态变形。

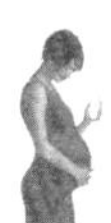

专题讲座：孕期水肿饮食宜忌

水肿是血管内的液体渗出血管，积聚在组织间隙中造成的。水肿常出现于人体较低的部位，如踝部、脚面等。孕早期部分准妈妈会在下午出现脚踝部轻微水肿，经过休息可稍退；当水肿程度加重时，肿的部位会向上蔓延。一些准妈妈身体的浮肿也会随姿势的变化而改变：站立时间较长时，会出现双脚、踝部水肿；坐在床上看电视时间长了，腰部、阴唇部位会浮肿，少数严重水肿的准妈妈也可能是全身性水肿，包括手、面部、腹部、大小腿、脚面等位置都会有水肿。有些准妈妈的水肿是以皮肤表面一按一个坑为表现的，但也有些准妈妈的皮肤有肿胀感，表面光泽较亮，但按下去并无凹陷，这种情况下的水肿可能较难发现。

在一般情况下，孕期水肿不必过于紧张，因为不是每个孕妇都会有孕期水肿情况的，有了水肿的准妈妈大多也可以通过饮食和生活起居的调节，减轻或改善水肿的程度。大多数孕妇的水肿是因为怀孕期子宫逐渐增大变重，压迫到下腔静脉，使静脉血液回流受到阻碍，所以出现下肢的水肿。轻度的水肿大多在休息后能较快消退，属于正常现象，不必特别处理。心情要放松，不必过于紧张，要知道，40% 的孕妇可有不同程度的水肿，一般都会在产后自然消退。但要注意，一些内外科的并发症也可能造成水肿，如心脏病心功能不全、肾病、肝病、低蛋白质营养不良、维生素 B_1 缺乏病（脚气病）等。并发症中较为常见的是妊娠期高血压疾病，包括水肿、蛋白尿、高血压等同时存在。如果怀孕期间有这些并发症出现，应引起重视，及时处理，防止这些并发症威胁到胎儿和母亲的健康，例如妊娠期高血压病可能引起胎儿发育迟缓、子痫，严重高血压的孕妇甚至有生命危险。

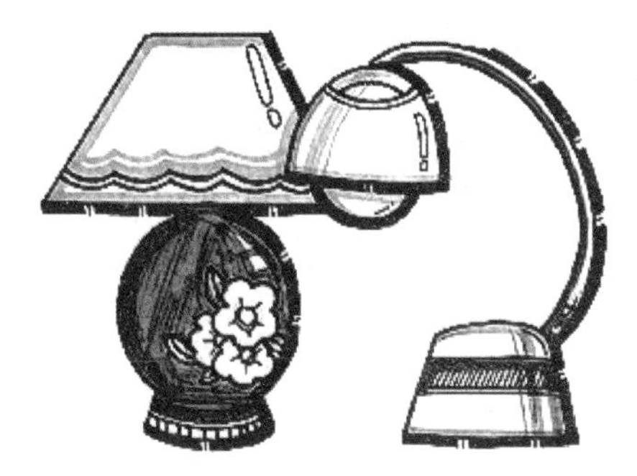

要减轻或预防妊娠水肿，从饮食方面来说，首先应适当限制盐分的摄入，包括食盐、酱油等调料，腌制食品，盐

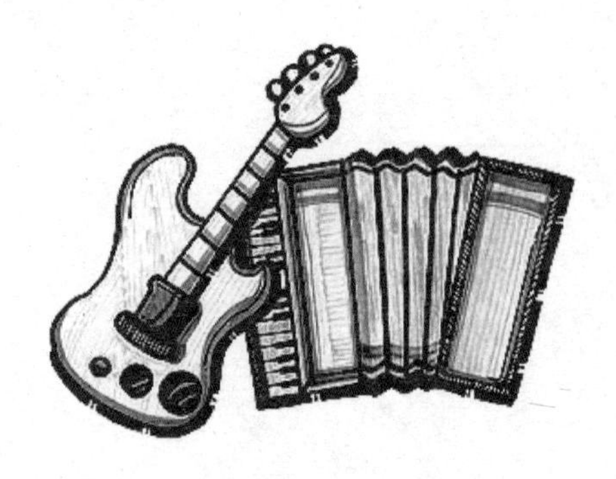

津桃肉、广式话梅等零食，薯片、虾条等膨化食品。如有水肿，可以选用低钠盐，在同等咸度内，摄入钠离子的量明显少于一般食盐。适当限盐可以改善体内水钠潴留的情况。包括在产后的饮食上，清淡少盐的食物有利于乳母的乳汁分泌。但也不能用无盐饮食，尤其是孕晚期，准妈妈体内的钠盐从尿液和汗中排出较平时更多，如果钠盐过少会影响体内水电解质的平衡。何况没有盐的菜实在是太难吃了，大多数人都是受不了的，如果因此而影响孕产妇的食欲，则难以保证宝宝的营养吸收，也就会影响到宝宝的发育。在烹调时，用盐较少的同时，可以试着多烧一些口味酸甜的菜，如糖醋鱼块、糖醋藕片等，又如番茄烧西葫芦、番茄炖牛肉、菠萝咕咾肉等也是不错的选择，这些酸味食物中的有机酸不仅可调剂低盐对食物口味的影响，还有助于一些纤维粗大的肉类变得软烂易熟。

中医认为，妊娠水肿大多为脾虚不制水，以致水湿浸渍肌肤，流溢四肢，出现浮肿。宜吃具有补脾益气、利尿消肿作用的食物，忌吃生冷性寒及过咸食物；宜吃高蛋白质和富含B族维生素的营养滋补食品，忌吃耗正气的食物。依据这一理论，妊娠水肿时宜食的食物有：

冬瓜：性微寒，味甘淡，有清热解暑、利尿通便的作用。尤其是冬瓜皮，性寒，味甘，具有清热、利水、消肿之功效。有水肿的准妈妈可以试着自己煮“冬瓜茶”经常以之代水饮（做法：冬瓜连皮、子一起煮水，不放盐）。冬瓜是含水量最高的蔬菜（96%以上），营养成分不含脂肪，糖分、蛋白质含量均少，因此产热量很低，口味清淡，特别适合水肿、肥胖及孕期体重增加过多的准妈妈们在夏秋季食用。但由于它性微寒，体质虚寒的准妈妈不宜常食，尤其是在冬春两个季节不宜多食。

赤小豆：性平，味甘酸，能利水消肿。元代医学家王好古说：“赤小豆消水通气而健脾胃。”《药性论》亦云：“治水肿皮肌胀满。”为加强利水消肿的效果，民间有用赤小豆与鲤鱼，再加葱姜调味，一同煨烂食用，对妊娠浮肿者颇有裨益。

西瓜皮：性凉，味甘，有清热解毒、利尿消肿、止渴的作用。对于准妈

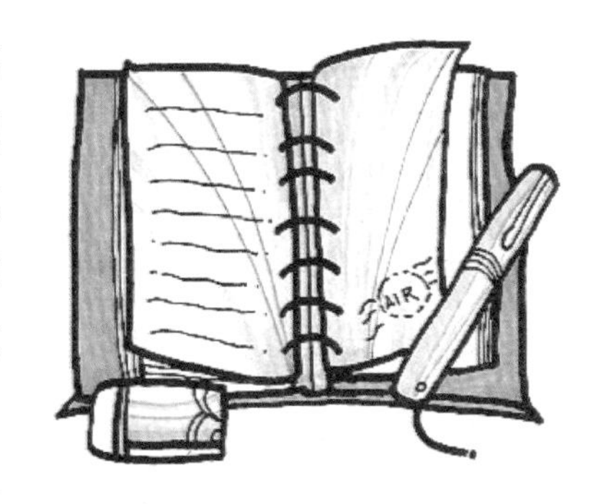

妈水肿、小便短少、暑热烦渴、口舌生疮都有一定效果。可以与肉类一同烹烧，例如西瓜皮炒肉丝或是西瓜皮炖小排汤；或是与其他利尿消肿的食物一同煎水饮，如西瓜皮、冬瓜皮、赤小豆、玉米须等同煮水饮。

米糠：性苦，味甘、平、无毒。有健脾胃、消肿利尿的作用。主治：脚气、浮肿、泄泻。米糠其实是稻谷在去掉外壳之后，糙米外表上一层薄薄的皮，是大米的外壳与胚芽的混合物，B 族维生素、维生素 E、无机盐的含量远高于大米，尤高于精白米面。米糠用于对付妊娠水肿，特别适宜于因维生素 B_1 缺乏引起的维生素 B_1 缺乏病（脚气病）性妊娠水肿。

鲤鱼：性平，味甘，有利水消肿、下气、通乳、安胎的作用。《本草纲目》中云："鲤，其功长于利小便，故能消肿胀、脚气之病，煮食下水气。"《本草纲目拾遗》亦载："鲤鱼主安胎。胎动，怀胎身肿，为汤食之。"赤小豆鲤鱼汤，少许放盐，妊娠水肿和脚气浮肿者宜常食之。

鲫鱼：性平，味甘，有健脾利湿消水肿的作用。《医林纂要》载："鲫鱼性和缓，能行水而不燥，能补脾而不濡，所以可贵耳。"吉林省民间有用：鲜鲫鱼一条，砂仁末 6 克，甘草末 3 克。将鱼剖杀洗净后，纳两末于鱼腹内，再用线缝好，清蒸熟烂，分三次当菜吃，用以治疗全身水肿。对体虚浮肿的准妈妈，可用鲫鱼煨取浓汤食用，如加冬瓜同煮更好。

黑鱼：又叫乌鱼、乌鳢。性寒，味甘，能养阴、健脾、利水，是病后或术后常用的补养食物，含有丰富的蛋白质、脂肪、糖类、维生素 B_1 和维生素 B_2、烟酸和无机盐。《医林纂要》说它有"补心养阴，澄清肾水，行水渗湿，解毒祛热"的作用。《食医心镜》认为它能"治十种水气病：鳢鱼一条，重一斤以上，熟取汁，和冬瓜、葱白作羹食之"。宋代药物学家苏颂也在《本草图经》中说"主妊娠有水气"。在古代治疗浮肿的食疗方中，经常用到黑鱼。对体质虚弱的准妈妈面部及下肢水肿的，宜常用黑鱼煨汤服用。例如"海带荷叶黑鱼汤"：鲜荷叶 1 块、海带 50 克、黑鱼 1 条，黑鱼、荷叶、海带分别洗净，适量清水煮沸后，放原料入锅中，大火煮至汤白后调中小火煨，煮约 1 小时调味食用。

鲈鱼：性平，味甘，具滋补、安胎、治水气的作用。《食疗本草》中有记载："鲈鱼安胎、补中。"每100克鲈鱼肉中含蛋白质约17.5克、脂肪3.1克，还有其他维生素、烟酸和钙、磷、铁等多种营养成分。尤其是秋末冬初，成熟的鲈鱼特别肥美，此时鱼体内积累的营养物质也最丰富，所以是吃鲈鱼的最好时令。民间验方也有"用适量的鲈鱼与葱、生姜煮汤食之，治妇女妊娠水肿、胎动不安"。因此，鲈鱼是一种健身补血、健脾益气和益体安康的佳品，可经常食用。

豆浆：豆浆性平味甘，有生津润燥之效，"泻胃火，治内热""利水下气，制诸风热"，故有降低血压和利尿的作用。豆浆含有丰富的植物蛋白质和磷脂，还含有维生素 B_1、维生素 B_2 和烟酸，还含有铁、钙等元素。可以用淡豆浆200毫升左右一杯，一天数杯代水饮，持续数天，有利于消退水肿、降血压。这个方法特别适宜于低蛋白质性水肿或是有妊娠期高血压疾病并有蛋白尿的准妈妈。但要注意豆浆要煮透，不宜冲入鸡蛋，不宜与药物一同食用。

其他有助于利尿的食物有荷叶、芦根、玉米须、绿豆等，均可煎茶代水饮；还有扁豆薏米粥、豆浆米粥等。在水果中，适量地吃些西瓜也有利于水分排出。

水分摄入方面，不用刻意地少喝水，必要的水分可以帮助体内钠的排出，是不能少的。甚至国外有学者认为妊娠水肿者尽量多饮水更为有利。

除了饮食要注意之外，还应注意调整工作和日常生活的节奏，心情放松，不能太紧张和劳累，保证充分的休息和睡眠时间。避免较剧烈或长时间的体力劳动，避免长时间站立、行走和坐。防止同一姿势保持时间过长，应该每坐半到一小时站起来走动数分钟。少量多次，不负重的活动可以更好地促进下肢的血液循环。超过半小时的站立或行走后，坐下时可在放脚凳上抬高足部。睡觉时应尽量左侧卧位，不宜仰卧。

当然，一定要定期到医院就诊，有水肿了，应在产科检查时告诉产科医生，如果出现蛋白尿、高血压或是有肾脏疾病者，除了生活饮食可以参考这些方法，还要听从医生的意见和安排，必要时服用药物防止危险。

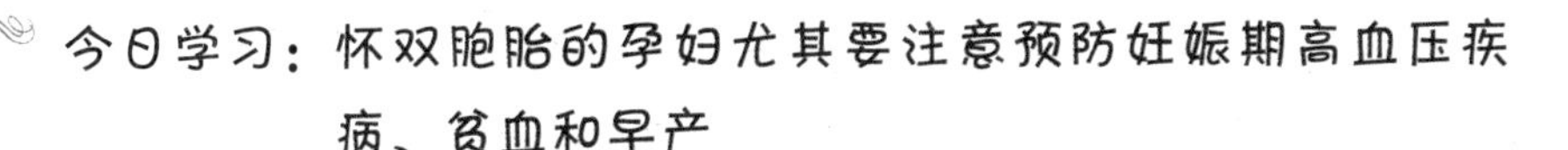

10月24日　第160天

23周了，到做B超大畸形筛查的月份了。BPD（双顶径，就是胎儿头的直径）56毫米，FL（股骨长，大腿骨长度）39毫米，看得到的脏器都正常，就是宝宝不让我们看他/她的性别，趴着。呵呵，反正我也不急着知道，就像猜谜，谜底太早揭晓反倒无趣得很。

我们国家的法律是规定不能做胎儿的性别检查的，除非是做性染色体方面的遗传性疾病筛查。孕妇去问B超医生，宝宝男的女的啊？医生都不会告诉你的，否则按规定是要吊销医师执照的。所以，别去为难B超医生了。

杏仁西洋菜陈肾生鱼汤：杏仁5克、西洋菜150克、陈肾（鸭肫肝）3个、生鱼（黑鱼）半条。杏仁性平，味甘，功能止咳、润燥，西洋菜性微寒，味甘，可清热、解渴、润肺、利尿。鸭肫性平，味甘咸，有健胃之效。黑鱼性寒，味甘，具有补脾利水、去瘀生肌、清热等功效。这道汤蛋白质丰富、味道鲜美，脂肪含量相对很少。对于妊娠期糖尿病口干烦躁，或是发热感冒的咽痛、咳嗽，以及贫血都有益处。但冬季体虚怕冷的人不宜多食。

今天零食吃了三四个小核桃。芝麻、核桃中确实含有不饱和脂肪酸，但这种亚油酸、亚麻酸类的不饱和脂肪酸在我们的烹调油中并不缺乏，孕妇奶粉中也有合理添加。而花生、瓜子、核桃等干果如果过量食用，脂肪摄入量相当高。例如，吃两小袋包装的瓜子仁、核桃仁等，相当于吃了三小匙油，多余的脂肪都长在了孕妇身上。因此，建议准妈妈们不要过多吃此类食品。

专家指南：大畸形筛查

大畸形筛查是利用超声技术对胎儿的形态、器官等进行观察，发现大的畸形。大畸形筛查可以用四维彩超也可以用三维彩超，和医生的经验有相当大的关系。

对胎儿结构畸形筛查而言，第一次在怀孕11～14周内进行胎儿早期超声筛查，除了可以检出无脑儿等致死性畸形外，还可以通过检测胎儿颈项透明层厚度，早期评估胎儿染色体异常的患病风险，并可以确定孕龄，为评估胎儿生长提供依据。第二次在怀孕18～24周进行胎儿结构超声筛查（大畸形筛查），包括脑积水、无脑儿、脊柱裂、心脏畸形、唇腭裂、肢体短缺等。这个时期胎儿器官发育已经成形，在宫内的活动空间也大，便于观察。

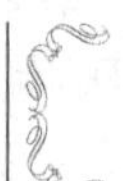

今日学习：孕期钙摄入不足，会影响婴儿的牙齿发育

今日营养美食：好吃又营养的蔬果色拉

10月26日　第161天

今天是幸运的一天，上下班地铁里都有人给我让座。虽然自己并不觉得十分需要，但有人让座，总是感动的。

近来宝宝踢动很明显了，经常早、中、晚都能感觉得到，而且动得挺有力气的，肯定是个强壮活泼的孩子，精力旺盛。我喜欢啊。

我喜欢活泼的孩子，要有自主的见解、有创造力，讲得通道理。当然，这是现在的想法，将来等宝宝砸碎我心爱的摆设，弄坏家里的钟表的时候（就像我小时候），不知道我还有没有这么好的心情。哈！到时候再说吧。

今天又到了摄影师来拍照的日子了，化了一点淡妆，不涂口红。到底是专业人士啊，拍出来的效果就是不一样，真谢谢他们。做了蔬果色拉请大家品尝，黄瓜、番茄、苹果、香蕉、梨、猕猴桃切丁，用优酪乳做色拉酱。好吃又营养，不像一般的色拉酱脂肪过多。再做了一道甜品是绿豆红枣汤。

今天的晚餐：咸肉丝煮平菇白菜（饭馆里叫作“金牌煮白菜”）、干烧鸡翅（过油后加酒酿两匙、老抽一匙，其他调料只用姜末少许）、绿豆红枣汤、蔬果色拉（不好意思，就是招呼客人时多做了一份，自己晚上吃）。

评价：食物中钙摄入还是不足，看来要完全靠饮食得到足量的钙还是相当困难的，只好吃钙片了。孕妇奶粉现在开始也增加至每天 2 杯了。

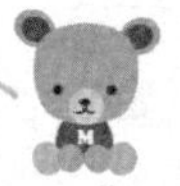

专家指南：孕期耻骨分离疼痛

进入孕中晚期，有些准妈妈会感到耻骨莫名其妙的疼痛，有牵拉感觉，在行走、上楼梯时，痛感就更加明显。这是怎么回事呢？

原来，为了适应子宫中日益增大的胎儿，准妈妈的卵巢分泌一种“松弛素”，它使骶髂关节和耻骨联合的纤维软骨及韧带变得松弛，耻骨间隙增宽。到了妊娠晚期，耻骨联合中间的缝隙甚至可增宽至 0.3 ~ 0.4 厘米，以便为分娩时胎头顺利娩出做好准备。胎儿娩出之后，耻骨间增宽的间隙便逐渐缩小，耻骨联合处的疼痛也随之消失。

耻骨联合的上述变化是正常情况，大多数准妈妈都能适应。但当耻骨分离过大时，会出现牵拉痛，尤其在行走、上下楼时，由于身体重心偏向一侧，造成耻骨错缝，牵拉耻骨间的纤维及韧带，故而更易引起疼痛。如果大幅度地耻骨错缝，在分离严重时可能导致韧带拉伤、水肿，造成疼痛剧烈，此时必须卧床休息。

准妈妈平时应经常进行适宜的大腿伸展运动，增强肌肉与韧带的张力和耐受力；疼痛剧烈时可以用托腹带或布制骨盆兜带，以减轻痛感。

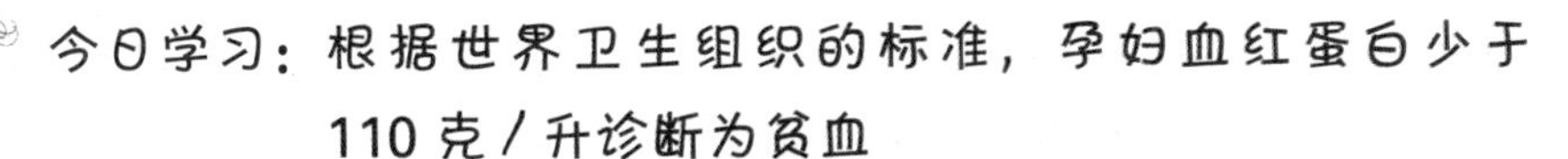

今日学习：根据世界卫生组织的标准，孕妇血红蛋白少于110克/升诊断为贫血

今日营养美食：热量低营养高的牛肉金菇卷

10月29日　第164天

今年（2006年）的秋天气候有点不正常，桂花已经开了第三茬了，一次比一次香。老公很臭美地说，因为宝宝太可爱了，所以花见花开，开了再开，呵呵。

近一周晚上经常会起夜一次，不像前段时间一觉睡到天亮了。

这几天门诊天天看到贫血的孕妇，老是帮她们搭配补血菜谱，说得自己都有点想吃了。所以晚餐的菜单是：牛肉金菇卷、青椒炒猪肝、糖醋黄瓜、白菜蘑菇鱼豆腐汤。

牛肉金菇卷：牛肉片解冻到能打开的程度，把金针菇切寸断，卷在里面，放在调好味的调料里煮熟即可。调料里加少许黄酒去腥。

青椒炒猪肝：记得要买超市里让人放心的猪肝，炒得熟一点、老点也无妨。每餐吃猪肝不要超过150克，不然胆固醇摄入会过多，万一有瘦肉精还可能中毒（当然极少量的瘦肉精摄入体内对身体影响也很小）。

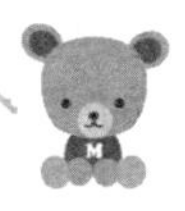

专家指南：

孕期贫血的饮食注意

孕妇贫血患病率与孕周关系密切。城市孕妇13周前贫血患病率为16.4%，孕28～37周为高峰，贫血患病率41.4%，但孕37周下降为32%。孕妇贫血随孕周增加的主要原因是：①随孕周增加，血容量增加，血液相对稀释。②胎儿在母体内生长发育对铁的需要量增加，母亲铁营养相对不足，而致贫血。铁缺乏是造成贫血的主要原因。孕妇严重贫血不仅会造成心肌缺氧，分娩时乏力，抵抗力降低，易感染其他疾病，且对胎儿的发育影响很大，可致胎儿发育迟缓、死产、早产、胎盘早期剥离等，所以必须注意防治。孕妇妊娠13周后，尤其28周后要注意铁的补充。

预防孕妇缺铁性贫血，应注意从饮食中补充铁。动物性食物中肝脏、血及红肉类中铁的含量高、吸收好，蛋黄中也含有铁。蔬菜中铁的含量较低，吸收差，但新鲜绿色蔬菜中含有丰富的叶酸，叶酸参与红细胞的生成，叶酸缺乏可造成大细胞贫血，也可引起混合性贫血。肝脏中既含有丰富的铁，也有较丰富的叶酸、维生素A。维生素A对铁的吸收及利用也有帮助。每周吃一次动物肝脏对预防贫血是十分有好处的。

对于中度以上贫血，口服铁剂治疗也是十分必要的。除服铁剂以外，巨幼细胞贫血补充叶酸也很重要。孕妇服用小剂量叶酸有利于预防胎儿先天性神经管畸形和先天性心脏病。

今日学习：持续情绪焦虑的孕妇，其新生儿较多为低体重、爱哭闹、睡眠不安而消瘦

今日营养美食：清补的冬瓜煲老鸭汤

10月31日 第166天

今天一天上班很累，几乎没一分钟停的时间。我发现累了就会胃口差，好久没吐过的我又吐了。吐了后有点难受，喝了半杯水去睡了。

怕热，比以前更怕热。以前常自称是“温度不敏感动物”。现在可不一样了，宝宝是我的小“汤婆子”，在肚子里产生热量呢。

冬瓜煲老鸭汤：冬瓜400克、老鸭1/4只（切块）、瘦肉150克、鲜荷叶1/4张。这是道传统的家常汤，冬瓜清热利水，老鸭性平，鲜荷叶性平，一起煲汤有解表顺气、消解热毒、利水之用。适合夏秋季节食欲不佳、大便干燥和轻度水肿的孕妇食用。但烧的时候，最好把油去掉，不然脂肪量还是多了一点。

唉，上班是比在家里充实，可真的不能太“充实”了，太累了对宝宝不好啊。还好我是心态好、乐观的人，如果是心理承受能力差的人，就很容易得抑郁症。现在孕期和产后抑郁症的发病率可不低，我朋友中就有人得过。有些准妈妈觉得自己怀孕或产后变丑了、带孩子太辛苦了、家人对自己不够好了，各种原因都有，日日以泪洗面，这种抑郁的心理在外人看来会很莫名其妙，不能理解。但这种时候，家里人一定要耐心细致地关心孕妇或产妇的心情。当她们哭了、发脾气时，往往温柔地哄几句就好了；要是觉得她们无理取闹，不理不睬，甚至还和她们争吵，就会使抑郁更加严重，甚至造成不良后果。

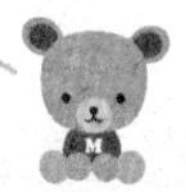

专家指南：

别让孕期抑郁导致不良妊娠

孕期心绪不佳有导致流产的可能。流产有一部分原因是孕妇焦虑、抑郁而使子宫收缩，影响胚胎营养，导致胚胎发育不良。在习惯性流产的患者中，这种因素更应该注意避免，因为越焦虑越容易引起流产，越流产越激发焦虑，情绪完全进入恶性循环中。阻断这种恶性循环的方法，一是查寻引起流产的病变加以治疗，二是同时进行心理治疗，即解除孕妇的思想顾虑。

难产除了许多不正常的生理原因外，孕妇的心理作用十分明显。中医学早有记载，《竹林女科》中写道：“心有疑虑，则气结血滞而不顺，多至难产。”焦急、恐惧、食饮不下会造成子宫收缩乏力、子宫收缩不协调、宫口不开、产程延长和胎儿宫内窘迫等情况。

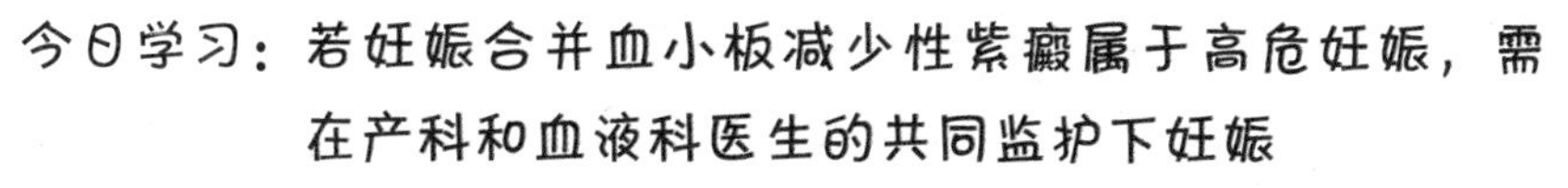

今日学习：若妊娠合并血小板减少性紫癜属于高危妊娠，需在产科和血液科医生的共同监护下妊娠

今日营养美食：同时适合宝宝和妈妈的荤素肉丸子

11月1日　第167天

24周了，腹围77厘米，体重54.5千克。上围增长中。

昨晚吐了，于是今天一早6点就饿醒了。也可能是给宝宝踢醒的？对不起，宝贝，你也饿吗？在踢我了。好啦，妈妈不偷懒了，起来我们一起找吃的去吧。先冲包西湖藕粉吧，先看下成分表（职业病啊）：藕粉、葡萄糖、莲子、桂花。要是平时，我不主张吃这类食物，纯碳水化合物，只有热量和糖分。但现在饿的时候，这是补充血糖起效最快的食物。冲好后等到能喝的温度时，加一大匙孕妇奶粉拌进去。不能先放奶粉，高温会破坏奶粉中的维生素。当然藕粉是要用开水冲的，不然冲不开。吃完明显感觉好点了，宝宝也似乎满意地轻轻动了两下。写好日记就去吃早餐。

上班看了个血小板减少症的患者，这个病在孕妇中也不少见。下班回家，天已经黑了，小区里桂树飘香，停在桂树边深深吸几口气，带一袖香风回家，很满意了。秋夜桂花香满袖……

晚餐的主菜是荤素肉丸子，蛮好吃的，老公一顿吃了大半盆。这是上次儿童营养学习班上蒋一方主任教的。做法是：土豆、胡萝卜蒸熟压泥，和肉末一起，调味做成丸子，油炸至表面结成金黄色即可，相当简单，不过味儿可好着呢！本来是一道适合宝宝吃的好菜，没骨头、易消化，不过我听了也馋，先练习起来，自己尝过了，将来再做给宝宝吃（这要等他两三岁之后了）。

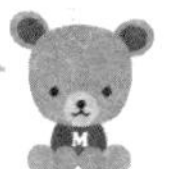

专家指南：

血小板减少症的饮食治疗

血小板减少是妊娠期较为常见的疾病，可能因多种原因而产生，如：用药不当（磺胺类药物可能引起），感染（可引起血小板量的减少），一些严重的血液系统疾病（如再生障碍性贫血、白血病）也可以出现血小板减少。如血小板极速减少，可以引起严重的出血，危及母婴生命。

在饮食方面，可经常将新鲜的花生米连红色的衣一起煮汤或煮粥，一同吃下，有升血小板的作用。另外，多食含丰富优质蛋白质、铁、钙、磷及维生素的食物，如木耳、海带、动物肝脏、蛋，避免食用腌制类和硬壳类食物，减少水钠潴留，减少出血。在生活起居方面，活动时注意安全，避免外伤。

在怀孕期，由于血液稀释的原因，可能血小板数量会有所下降，但一般还不至于发生严重后果，所以不必过于担心。另外，分娩时以自然分娩为好。当然，必要时，医生会考虑给准妈妈输血或血小板的。

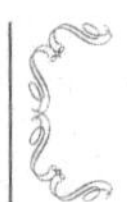

今日学习：体重指数=体重（千克）/身高（米）^{2}
今日营养美食：品种多样的猪肚胡萝卜汤、目鱼仔烧小排

11月8日　第174天

25周，腹围88厘米，体重55千克。

体重以每周0.25千克的速度增加，近阶段基本匀速。按日本优生学的观点，还可再少一点，不过我懒得刻意去控制饮食量了，吃得心情愉快也是很重要的。

今天用猪肚、白木耳、红枣、胡萝卜烧一锅好汤。猪肚胡萝卜汤——猪肚洗净，可用盐搓洗，用开水氽过，去除表面黏液，入高压锅和白木耳同煮，煮酥后加入胡萝卜、红枣，烧好后加盐调味。配上用目鱼仔烧的小排骨、清炒的豆苗和青菜。香得老公一出电梯就叫："香得我快饿毙了，快点吃饭！"哈，好得意。

目鱼仔烧小排，姜用完了，多放了几瓣大蒜头解腥气。没想到，烧好后，最香的就是这蒜头，两人抢着吃。当然，要不是我怕上火，他才抢不过我呢。

两个人吃的菜，不可能很多。我现在就尽可能在搭配上，多用一些品种，以达到食物的多样性，而且要尽量保证菜的新鲜。相对来说，食物的品种越多，越不容易出现缺这缺那的营养素缺乏症状。而且，准妈妈吃下去的食物中的营养素会在羊水中出现，胎儿从3～4个月开始就有吞咽的动作，羊水中的营养素会被他品尝到，当宝宝长大后尝到同样的味道，引起他反感的可能性就大大减少了。如果妈妈从来不吃某些食物，宝宝将来挑食的可能性也就会大大增加。

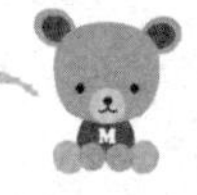

专家指南：孕期正常的体重增加

孕妇的体重一般情况下妊娠前14周平均无明显增加，之后每周体重增加0.25～0.5千克（这是比较简单的算法），整个孕期的体重增加应在10～12.5千克最为合理。

当然，如果孕前非常消瘦或肥胖，怀了双胎或以上，或是孕期出现了水肿、高血压、糖尿病等并发症，那体重增加就不是这么算了。

有时候准妈妈并没有特别意识到自己的体重超标，可能的原因是：①怀孕后乳房较平时增大了；腹部多了个宝宝，加上胎盘、羊水、脐带什么的重量；背部厚了一点、大腿根部也粗了一点；血容量较平时增加，也增加了一定的重量，这些体重增加不像平时那样容易从脸上表现出来。②准妈妈体力应该还可以，超重的体重还没有让你觉得特别疲劳，但如果体重持续地这样快速增加，到孕晚期，心、肺、肌肉、关节的负担都会增加，那就有可能出现胸闷、心慌、易疲劳等感觉了。

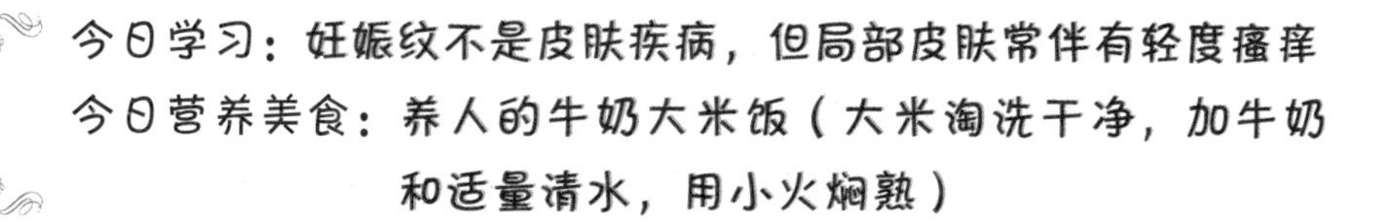

今日学习：妊娠纹不是皮肤疾病，但局部皮肤常伴有轻度瘙痒

今日营养美食：养人的牛奶大米饭（大米淘洗干净，加牛奶和适量清水，用小火焖熟）

11月9日　第175天

肚皮中线上黑色素沉着，很明显的腹中线，如果在以前就是剖宫产开刀的好位置呢。据统计，60%的孕妇肚皮上会出现这根黑线的。

头颈、面部也有色素沉着，鼻翼、下巴都有痘痘不时地发出来，甚至后颈部都会长痘，这是以前从来没出现过的。脸上毛孔也变粗了，朋友们都说我不如以前水灵了。没办法，当作是妊娠的正常反应吧，反正所有做了妈妈的人都安慰我说，生下宝宝后会慢慢恢复的。

好久没看电影了，去看《宝贝计划》吧，那个宝宝好可爱，不知道我的宝宝会不会也这么可爱？我猜一定会的。看到紧张处，宝宝在我肚子里也一起在动。

妈妈爱你，宝贝！怀孕期间妈妈变丑了，比以前差的那些，加在宝宝那里吧，让宝宝更可爱、漂亮就值了（产后补记：产后色素沉着真的大多恢复正常了，只有颈部的色素到3个月还没褪光，但也少了不少了）。

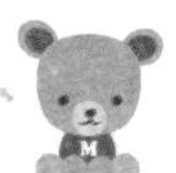

专家指南：怎样对付妊娠纹

妊娠纹对不少妈妈来说并不陌生。当怀孕五六个月的时候，妊娠纹就开始出现了，而当进入七个月时，由于胎儿迅速发育，妊娠纹也开始疯长了，而且不要只以为腹部有妊娠纹，大腿根部、臀部和胸部也照样会因为皮肤过度扩张而出现妊娠纹。想减轻或消除妊娠纹，就要提前做好控制。

科学饮食：皮肤属于结缔组织，其中所含有的胶原蛋白和硬弹性蛋白对皮肤的整个结构起着重要的作用。妊娠期间，皮肤内的两种蛋白受到破坏，使皮肤失去弹性。因此，整个孕期应远离甜食和油炸食物；多吃有利于合成以上两种蛋白的食物，如蔬菜、水果以及富含维生素C的食品。此外，也不要为了补充营养拼命吃东西，导致体重一下子快速增长，增加妊娠纹出现的可能性。

滋润肌肤：掌握合适的时间，配合正确的护肤品，对妊娠纹的预防有很好的效果。一是孕前3个月开始经常在腹部周围涂上护肤品，轻轻地按摩，为肌肤提供充足的养分。纯天然的防妊娠纹油、杏仁油、富含维生素E的麦芽油，以及从植物中提炼出来的精华素都可以用，能有效增强结缔组织的弹性和柔韧性，改善皮肤扩张能力。二是产后利用皮肤活力达到顶峰的时间，即每天8:00 ~ 12:00涂抹。

今日学习：在孕20～28周，若平均舒张压超过85毫米汞柱，则提示有妊娠期高血压疾病倾向

今日营养美食：秋季养生的山药蛋黄粥（山药磨成粉，加水调成浆，煮2～3秒，沸后加入蛋黄煮熟）

11月13日　第179天

中午有时出去到绿地散步或附近的菜场走走，适当的活动有利于血液循环，血氧含量会增加，对胸闷绝对是有好处的。

肚子里多了个宝宝，体力方面的耐受性的确下降了，以前走到五六层楼也没什么感觉，现在爬到3楼就有点气急了。心率也从平时的70^{+}次/分，增加到现在的90^{+}了（上班时）。血压今天是115/79毫米汞柱，平时95/65毫米汞柱左右。较平时高了点，但在正常范围内。

如果没什么器质性疾病的话，大多数孕妇在孕期的心率会增加一点，血压会上升一点。心率在100次/分以下是正常的，如果没有心律失常，超过一点的话，一般是属于窦性心动过速，只要没有无法承受的胸闷、气急，大多不必用药。

血压在130/90毫米汞柱以下也都是正常的。高于这个就有可能是妊娠高血压。如果再有浮肿和蛋白尿两者之一和高血压同时出现的话，就叫妊娠期高血压疾病，对胎儿有一定危害，不能大意。准妈妈应该听取产科医生的意见，必要时合理使用降压药。有些人认为是药三分毒，看到说明书上写着“孕妇慎用”，即使产科医生建议，也不敢去吃，结果反而因高血压引起早产、产时子痫等高危情况，甚至曾有临产脑出血、新生儿窒息这种极危险的病例发生。

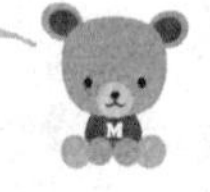

专家指南：

妊娠期高血压疾病患者的饮食注意

妊娠期高血压疾病是妊娠期高血压、水肿、蛋白尿综合征，是产科常见并发症之一，主要因全身小血管痉挛引起。虽然现在认为过量摄入食盐并非其起因，但对于妊娠期高血压疾病患者来说，饮食清淡，适当限制盐的摄入，对于避免水肿加重非常重要。

对轻度高血压患者来说，不必限制水分摄入，可以随意饮水。适当补充钙元素，有助于降压，减轻血管痉挛。少吃油炸食物和一些中医认为热性的食物，多吃淡豆浆和其他豆制品、芹菜汁等，也可以消肿和降压。此外，放松心情，保证充足的睡眠，参加适量的活动，对于缓解妊娠期高血压疾病症状也很重要。

今日学习：有习惯性流产的孕妇，或有流产、早产症状的孕妇不能做乳房按摩

今日营养美食：有益皮肤的黄豆猪手煲

11月14日 第180天

好多生好宝宝的朋友都会跟我说，等待宝宝出生的时候，天天盼他快点出现在自己面前，等真生下了，有时却恨不得把他再塞回肚子里，外出的时候还方便一些。呵呵，我有心理准备，不怕。

自从知道有宝宝了，安全意识比平时提高了好多，下楼时会看着脚下，减慢脚步，地铁人挤的时候，下意识地用手或东西挡着面前的人群。

开始偶尔有少量淡淡乳白色的初乳分泌了。

乳汁的分泌是体内雌激素、孕激素和催乳素共同作用引起的。少数人在孕晚期会有极少量的乳汁开始分泌，属于正常情况。

黄豆猪手煲：猪手2～3只，黄豆、调味料适量。猪手清洗干净，开水焯去血水，放冷水中用中火炖40分钟，然后加入黄豆，转小火炖1小时即可调味起锅。大豆中所富含的维生素E能够破坏自由基的化学活性，不仅能抑制皮肤衰老，更能增加皮肤弹性，防止色素沉着于皮肤。

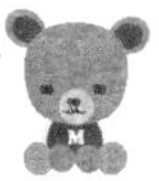

专家指南：乳房的护理

乳房护理很重要。孕妇的皮脂腺分泌旺盛，乳头上常有积垢和痂皮，强行清除可伤及表皮，应先用植物油涂敷，使之变软再清除。妊娠4～5个月后，每日应用毛巾蘸肥皂水擦洗乳头数次，以增加其弹力，并可使表皮增厚，从而耐受婴儿吸吮，减少产后乳头皲裂的发生。内陷的乳头在擦洗干净后，用双手手指置乳头根部上下或两侧，同时下压，可使乳头突出。乳头短小或扁平者则可用拇指与食指压紧乳晕两侧，另一手自乳头根部轻轻外牵。每日可进行10～20次，甚至更多。

但要注意，乳头按摩有可能刺激子宫收缩，有早产风险者不宜。

今日学习：产前常规检查在孕 24 ~ 28 周做糖筛，有高危因素者，可在孕晚期复查

今日营养美食：降血糖清火的苦瓜炒肉片

11 月 15 日　第 181 天

今天做了 GCT 试验（50 克葡萄糖负荷试验，也就是常说的“糖筛”，看患妊娠期糖尿病的危险性高不高），应该没事。果然，下午报告出来是 5.4 mmol/L（我们医院的参考值是小于 7.8 mmol/L，自从 2011 年起中国的诊断标准改变了，我们不再做 GCT，而是直接做 OGTT 了，即葡萄糖耐量试验）。

妊娠期糖尿病一般与孕期体重增加过多、饮食不节、少运动，还有遗传和年龄增加有关，可能造成多种胎儿或婴儿并发症的发病率增加，甚至可能致命。很多人以为糖尿病就是吃糖太多生的病，其实是一种误解。在孕期，血糖升高主要是由于内分泌改变引起的。肚子里的宝宝、自己长太多的肉、激素水平增高引起胰岛素抵抗，都增加身体的负担，而吃下去的过量糖分（包括碳水化合物）没有被及时消耗利用，就会引起体内代谢的不平衡。一半以上的妊娠期糖尿病患者，产后数天之内，血糖就会下降至正常水平。但如果不引起重视，不仅会在孕期威胁胎儿健康甚至生命安全，还会使自己日后患 2 型糖尿病的概率增高。只要血糖不要高得太多，食疗对大多数患者而言，是最安全有效的。

苦瓜炒肉片：将猪里脊肉切片，用蛋清、盐、淀粉上浆待用。把肉片划炒至变色，放入苦瓜煸炒，加入少许黄酒、酱油、白糖、高汤。用湿淀粉勾芡就可以了。如已患妊娠期糖尿病，则不宜上浆及勾芡，淀粉的血糖指数较高，有可能升高血糖。苦瓜有降血糖、清火气的作用，但孕妇不宜大量食用。

专家指南：妊娠期糖尿病

妊娠期糖尿病是指妊娠期发生的或首次发现的糖尿病。

妊娠期糖尿病发生是因为受孕以后分泌的激素在人体组织外周有胰岛素抵抗的作用，随着孕周的增加而增加，在怀孕 24 ~ 28 周时会达到高峰，因此医生会在这个阶段对孕妇进行有关糖尿病的筛查试验。

妊娠期糖尿病对母婴都有危害，表现在易发生妊娠期高血压疾病、羊水过多、新生儿低血糖、巨大儿和难产危险性增加等。饮食治疗是妊娠期糖尿病的主要治疗方法，还要注意：① 忌甜食，少油脂；② 每日总热量限制不宜过严；③ 碳水化合物不可太少；④ 蛋白质供给要充足；⑤ 无机盐和维生素的补给要充足；⑥ 限制钠盐的摄入；⑦少食多餐。必须搭配合理运动，仅 10% ~ 20% 的患者因饮食运动治疗效果不理想，要加用胰岛素治疗，但孕期慎用口服降糖药。

今日学习：胎儿发育至 5 ～ 6 个月时，便开始有视觉、听觉、触觉、嗅觉功能，此时是开始实施胎教的最佳时期

今日营养美食：荸荠粟米炒肉片

11 月 19 日　第 185 天

下雨了，有点冷，不过今天有一场不错的准妈妈音乐会在大剧院上演，全是莫扎特的曲子。虽然我自己没什么音乐细胞，去为宝宝陶冶一下情操也好。不指望宝宝成为音乐天才，开心就好。

我认为胎教是为了让自己开心为主，心情好时，体内就会分泌较多愉快的神经递质给宝宝，让他的神经系统发育得更好。

晚上睡得不太安稳了，近来每周有 1 ～ 3 天会起来上洗手间，睡眠中时不时会醒一下。美国的医生说，这是为宝宝出生后做准备，晚上要醒来喂奶。如果是这样，心里就安慰多了。现在只要听到什么是为宝宝好的，自己辛苦一点也觉得值得，也是母性的本能吧。

早餐：粥 1 碗、鲜奶 1 杯、咸面包干 1 片；上午：橘子半只；午餐：饭、红烧基围虾、青菜炒平菇、荸荠粟米炒肉片、小排山药汤；下午：山核桃仁一小包；晚餐：菜肉粥 1 碗、小刀切馒头 2 只、蒸饺 2 只、炒青菜、虾数只；睡前鲜奶 1 杯。

评价：今天吃的是普通牛奶，配方奶粉吃光了，但只要注意搭配，也能吃到足量的钙，如虾皮、豆制品、海产品等。

上午去买菜、做家务，所以中午胃口好，吃得不少。下午基本在休息，没怎么动，所以晚上少吃点。孕妇的饭量要和活动量成正比。

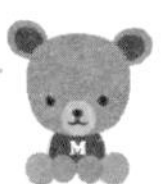

专家指南：胎　教

受过胎教的孩子有如下一些特点：不爱哭、能较早与人交往、较早学会发音、较早地理解语言、较早学会说话，还可防止分娩时出现麻烦。

目前，国内外广泛采用的胎教干预措施主要有以下几种：音乐胎教法、对话胎教法、抚摩胎教法、触压拍打胎教法、光照胎教法。

现代医学证实，胎儿确有接受教育的潜能，主要是通过中枢神经系统与感觉器官来实现的。孕 26 周左右胎儿的条件反射基本上已经形成。在此前后，科学地、适度地给予早期人为干预，可以使胎儿各感觉器官在众多的良性信号刺激下，功能发育得更加完善，同时还能起到发掘胎儿心理潜能的积极作用，为出生后的早期教育奠定良好基础。因此，孕中期正是开展胎教的最佳时期，万万不可错过。

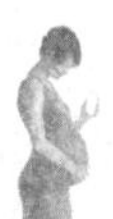

专题讲座：孕妇便秘的饮食防治

怀孕后，孕妇体内孕激素大量分泌，使胃肠道的平滑肌张力减低，蠕动减弱，延缓了胃排空时间，肠蠕动的减弱使食物残渣在大肠内滞留时间延长，水分被重吸收更多，粪便干燥坚硬，不易排出，腹部肌肉活动受限引起排便无力，便秘日久又可引起痔疮。到孕中晚期，胎儿的增大压迫了肠道，也减慢了肠道蠕动，直肠下段血管受压、曲张引发痔疮。孕前有便秘的准妈妈，孕后也常有便秘加重的情况。

在孕期防止便秘要注意：

- 多饮水，每天 7 ~ 8 杯（200 ~ 250 毫升 / 杯），可以是牛奶、豆浆、菊花茶、金银花茶等。可以在每天晨起时空腹喝一大杯温（凉）开水。但不要用果汁和饮料代替水。
- 多吃蔬菜，尤其是维生素和纤维素含量丰富的绿色蔬菜，如青菜、菠菜、芦笋、黄瓜、芹菜、豆类等，最好每天吃 500 克以上。
- 适量的水果，每天 200 ~ 400 克，最好是西瓜、梨、猕猴桃等。
- 适当地用粗粮来代替部分主食，如燕麦片、荞麦面、玉米、高粱馒头、全麦面包等。这些粗粮中除有丰富的膳食纤维，维生素 B_1 的含量也很丰富，维生素 B_1 可加强神经传导，增加胃肠蠕动。
- 中医认为孕妇体质多热，故产前饮食宜清，忌多食热性食物，如：油炸、烧烤等烹调方法会使食物更温热；辛辣口味的菜和调味品也都偏热性；羊肉、狗肉是肉类中最温热的；巧克力、炒货是零食中偏热性的；水果中龙眼、荔枝、山楂、木瓜、橘子、榴莲、芒果等多食也易上火。宜食：黄瓜、绿叶菜、芦笋等凉性蔬菜，西瓜、桃子、梨、猕猴桃、香蕉等凉性水果。 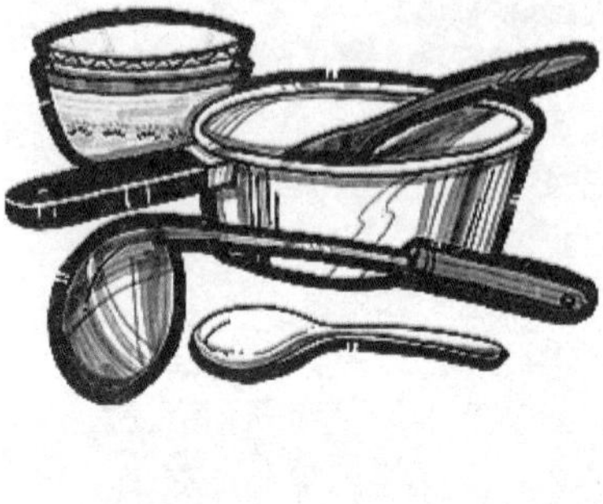
- 宜适当添加含脂肪酸较多的食物。各种坚果、植物种子，如杏仁、核桃、腰果仁、各种瓜子仁、芝麻等；脂肪含量较多的鱼。这些脂肪酸有润肠通便的作用。较适合食量不大、大便干结的准妈妈。可煮核桃粥、芝麻粥等食用。

- 选择含有低聚糖的，能促进肠蠕动的食物。如香蕉、蜂蜜、果酱、麦芽糖、某些配方奶粉等食品。适合食量正常、有便意、腹部胀气，但肠蠕动慢、排便困难的准妈妈和产妇。
- 适当用含活性乳酸杆菌、双歧杆菌的酸奶代替鲜奶，或选择添加含有双歧杆菌或乳酸杆菌等有益菌的孕妇配方奶粉。这些有益菌有助于平衡肠道菌群，减少有害菌在肠内产生的毒素。
- 适当地多活动，散步、游泳、走楼梯等，但要注意安全，避免对抗性活动。
- 生活有规律、心情要放松。紧张的情绪也可能加重便秘的程度。
- 千万不要轻易用泻药或灌肠，在孕晚期可能引起早产，除非产科医生认为有必要。

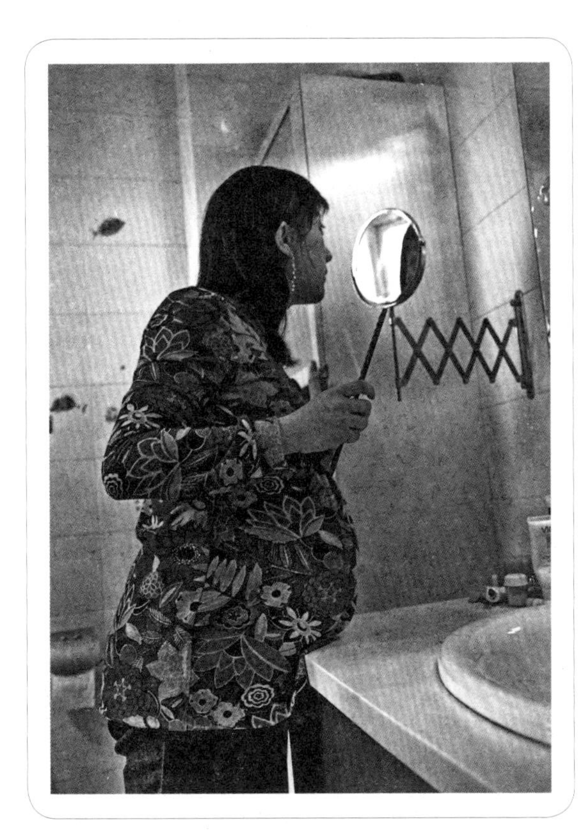

今日学习：尿路感染易致慢性或反复发作，孕妇要坚持复查，切不可自行停药

今日营养美食：清热利尿的竹蔗茅根荸荠瘦肉汤

11月24日　第190天

肚脐凸出来了，腹中线的色素沉着愈发厉害，尤其肚脐周围一圈，那个黑啊，像洗不干净似的。

本周有一半时间会晚上起夜一次，白天子宫也有不时压到膀胱的感觉，经常是才从厕所出来就又有尿意。要记得提醒自己经常做提肛动作，防止产时、产后或老了之后出现尿失禁。

由于子宫的方位、腹部韧带的强度及膀胱弹性、容量、感觉的灵敏度等因素的不同，每个孕妇对排尿的感觉是不一样的，大多数人孕早期会有尿频、夜间如厕次数增加的情况，到孕三个月左右减轻，孕晚期又明显起来。但也有少数人整个孕期都能保持一个晚上用不着起夜的好状态。

准妈妈们要记得不要憋尿，不要少喝水，如果水喝得少，可能诱发尿路感染，对于营养素的吸收也是不利的。

淡豆浆有利水消肿的作用，对于不慎已经发生有尿路感染的孕妇，可以把淡豆浆当水喝，每天饮用数杯。有轻度水肿的孕妇也可以每天喝一杯淡豆浆。但要记得，豆浆不能代替奶类。

竹蔗茅根荸荠瘦肉汤：胡萝卜 4 ～ 5 块、竹蔗（青色的甘蔗）一小段、瘦肉 250 克、荸荠（马蹄）6 个、干茅根 10 克。竹蔗、荸荠可清热解毒，茅根可清热利尿。此汤营养丰富，适合有水肿、尿路感染、贫血的孕妇食用。

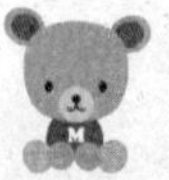

专家指南：准妈妈的饮水量

《中国居民膳食指南（2016）》建议成人的饮水标准是 1.5 ～ 1.7 升。孕妇适当增加饮水量，哺乳期妇女更多。

对准妈妈们来说，正确的饮水方法应该是：每隔 2 小时喝 1 次水，一天保证 8 次，共饮 1 600 毫升的水。不要只在口渴时才想起来喝水。

另外，要注意喝新鲜开水，新鲜开水不但无菌，还含有人体所需的十几种无机盐；尽可能地饮用温开水，特别是夏季，温开水有助散热，并能保持肠胃的蠕动功能。矿泉水、纯净水（蒸馏水）也可以饮用。不宜用饮料、果汁代替水。

今日学习：未熟透或发绿的土豆中含有生物碱，有致畸可能，孕妇不宜食用

今日营养美食：无铅更营养的豆腐杂菜皮蛋煲

11月27日　第193天

今天看到育儿书上有一句话：世上的爱都希望相聚，只有父母对孩子的爱，是以分离为目的的，越早让孩子独立的父母，越是成功，这是大自然的规律。看了很感动，也很伤感，将来长大他/她离我远去，独立生活，好舍不得啊！

今天起请了个钟点工，每天来做2小时的打扫工作，帮我做些我不太想做，或不方便做的家务。不过，做菜我还是自己来，我喜欢吃自己煮的东西。开心的是，可以把做菜前大部分的洗理工作交给别人了。

豆腐杂菜皮蛋煲：内酯豆腐一盒、杂菜半碗（胡萝卜、青豆、荸荠丁）、皮蛋一枚。豆腐用开水汆水后切小块，皮蛋切小块。杂菜用半匙葵花子油炒一下，放入豆腐、皮蛋，煮至沸腾，加盐、少许糖（根据口味）调味即可起锅。这道菜中钙及蛋白质含量丰富，且含有较多的胡萝卜素等维生素成分。但注意应用无铅皮蛋，以防重金属元素铅进入胎盘，影响胎儿的生长发育。

为保证食物的新鲜卫生，烧好的蔬菜一定要当天吃，吃不完宁可扔了也不要放隔夜。尤其是绿色蔬菜，其在气温较高的情况下，数小时后就会产生较多的亚硝酸盐，是导致腹泻甚至食物中毒、致癌的危险成分。禽肉类的荤菜一定要在餐后及时放进冰箱，下一餐吃的时候，充分加热。

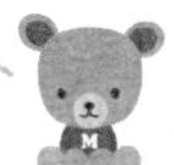

专家指南：菠菜的营养

菠菜的确是营养成分相当丰富的蔬菜之一，它含有较多的叶酸，叶酸在孕早期有预防胎儿神经管畸形的重要作用；相当多的维生素A，可以增强人体抵抗力，防止孕妇夜盲、干眼和胎儿小眼畸形等维生素A缺乏症；B族维生素也较多，可以减轻孕期口角炎、口腔溃疡等情况；其中含有较多的纤维素，有促进肠道蠕动，防止便秘发生的作用。

从上面所说的看来，菠菜是适合孕妇常食用的蔬菜之一，但是作为贫血的补充品，它却不太适合。菠菜中含有较别的蔬菜更多一点的铁，但这是植物来源的铁，人体吸收率并不高；此外，菠菜中含有较多的草酸，草酸可和食物中的铁和钙结合，反而会影响人体对铁和钙的吸收。因此，如果你已经贫血了，菠菜还是不要吃得太多为好。如果作为蔬菜的一种，在烧之前，最好先用开水汆一下，以减少其中草酸的含量更好。同理，有结石的患者不宜多吃菠菜。

孕中期读者笔记

孕晚期日记

Yunwanqi Riji

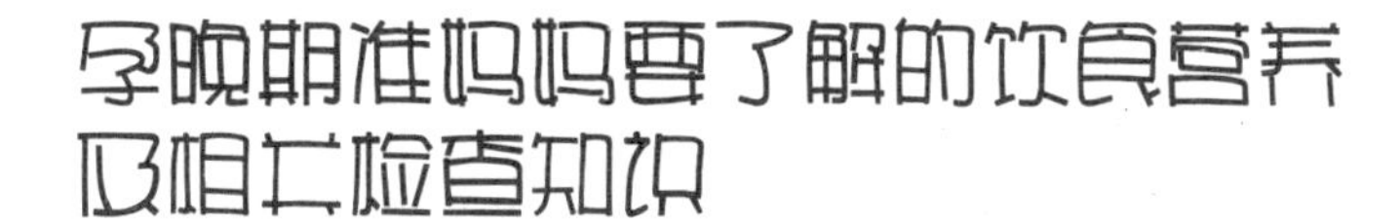

在怀孕的最后阶段，宝宝长得很快，各个器官都逐渐成熟，接近出生的状态。大多数孕妇食欲很好，但由于子宫增大，将胃从原来的斜位顶至几乎横位，胃的容量也可能减少了。每次吃得多一点就难受，可过一会儿又饿了。到最后一个月时，是胎儿皮下脂肪长得最快的时期，而且由于胎头开始入盆了，胃部会觉得轻松一些，食欲常常会更好了。

这个时期，主食量应依据准妈妈的活动量为标准，如果活动量较大的，饭量可以稍增加一些，如果体力活动很少，甚或是因宫缩、见红而在家保胎，很少动的人，饭量应与孕前持平，甚至可以少于孕前的量。

孕晚期，由于胎儿的快速生长，几乎所有的营养素都较孕前增加，饮食在各种食物适当加量的基础上，特别要注意均衡，不挑食、不偏食，荤菜蔬菜搭配，粗粮细粮结合。饮食宜少量多餐，可在三餐间适当增加不甜不油的点心、奶制品、豆制品、蔬菜等作为加餐。孕中期应注意补充的食物，孕晚期也都是需要的。其中，孕妇奶粉的量要加为一日两杯并分 2~3 次饮用，保证营养均衡摄入。

由于代谢旺盛，准妈妈自我感觉较热、多汗，有些人可能时感口干。可饮用一些不加茶叶的花茶，如菊花茶、芍药汤、玫瑰茶，或是水果茶、绿豆汤等。这些食物都有助于清热解毒，对准妈妈的皮肤也有一定好处。

孕晚期，由于子宫增大，腹部脂肪增多，皮肤可能来不及拉伸，有些准妈妈皮下纤维和血管断裂，出现妊娠纹，肚皮花花紫紫的，像西瓜表皮一样的花纹会一直延续到产后，但颜色会逐渐变淡，成为白色花纹。要防止妊娠纹，在饮食中要注意多饮水，宜多食含胶原蛋白丰富的食物，如白木耳、海参、肉皮、蹄筋等；还有维生素 E 含量丰富的杏仁、大豆、鸡蛋等食物，也有益皮肤；经常按摩皮肤或擦一些专门为孕妇配方的防妊娠纹的油也是有用的。当然，最重要的是防止体重增加过快和胎儿长得太大。

除饮食要注意外，还宜适当多活动。活动也以少量多次为好，可以提高血氧含量，防止胎儿缺氧，增加胎儿体质，改善因血液循环不佳造成的浮肿。忌长时间站立、坐及仰卧姿势，这些姿势会影响血液循环，增加胎儿缺氧、妈妈胸闷的可能。

注意保持心情愉快，积极准备母乳喂养。

孕晚期饮食禁忌

盐：孕晚期由于身体负担增加，胎儿压迫下腔静脉、血液循环不好等原因，较前几个月更易出现浮肿的情况。最常见的是下肢浮肿，严重者可有大腿、腹部甚至全身水肿的情况。食盐中的钠会增加体内水分的潴留，加重浮肿的程度。因此，这个时期应适当限盐，以每日不超过 6 克为佳，如有浮肿及妊娠高血压，可限制食盐在 3 克之内更为安全。

高钙饮食：孕晚期钙需要量较多，但孕妇不能因此而盲目地大量补钙。食物中的钙稍多，其吸收率就会下降，一般不至于吃到孕妇高钙血症的程度，但如果是过量地加服钙片、维生素 D 等药物，就较有可能造成钙吸收过量，母亲易患肾、输尿管结石；对胎儿也可能产生危害，可能得高钙血症，出生后，囟门过早闭合、额骨变宽而凸出，影响胎儿的头形、面形，甚至影响大脑发育。

高脂肪饮食: 胎儿发育的最后一个月是胎儿皮下脂肪生长最快速的时期，如果孕妇饮食中脂肪含量过高，势必增加胎儿肥胖的程度，过胖的胎儿在出生时易难产，可能造成母婴双方出现产伤的不良后果。而且脂肪摄入多，会升高血脂，增加准妈妈的心脏负担，有些人在产前易有心慌、胸闷、气急等心脏负荷过大的感觉出现。此外，虽然脂肪本身虽不会致癌，但长期多吃高脂肪食物，会使大肠内的胆酸和中性胆固醇浓度增加，这些物质的蓄积能诱发结肠癌，这些都不利于母婴的健康。

温热补品：孕妇由于周身的血液循环系统血流量明显增加，心脏负担加重，子宫颈、阴道壁和输卵管等部位的血管也处于扩张、充血状态。加上孕妇内分泌功能旺盛，分泌的醛固醇增加，容易导致水钠潴留而产生水肿、高血压等病症。再者，孕妇由于胃酸分泌量减少，胃肠道功能减弱，会出现食欲不振、胃部胀气、便秘等现象。这些，用中医的说法，统称为“内热”。

怀孕期间由于代谢快，孕妇易出现内热的情况。而在内热的基础上，如果准妈妈再经常服用温热性的补药、补品，包括一些温热性的食品（如人参、鹿茸、鹿角胶、桂圆、荔枝、核桃肉、羊肉、狗肉等），势必导致阴虚阳亢，气机失调，气盛阴耗，血热妄行，引起鼻出血、口干、口腔溃疡、脸上长痘痘等症状，还可能加剧孕吐、水肿、高血压、便秘等，甚至发生见红、流产或死胎等。例如"黄芪炖鸡汤"是一道传统的滋补益气药膳，是气虚者很好的补品，但有中医就认为临产的孕妇应慎食，否则可能影响胎头的正常入盆，造成难产。

☺ 孕晚期逐月营养

第七个月：开始进入孕晚期了。这时大多数孕妇会食欲很好，但由于子宫增大，将胃从原来的斜位顶至几乎横位，胃的容量可能也减少了。每次吃得多一点就难受，可过一会儿又饿了。这时可以考虑少量多餐，每餐不要吃得过饱，宁可过两小时饿了再吃一些点心或杂粮。

第八个月：这个月的饮食情况和第七个月时基本相同，食物品种仍尽量多一些，但注意荤菜应烧熟烧透，生鱼片、半生不熟的牛排、炒得不够熟的螺蛳等最好不要吃，万一有寄生虫就麻烦了。

第九个月：这个月的情况仍和上个月相似，这时由于体内代谢的加快，孕妇会比平时更怕热，易出汗，中医认为是体内有热的表现，应少吃羊肉、狗肉及油炸食品等热性食物。在夏秋等季节可以吃一些中医认为清热解毒的食物，如菊花茶、西瓜、黄瓜、枸杞菜、萝卜菜等。

第十个月：最后一个月是胎儿皮下脂肪长得最快的时期，而且由于胎头开始入盆了，胃部会觉得轻松一些，食欲常常会更好了。应注意控制体重，少吃甜食和油腻的食物，防止胎儿长成巨大儿引起难产等。在保证蛋、奶的基础上，饭量和平时差不多也就可以了，饮食清淡一些，也不用为准备分娩去刻意多吃什么补品之类的。

☺ 孕晚期相关检查列表

每次产检常规：尿常规、血压、体重、宫高、胎心；

30 周左右复查血常规；

34 周胎儿 B 超（脐脑血流）；

34 ~ 36 周开始，每周胎心监护；

38 周 B 超（脐脑血流 + 估计体重）；

40 周未分娩，加 B 超 1 次；

41 周未分娩，收入院，观察后用缩宫素（催产素）或人工破膜等方式加速分娩。如效果欠佳，考虑剖宫产。

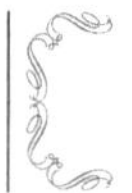

今日学习：在医生的指导下适当补充营养素
今日营养美食：低脂高蛋白质的鸡茸蘑菇汤

11月29日　第195天

今天进入第28周，可以每天工作7小时了，早下班1小时。当然，自己的工作还是得做完才行。每天干完活，和同事们挥挥手，说“bye-bye”，她们也都会很体贴地叮嘱我：“路上当心啊！”呵呵，还是蛮温馨的。在开心的环境里工作，对宝宝是件很好的事。怀孕了，真让我不上班，呆在家里，除了写写画画、烧烧菜、上上网，还真是会觉得没劲呢，我毕竟是个怕寂寞的人啊。

腹围91厘米，宫高26厘米，体重56.5千克。这是进入孕晚期的指标。

回家烧个鸡茸蘑菇汤吧，不加奶油的。

鸡茸蘑菇汤的常规做法是：鸡胸肉剁成茸（可以用搅拌机搅打），蘑菇少许用开水烫后，切片备用；面粉、黄油、生奶油各50克，锅烧热，先放进黄油融化后，转小火，加进面粉翻炒，加入生奶油，制成油面酱；在锅里加一点黄油把鸡茸炒半熟，加进高汤（实在没有就用开水，放点高汤块或者是鸡精），煮热后，加进炒好的油面酱和蘑菇，搅拌均匀，烧到汤汁变稠，就可以出锅了，临喝的时候加点盐和胡椒粉。

我的烧法：用色拉油一小匙（10克左右），将鸡茸和蘑菇炒一下，加入鸡汤或开水（鸡汤需是热的），大火烧15分钟后加牛奶1杯，加盐、少许白胡椒粉，再烧沸即可。这种烧法没有西餐厅的汤浓，因为没有加入油面，但因为加了奶，也是又香又白的，钙更多，蛋白质也增加了，而且脂肪少很多，更健康安全。

孕晚期，胎儿发育基本成熟，要适当控制进食量，特别是高蛋白质、高脂肪的食物，以免给分娩增加困难。此外，脂肪性食物里含过多的胆固醇，会使血液的黏稠度急剧升高，血压升高，准妈妈可能会因此出现高血压病症。

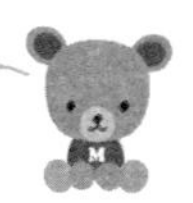

专家指南：

孕晚期宜用少食多餐的饮食方式

孕晚期胎儿发育得非常迅速，准妈妈的肠胃受到日益增大的子宫的压迫，常感觉食欲不振，再加上肚子愈来愈大，用餐、行动等方面都会感到不便。但是，孕晚期母体营养需求处于最高峰，要避免营养摄取不足，可以采取少食多餐的饮食方式，并选择容易消化的食物，多饮孕妇奶粉。一天甚至可以进食6~8餐。

今日学习：孕晚期要多吃点动物肝脏、蛋、蔬菜等食物，以避免缺铁性贫血

今日营养美食：通乳抗毒的干烧明虾

11月30日　第196天

早餐：鲜奶1杯、火腿面包1只；午餐：菜肉馄饨12只、辣肉丝30克；下午：孕妇奶粉1杯；晚餐：饭（米）80克、干烧明虾1只、芹菜肉丝、青菜、豆腐、鸡汤；晚餐后：橙1只半；奶1杯。

评价：总的说来还可以，维生素相差得不多，但欠平衡一点。

干烧明虾：先将鲜明虾处理干净；锅内放油，烧至六成热，放入明虾，煸到虾壳变红时盛出；把葱花、姜末、酒酿煸出香味，下明虾，再加黄酒、糖、盐、胡椒粉和清水200克；用旺火烧开，改用小火烧至汤汁转浓，用水淀粉勾芡，淋入米醋、芝麻油。也可以用现成的干烧明虾酱，加少许油，烧热后下明虾，再煮5分钟即可。这是营养师的懒人做法。虾含有对心脏活动有调节作用的镁，且富含磷、钙，通乳作用较强，是十分适合准妈妈和新妈妈的食物。

本周以来，有时会出现不规则的局部宫缩，表现在腹部的某一个部位突然收紧一下，硬一小会儿，不过不是很硬，不痛。这是正常现象，是子宫自己在开始练习宫缩，为分娩做准备了。宝宝现在应该有1千克了吧，头估计比妈妈的拳头小一圈，皮肤红红的，皱皱的……复习着产科全书的章节，不禁在脑海中想象我的宝贝小西瓜现在的样子了。

有研究说，28周左右，胎儿会做梦了。小西瓜，你在做什么梦呢？梦里有妈妈吗？在妈妈的子宫里，听着妈妈咚咚的心跳、叽里咕噜的肠鸣音，在想好吃的还是好玩的？现在和你的交流，只能是隔着肚子摸一下，拍拍，和你说说话，到什么时候，你能和妈妈讲话了，告诉妈妈你在肚子里想什么就好了……

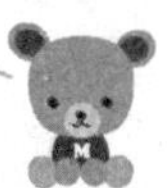

专家指南：假性宫缩

子宫出现收缩现象就叫宫缩。从怀孕开始，子宫会自然出现零星且不规则的收缩。这种宫缩通常强度不强，准妈妈也不会感到疼痛及造成子宫颈变化。在医学上称这种收缩为“Braxton Hicks 收缩”，通常可以称其为假性宫缩。

在孕晚期，经常会出现假性宫缩，其特点是强度弱，每次不超过30秒，也无一定规律，时密时疏。这样的宫缩不伴见红或流水，宫口也不会开大。只要准妈妈没有腹痛、出血等，不用担心。但要注意数胎动次数，如果胎动次数异常，还是去做一下胎心监护。

今日学习：大多数孕妇在孕6个月时，罩杯达到最大，胸廓也明显增大

今日营养美食：清火美容的菊花豆腐蛋汤

12月1日　第197天

近来几乎每天都有人走来对我说，我比以前难看了，自信心难免受点打击。照照镜子，脸上好多痘痘，是不好看。不过想想，反正自己也不是靠脸吃饭的人。不过为此饮食上颇注意忌口了，辛辣、油炸和香料类食品都不吃，多食梨、黄瓜等凉性食物，但似乎无明显改善，可见我脸上发的小痘痘还是与体内激素水平改变有关。

当然啦，脸有点变形可不表示我会放纵自己的形象。至少，人看上去总要清清爽爽的吧？上海话里讲的“山青水绿”就是我打扮的目标了。人矮、腿相对短，穿衣的比例一定要注意。衣服在宽松舒适的基础上也一定要合身才行。

亲爱的小西瓜日长夜大，上周试过一条妈妈的棉毛裤还有余地，今天穿起来就已经全包在肚子上了。文胸也又要买新的了。

在内衣专卖店里，跟营业员阿姨学了一点新知识，比如75C和80B的罩杯是一样大的，但80B后面的带子长一点而已。怀孕了，如果两个尺寸都可以用，应该选80B的，不要把胸勒得太紧。

菊花豆腐蛋汤：水烧沸，加入豆腐丁、胡萝卜（如切花片更好看），打入蛋花，撒入用盐水浸泡过的新鲜菊花瓣。如无现成的鲜菊花，可用泡好的杭白菊。

菊花有清热解毒和美容的功效，是孕妇可用的、不错的美容药膳。可是很遗憾，在我脸上好像没明显效果。当然，我这个人耐心不够，三五天才吃1次。要想食疗有效，也需像吃药一样，规律食用，用到一定的量才有可能。

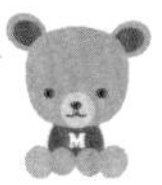

专家指南：准妈妈文胸的选择

为自己选择合适的孕期文胸很重要。选买文胸时，要考虑适当放宽尺寸，因为随着乳房的增大和腹部的隆起，文胸尺寸可能会增大1～2个尺码（罩杯和胸围尺寸都会增加）。所以在试穿文胸时，把扣子扣在最紧的那档，这样如果你的乳房增大了，你可以扣到第二、第三档。如果你准备进行母乳喂养，可以去买能从前面解开的哺乳胸罩。如果你决定在分娩前就买好哺乳胸罩，尤其要记住这个“宽裕”原则。

准妈妈也会发觉自己现在穿有硬钢托的胸罩不那么舒服了。为了避免皮肤的擦伤，应挑选质地柔软、乳头附近没有缝线的胸罩。棉质胸罩比人造纤维的要舒服些，透气性也会更好。建议去大的百货商场或母婴用品商店，请有经验的售货员帮你选择。

今日学习：可以从孕 4 ~ 5 个月后使用托腹带，减轻母体负担
今日营养美食：补钙的芝麻肉蛋卷（芝麻拌入肉糜中调好味，蛋液摊成蛋皮，卷入肉馅，切成一条条蒸熟）

12 月 4 日　第 200 天

小西瓜这两天动得不少，越来越明显了，西瓜宝贝你好啊，妈妈把爸爸也叫来每天给你做胎教好不好？书上说了，胎儿很喜欢爸爸低沉浑厚的声音的。

肚子明显了，可以用手捧着肚子在房间走来走去的，蹲下和坐得较低的时候，已经可以把肚子搁在腿上了，真好玩。如果要用托腹带就是时候了。不过我平时经常运动，腹肌还好，产科医生也都说我腹形还不错，目前还没有特别的腰酸感觉，暂时用不着。

腰酸和姿势的关系是很大的。怀孕后随着子宫不断增大，身体重心渐渐向前移，在站立或走路时，为保持重心平衡，准妈妈自然而然将肩和头向后仰，胸部挺起。这种姿态造成脊柱过度前凸弯曲，腰部肌肉过于疲乏，所以感到疼痛。准妈妈应注意休息，避免长时间地站立和步行。站直、坐直，脊柱基本保持垂直状态，腰背部肌肉受的力就相对少一些，不易疲劳。腰痛严重的，可用腹带托起增大的子宫，减少腰肌张力。如果腰痛同时伴有右下腹部疼痛，并且疼痛延伸到右侧大腿，还有尿频、尿急等症状，应及时就医。孕期饮食要注意均衡，注意适当补钙和一些微量元素。当然，很重要的一点，体重不要太重，不然不只是腰，全身各个关节受的压力都会增加。

专家指南：孕期坐骨神经痛

怀孕后发生坐骨神经痛，多数是因腰椎间盘突出引起的，这与怀孕期间特殊生理有明显关系。一是孕妇内分泌激素发生生理性变化，使关节、韧带松弛，为分娩做好准备，无形中使腰部的稳定性减弱；二是胎儿在子宫内逐渐发育长大，使腰椎负担加重，并且这种负担持续存在，直到分娩。在此基础上，如果再有腰椎间的劳损和扭伤，就很可能发生腰椎间盘突出，从而压迫坐骨神经，引起水肿、充血，产生坐骨神经刺激征——坐骨神经痛。

准妈妈应首选硬板床休息和做牵引治疗；常规的佩戴腰托容易限制胎儿活动，不利于其发育，故不宜选用；由于活血化瘀的中药会影响胎儿发育，也应禁止使用。严重的临产时则建议考虑剖宫产的分娩方式，以免加重病情。预防的关键在于孕期劳逸结合，避免做剧烈的体力活动，尤其是在临产前 3 个月。平时最好采用侧卧位睡觉，平卧时要在膝关节下面垫上枕头或软垫。

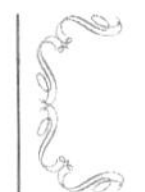

今日学习：孕妇体操和锻炼方法都应该在医生的严格指导下进行
今日营养美食：富含氨基酸的香菇鲫鱼汤

12月7日 第203天

孕29周多了，体重增加了7千克。进入孕晚期这段时间，感觉腹围大得不快，但宫高上来了，肚子逐渐向胸部挺进了。臀部比以前大了一点点，而且有点向下的趋势，大腿的两侧也出现了小块的赘肉，应该是怀孕后缺乏锻炼的结果吧，是不是应该考虑加强一下锻炼？不过，这有点小难度，体操教练告诉我，只能做手臂的小力度的力量训练，如拿个1～2磅的小哑铃动动什么的，不宜做身体中段需要屏气的运动。呵呵，不行就再说吧，等生好了再来做形体的恢复锻炼。

一种很有私心的感觉，宝宝在我肚子里，是我一个人的宝宝，等他出生之后，就不再是我一个人的宝宝，而是全家的宝宝了，再之后他的成长也转瞬即至，时间更会过得如飞……很珍惜宝宝在肚子里和他独处的时段。做妈妈的我，真不想错过他成长的每一段过程啊！

一个人的游戏（宝宝是我的一部分，暂时我们算一个人）：抱着肚子在房间里走来走去，肚子还不重，抱着它的感觉很好，想着自己就是隔个肚子在和宝宝玩，偶尔会和他说几句话，兴之所至，背两首古诗给他先听听。

每天沐浴的时候，把手放在肚皮上接水，让宝宝在里面听水声，将来他一定也会喜欢洗澡、游泳吧？

阳光明媚的时候，坐在外挑窗台上，对宝宝说：“宝宝早上好，我们一起晒个太阳。”

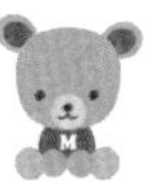

专家指南：高营养的香菇

香菇是一种高蛋白质、低脂肪的“健康食品”，它富含18种氨基酸，其中人体所必需的8种氨基酸就占了7种，而且多属于L型氨基酸，活性高，易吸收。香菇中还含有30多种酶，有抑制血液中胆固醇升高和降低血压的作用。香菇中含有的干扰素诱生剂能抑制病毒的繁殖。香菇中有一种物质能作为一种抗体阻止癌细胞的生长发育，对已突变的异常细胞也具有明显的抑制作用。香菇中含有的腺嘌呤，可降低胆固醇、预防心血管疾病和肝硬化。孕产妇经常食用能增强机体免疫力。

香菇的食用方法很多，可以单独食用，也可与鸡鸭鱼肉相配；可以通过炒、烧的方法烹调出美味的菜肴，也可通过煮、炖的方法做成鲜美可口的汤吃，其中最适合孕产妇的食用方法就是煲汤，不仅不会刺激胃肠道，还有利于营养物质的消化吸收。浸泡香菇不宜用冷水，因为香菇含有核酸分解酶，只有用80℃的热水泡浸时，这种酶才能催化香菇中的核糖核酸，分解出具有香菇独特鲜味的5-乌苷酸。

今日学习：中医认为，滋腻及辛辣炙热之食，助湿化热，易致胎动、胎漏、胎肥、难产

今日营养美食：品种丰富的鸡汤火锅

12月9日　第205天

今天下班前后，一直有点宫缩，腹壁的张力感觉较大，没到难受的程度，但肚子总有些紧紧的。回家的路，我走得相当慢（比平时慢些），到家坐一会儿，不敢做什么大动作，洗漱干净后就早早地坐在床上了。

想织件毛衣给老公，不过没好好学过，自己瞎尝试，一个起针就拆了3次了。呵呵，其实是想先拿老公当试验品，成功了，以后就可以给宝宝织毛衣了。正好给我练习的机会。用最粗的针，最粗的绒线，呵呵，可以织得快一点。不过也不急，反正新生儿并不适合多穿毛衣，等他稍大点吧。新生儿不适合穿毛衣，衣服上的纤维较多，如果宝宝将纤维吸进鼻子，会不舒服，而且如果宝宝有过敏体质，也增加哮喘的危险性；粗糙的毛衣还可能会诱发湿疹。最好给新生的宝宝选用全棉的、相对平整、少或无装饰品的衣服。

今天在弟弟家吃火锅，鸡汤做汤底，吃了一碗饭，四五块鸡肉，别的就是各种各样的蔬菜了，萝卜、白菜、菠菜、茼蒿、海带、金针菇、香菇，吃得又暖和又舒服，真不错。当然，还有一点别的菜调剂一下，不过都只吃了1～2口。

专家指南：孕期可以吃火锅吗

很多来看门诊的孕妇朋友都会问我，在孕期可以吃火锅吗？可以。其实尤其是冬天，火锅是不错的选择，但是要注意的是：① 荤素菜的比例和食用的量应该适当，蔬菜至少是荤菜量的一倍。② 最好少吃粉丝粉条，质量差的粉丝类食物可能含铝多，不利于胎儿的智力发育。③ 要尽可能烫到熟透，不能求嫩求鲜，防止寄生虫或虫卵入侵。④ 调料少用，至少不要用得口味过重，香辣锅底也就暂时算了吧。⑤ 搭配的饮料要注意，不宜饮用含酒精的或可乐类含咖啡因的饮料。可以喝点果汁，补充维生素C又清火。但不宜无节制地喝，多喝几杯白开水没坏处的。⑥ 别忘记主食。可以在火锅里下一些馄饨、水饺、年糕、玉米等淀粉类食物代替米饭作为主食。⑦ 火锅的汤底不宜多喝，各种荤菜中的脂肪及胆固醇都溶在火锅汤底中，脂肪含量相当高；长时间烧煮后，蔬菜中的一些可溶性物质在汤里会生成亚硝酸盐等致癌物质。⑧ 防止烫伤，准妈妈的反应有时会慢一点，自己小心，不要心急烫伤口腔或手。

今日学习：孕晚期要摄入足量的维生素 B_1，维生素 B_1 不足，容易引起呕吐、倦怠、乏力，还可影响分娩时的子宫收缩，使产程延长，分娩困难

今日营养美食：美白的苹果番茄黄瓜泥

12 月 10 日　第 206 天

洗澡时吃惊地发现，色素的沉着不只在面部、头颈，连腋下、腹胸之间也都是，而且有一条条黑皱纹明显地出现，像好久没洗过澡的样子，一点办法也没有……（后记：分娩之后，每天都洗澡，色素也渐渐地消褪了不少。最神奇的是满三个月的某一天，肚脐里的黑色，像搓老垢一样，一搓就突然洗掉了。生宝宝真是件神奇的事）

粉碎机放在壁橱里好久没用了，今天拿出来，打了一大杯苹果番茄黄瓜泥。这三种都是维生素较多的蔬果，削去皮（防止农药摄入）一起打成泥，营养不流失，又都有一定的美白效果。榨汁就不合算了，营养成分中的纤维素和果胶、无机盐就大大损失，都从渣里逃走了。胡萝卜也可加入，不过今天没买。当然，心里虽然也会想白一点好看，但不会指望吃一杯果汁就白了。不过，话说回来，孕期美白的化妆品、美容液什么的最好不用，听说里面都会有铅或其他重金属的成分，对胎儿可不好，不能为了妈妈想要好看而害了西瓜宝贝啊！

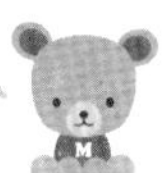

专家指南：孕期沐浴注意事项

对准妈妈来讲，适时、适合的沐浴能促进血液循环，洗去一天的疲劳，保养皮肤。在孕期，由于准妈妈身体的特殊性，需要讲究沐浴的方式。

- 水温温差不要过大：对孕妇来说，一般水温应当控制在不低于 38 ℃，但不宜过高。孕妇夏季不宜洗冷水澡，因为太冷的水会刺激到子宫，导致子宫收缩，造成早产、流产等现象。冬季天气寒冷，气温低。正确适应温差的方法应当是提早进入浴室，先慢慢适应浴室内逐渐升高的气温，再沐浴。
- 控制沐浴时间、次数：每次沐浴的时间不要过长，以 10 ~ 20 分钟为宜。
- 不要坐浴：坐浴容易使细菌进入阴道，造成阴道炎、附件炎等疾病。再者，怀孕期间，孕妇本身体重增加，行动不方便，如果采用坐浴，孕妇起身站立时需费很大力气，也易一不小心因用力过度失去重心而滑倒，这样有可能跌伤胎儿。
- 注意浴室通风：通畅的空气可避免因缺氧而导致孕妇头昏晕厥、摔倒。
- 使用孕妇沐浴乳或婴儿沐浴露：选用无刺激的沐浴品对皮肤的伤害性小，安全可靠。

今日学习：正常孕妇每日的盐摄入量以 5 ~ 6 克为宜
今日营养美食：口味清爽的菊花蒸茄子（菊花水泡开，与茄子一起隔水蒸熟，加麻油、盐、醋拌匀）

12 月 11 日　第 207 天

天冷了，没有外套可以穿了，以前的冬装没一件拉得上拉链、扣得上扣子了。秋天还可以把风衣敞开，冬天就……外面卖的孕妇冬天穿的外套，不是贵得太离谱，就是太卡通，不适合上班穿。妈妈说，她帮我改做了一件长棉袄，把它修短成中长外套，截下的部分竖起来加在腰上，哈哈，等于又有新衣服可以穿了。

今天和同事在外面吃的川菜，调味太重，自己反省。怀孕了会有突然很馋的时候，何况和好朋友一起吃饭聊天也是种享受，怀孕了，我还是个社会人嘛，要和朋友们有交往才行。她们都很体贴我，选择吃饭的地方大多随我的口味，但也不能每次都吃清蒸白煮的菜吧，我偶尔也会想吃顿香辣的菜，换换口味啊。下不为例，呵呵。

孕晚期，有些准妈妈会出现妊娠中毒，表现为高血压、水肿、蛋白尿等，这些情况的发生主要是因体内水钠潴留，因此要合理地减少盐的摄入。怎样做到减少食盐，又不影响准妈妈的胃口，从而保证胎儿的营养供应呢？① 若有两种以上菜肴，只在一种中撒盐。② 炒菜时不要先放盐，菜将熟时再将盐直接撒在菜上。③ 利用酸味刺激食欲，如用醋凉拌菜。④ 做鱼、肉类食品要注意色、香、味俱佳，尽管少盐也能增进食欲。⑤ 肉汤中含丰富的氨基酸，可以诱发强烈的食欲。

专家指南：

准妈妈不宜多食味精

味精的主要成分是谷氨酸钠，一般还含有部分食盐。某些高鲜味精中加放核酸作为增鲜剂。这些成分在一定的量范围内来说基本是安全的，因此不必因为菜中放过味精而过分紧张。

但在孕期食用味精的确不宜过量。一些研究认为，过量的谷氨酸钠可能会减少人体对锌的吸收，而锌是胎儿发育需要的微量元素。因此，含有较多味精的薯片、虾条等膨化食品也应少吃。

炒菜和煲汤时，可适当少放些味精，提高鲜味。但没必要每个菜都放，如：① 用高汤煮的菜，鸡汤、海鲜等。② 味精在酸性条件下不易溶解，酸味菜放味精，不易得到增鲜的效果。③ 在碱性较强的海带、鱿鱼、海参、虾仁等菜肴中不宜加入味精，碱性会破坏味精的成分，减少鲜味。

鸡精、鱼露等调鲜剂也含有一定量的谷氨酸钠，可以用其代替味精。味精应在菜肴即将炒熟时加入，温度不宜过高。如温度超过 120 ℃时，味精中的谷氨酸钠就会焦化，这不仅没有鲜味反而还产生一定毒性。

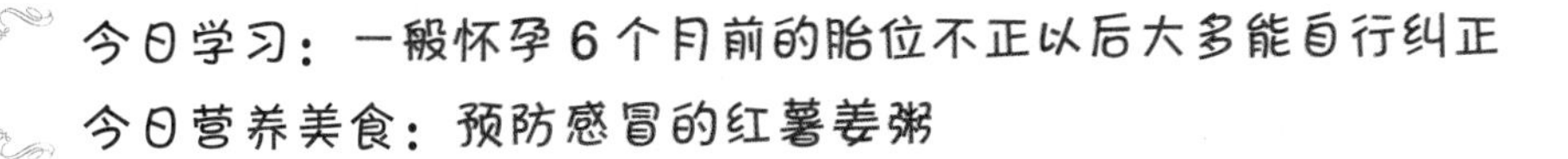

12月14日 第210天

真的做好做父母的准备了吗？我经常在心里这么问自己。我对自己还是比较有信心的。老公呢？不知道他成熟、镇定的外表下面，会不会有心虚、心慌？未来还是个未知数，只能走一步看一步的。

怀孕以来，第一次饿醒。今天凌晨4点起来上洗手间时，肚子就咕咕地叫了。热了杯奶加2片葱香饼干先垫垫饥。想了想，是昨天晚上没吃好，量吃得不少，但没吃主食。下次要注意了。

每个人的食物摄入量、消化速度不一样，这种感觉是不同的，有些人怀孕3个月就会半夜起来吃东西了。不论什么月份，饿了还是要吃些东西的，但要注意半夜里最好不要吃奶油蛋糕、曲奇饼等又甜又油的点心。

今天又到产科检查的时候了，苏主任说宝宝大小正好，胎心148次/分，血压120/80毫米汞柱，体重57千克，也增加得正好，腹围92厘米。宝宝目前是偏斜的头位（就是头向下斜躺在我肚子里，生之前应该会正过来，头向下的）。

有的妈妈因自己的胎儿现在还是头朝上而担心临产时胎位不正，其实，这时的胎儿可以自己在妈妈的肚子里变换体位，有时头朝上，有时头朝下，还没有固定下来，大多数胎儿最后都会因头部较重，而自然头朝下就位的。如果需要纠正的话，产前体检时医生会给予适当指导的。

天气有点冷了，今天做个红薯姜粥吧，预防感冒。把一个大红薯削皮后切成小块，一块生姜切成薄片，加水六碗、米一把，煮熟后可以全家食用。

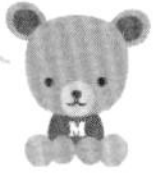

专家指南：

孕期父爱也很重要

研究发现：胎儿特别喜欢听爸爸的讲话声、唱歌声，喜欢爸爸的抚摸。所以一些心理学家提出一项极为有益的建议，请爸爸给胎儿讲话，创造那种与出生后的婴儿建立亲切、深厚感情的先决条件。由爸爸对胎儿讲话，这首先是父爱的一种具体表现，胎儿能够通过听觉和触觉，感受到不仅有母爱，而且还有父爱的温暖，这对于胎儿的情感发育具有莫大的好处。父亲抚摸胎儿并同他说话，这对母亲的心理也是一种极大的安慰。这种天伦之乐是孕育、养育、教育孩子的最好气氛。

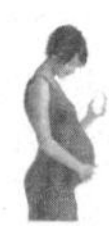

专题讲座：冬季准妈妈要合理进补

在冬季，很多地方的外界平均气温都在 0 ℃左右或者更低，这对于本来就负担了两个人营养代谢的孕妇来说，身体面临着更大的挑战！中医认为冬季气候寒冷，阴气盛而阳气衰，故冬季进补正当时。但是对于准妈妈这个特殊的人群来说，怎样利用这个大好时节合理进补呢?

冬季进补是中医学的养生之道，中医认为，冬季进补有平衡阴阳、疏通经络、调和气血、养精蓄锐之功效，可以促进体内的营养吸收。但进补不是简单地吃补药补品，而是根据自身的体质和需求，虚则补之，要补的是平时摄入不足的缺口，对于身体强壮的人来说，不必刻意进补。对于体形肥胖或孕期体重增加过多的人来说，即使是冬天也要适当控制饮食。

1．冬季准妈妈合适的食物量　冬季气温较低，人体为了保暖会增加体内的代谢，胎儿的生长发育也需要母体提供比平时更多的营养物质来供其生长，因此冬季的饮食量可以适当较春夏季多一点。但要注意，作为哺乳动物的本能，冬天是囤积脂肪的大好季节，很多准妈妈怕冷不大出门，天天在家不动弹，很容易在养育胎儿的同时，养出自己的一身肥肉来。而且，饮食量是因人而异的，不要盲目地把别人的量作为自己的衡量标准。相对来说，个子高的人比矮一点的需要量要多一些；运动量大的人，比活动少或卧床保胎的可以多吃些；胃肠道吸收功能好的人比吃很多但不长肉的人可以少吃一些。总的来说，用自己孕前的食量作参照，孕前正常体重的人和孕前吃得差不多也就可以了。在孕早期，如果活动量大大减少或是躺在床上不动的人，比孕前吃得少一些也是可以的。孕中晚期，考虑增加奶、蛋等蛋白质丰富的食物，主食可少量增加，甜食、油炸食物应少吃为好。

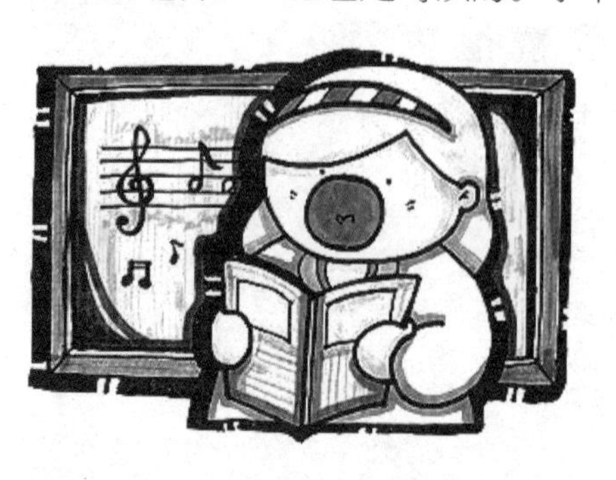

可以适当增加热量的摄入，但应在保证一定活动量的基础上增加，不然光吃不动，一定会长肥肉的，对宝宝的健康也是有害无益的。三餐不宜

过多，可以在三餐间，少量食用点心增加一些能量摄入。适当多喝有营养的汤水，荤汤表面的浮油则要尽量去掉。可以经常煮一些红枣汤、赤豆粥、血糯米粥之类的点心吃，糖要少放，不论冰糖还是红糖。

最重要的是，在适当运动的基础上，选择适合自己的饮食量。

2．冬季适合准妈妈的营养补品　从营养素的需要量来说，孕妇冬季的营养需求和其他季节并无不同。在三大营养素分配中，可以适当增加一点碳水化合物的比例，但每餐不宜过多，可以用加点心的形式增加一些能量，蛋白质还是要保证，脂肪不宜过多，防止肥胖的发生。传统中医用的冬令补品，大多是不适合孕期的，如人参、当归、羊肉、狗肉之类的，都是热性的，孕妇体内代谢旺盛，体质大多会较热，再吃这类的补品很容易出现便秘、鼻出血、甚至见红或宫缩的危险。因此，准妈妈一般冬季不宜自己随便吃中药的补品或膏方，实在想尝试，也最好在中医把脉问诊后，根据体质适当添加。孕妇配方的多种维生素和孕妇奶粉仍是可以适当增加食用量的。

3．不同孕期准妈妈冬季特别需求的营养成分　准妈妈在冬季，尤其是北方的冬季，易出现新鲜的蔬菜水果摄入不足的情况，特别是绿叶蔬菜的量不注意就会吃得少了。因此，在蔬菜供应相对不足的北方，要特别注意叶酸的补充，如果食物中不足，可以用叶酸片以 400 ~ 600 微克 / 天的剂量补充，但注意不宜用 5 000 微克的量，那太多了。

冬季准妈妈怕感冒，很多人减少了户外活动，就算做运动也最多是在室内做做孕妇操，因此日晒不足，皮肤细胞生产的维生素 D 不足，影响钙的吸收。可以补充含维生素 D 的钙片或纯维生素 D。除非雾霾天或患有哮喘或支气管炎类的呼吸道疾病，不然户外活动也是必不可少的。

4．冬季适合准妈妈的小零食　有以下几类。

- 坚果类。花生、葵花子、开心果、杏仁、核桃仁都是不错的，但最好食用原味、可生食的或煮的，少吃炒的和油炸的，炒炸的吃多了易上火。此外，这类食物油脂含量一般都在 60% ~ 70%，因此每天食用量也不宜过多，平均一天 25 ~ 30 克。

- 汤、粥类。冬季很多人怕冷，水喝得比平时少，适当地喝汤、粥类补充水分和营养，有滋养肠胃的作用，但少油少糖的原则不要忘记。
- 水果。冬季可以适当食用小水果，如冬枣、圣女果、猕猴桃等都是维生素含量相当丰富的；胡柚、苹果也可以适当食用；柿子、西瓜之类寒凉的水果就要少吃了。
- 少量的饼干、西点也是可以吃的，要注意不过量为好。

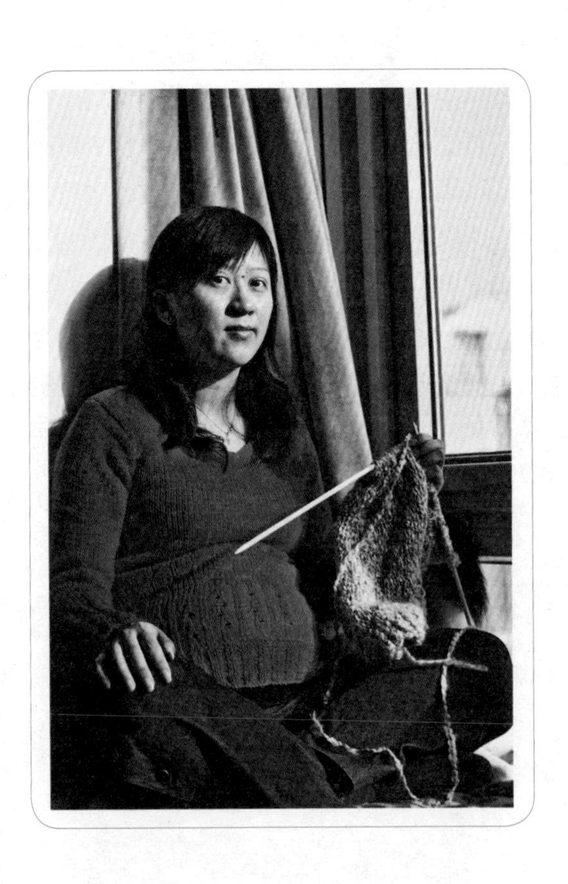

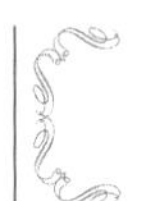

今日学习：孕晚期是胎儿脑部发育的第二个高峰

今日营养美食：预防妊娠高血压的香菇荞麦粥

12 月 16 日 第 212 天

今天老公在肚皮表面看到宝宝活动的轨迹了，哈，把他开心得手舞足蹈的，像个大宝宝。大宝宝在外面跳，小宝宝在里面动，幸福啊！

天一下子冷了，还好妈妈把改好的棉袄帮我送来了，不然真要受冻了。老妈真聪明，把我的一件旧长棉风衣下摆剪下一段拼在腋下和腰里，正好成就一件孕妇冬装，省了几百块不说，大小正好，合适才最好。

休息天，做两个特别一点的菜吧，不过要省力一点的，今天做的事够杂的了，留点力气继续看有育儿知识的杂志吧。早上煮了一个香菇荞麦粥，晚上就吃胡萝卜蛋饼当荤菜了，配个青菜炒豆干和河鲫鱼汤营养就完美了。

胎儿脑部的发育有两个高峰，第一个高峰在妊娠 26 周左右；第二个高峰在接近预产期时，这两次高峰也是胎儿脑组织中神经和神经胶质分化速度最快的时期，这时如准妈妈摄入能量和蛋白质不足，将使胎儿脑细胞分化缓慢，最终使脑细胞总数较少。另外，人类胎盘在妊娠 34 ~ 36 周间滋养层上皮细胞最多，以后不再增多。此时若准妈妈摄入热量和蛋白质不足，胎盘滋养层上皮细胞数量就会减少，主要是游离绒毛数减少，使绒毛间隙的总面积减少，妨碍了对胎儿氧和营养的供应。由此可见，孕晚期营养是何等的重要。

香菇荞麦粥：香菇切丝，大米和荞麦一起放入锅中，大火煮沸后放香菇丝，转小火，慢火烧成粥即可。荞麦中含有亚油酸、柠檬酸、苹果酸和芦丁，对预防妊娠高血压有一定作用，但较难消化，一次不宜多食，和大米的比例以 1∶2 为宜。

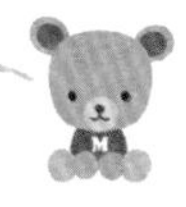

专家指南：孕晚期要特别重视补钙

妊娠全过程皆需补钙，但妊娠后期钙的需求量显著增加，一方面母体钙的储备增加，另一方面胎儿的牙齿、骨骼钙化加速。胎儿体内的钙一半以上是在怀孕的最后 2 个月储存下来的。准妈妈钙的摄入量不足时，胎儿会动用母体骨骼中的钙，可能致使准妈妈骨质疏松。胎儿缺钙时还会发生腭骨及牙齿畸形、不对称现象。孕晚期钙的供给量应为每日 1 000 毫克。准妈妈不仅应多吃含钙丰富的食物，还应多摄入维生素 D，促进钙的吸收，但不可过量，以免引起中毒。含维生素 D 丰富的食物有动物肝脏、禽蛋等。

今日学习：嫩玉米含有丰富的维生素 B_1、维生素 B_6、维生素 E，是孕妇适宜的食物

今日营养美食：高营养价值的冬笋蘑菇炖豆腐

12 月 19 日　第 215 天

该给宝宝个名字了，总叫他宝宝不好吧？可想不出好名字啊，真急人！

现在洗头时掉的头发真少，有时只有两三根。从来没这么少过，是因为怀孕后激素影响的关系吧。孕期头发是会掉得很少的，但产后会把孕期多长出来的头发落掉的。这就是所谓产后脱发的原因，但一般也不会脱到比平时更少，除非身体状况不好、营养不良引起的脱发（后记：我是产后三个月时开始掉头发的，洗头时一抓一把，有几十根那么多，有点触目惊心的感觉，但有心理准备，也就不那么吓人了）。那些怕产后掉头发的人，可在产前把头发剪成清爽的短发，月子里打理起来也可以更省力一些。

弯腰系鞋带有点难度了。以后不穿这种需要绑鞋带的鞋子了，还是一脚套的来得省事。

今天吃冬笋蘑菇炖豆腐吧，豆腐的蛋白质含量丰富，而且豆腐蛋白属完全蛋白质，不仅含有人体必需的八种氨基酸，比例也接近人体需要，营养价值较高。

冬笋蘑菇炖豆腐：把嫩豆腐切成小块放入冷水锅内，加少许料酒，用旺火煮至豆腐起空（豆腐四周能见小洞）时去掉水；将冬笋切片；蘑菇切块。起锅下油烧到五成热时放入冬笋片炸约 4 分钟呈金黄色时捞起；锅内放入鲜汤 500 毫升，再将豆腐、冬笋片、蘑菇块、酱油、盐、姜末放入（汤汁以淹没豆腐为准），移放到小火上炖到 20 分钟，放香油、葱末后就可以了。

专家指南：

孕妇吃粗粮的注意事项

相对于其他食物，粗粮里 B 族维生素含量高。因此鼓励准妈妈吃粗粮，可以使准妈妈少受到便秘困扰。不过，因为粗粮里含有较多粗纤维和植酸，摄入过多，可能影响人体对微量元素的吸收。例如高粱、燕麦（未加工的）如果和补铁剂或补钙剂一起吃，就会影响准妈妈对铁、钙的吸收；在吃奶制品时如果同时大量吃粗纤维素和植酸含量比较高的粗粮，也会影响人体对钙的吸收。此外，大量摄入还会影响人体对脂肪、胆固醇的吸收。

准妈妈怀孕期间适量补充粗粮是好事，但要注意不是越多越好，不能和奶制品、补充铁或钙的食物或药物一起吃，最好间隔 40 分钟左右。如吃了燕麦片的话，最好在餐后 40 分钟左右再补充铁剂或钙剂。

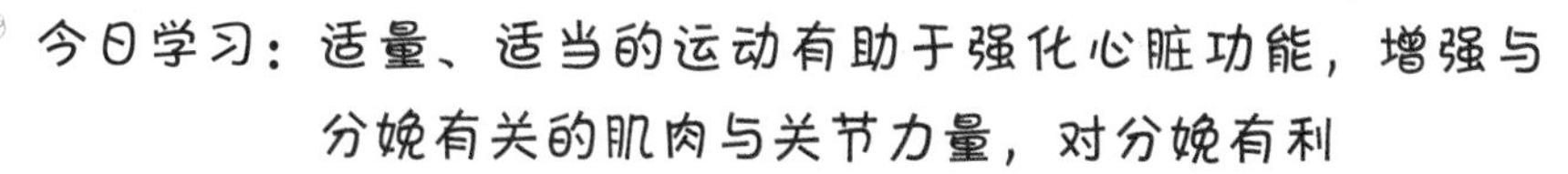

今日学习：适量、适当的运动有助于强化心脏功能，增强与分娩有关的肌肉与关节力量，对分娩有利

今日营养美食：健脾养胃的芡实炖鸭

12 月 21 日　第 217 天

31 周，腹围 92.5 厘米，体重 57.5 千克。还有 9 周宝宝就要出生了。不要早出来哦，不要被过年的炮仗吓出来哦。

中午在外面吃的饭，同事要了雪碧，我可一口没喝。一杯雪碧有大半碗饭的能量，没有营养，而且白糖多了，只会影响 B 族维生素的吸收，有害无益。

晚餐就做好吃的了。芡实炖鸭——将芡实洗干净；放入鸭腹内，加水适量及葱、姜、盐、料酒，置武火上烧沸，改用文火炖熬至鸭肉酥烂就可以了。这道菜营养丰富，可健脾养胃、利水、固肾收涩。在怀孕晚期出现脾虚水肿、脾胃虚弱时适宜食用。

所有的人都说我背面看不出怀孕的样子，这当然和体重没有增加太多有关。但自己细看下，还是很遗憾地发现臀形变丑了，有一点松和下垂的迹象。我的好朋友，教孕妇操的曼华老师，一直都和我说有氧要和无氧运动结合才能练出漂亮的体形。现在工作量不小，每天病房、门诊，跑上跑下的，有氧活动的量还可以，但对肌肉有锻炼效果的下蹲、小哑铃之类的动作，就做得很少了。但也有产科医生建议我不要多做深蹲动作，怕腹压增加会引起早产。那到底做不做呢？还是等产后再做相应恢复锻炼？要不还是顺其自然吧。

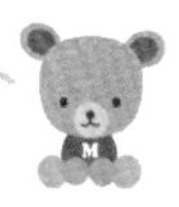

专家指南：孕期的运动方式和运动量

孕期的运动方式和运动量是要根据每个人的具体情况决定的。孕前一直有运动习惯的准妈妈，孕后的活动量和运动方式可以更多、更灵活一些。身体柔韧性好的，可以多做一些伸展、深蹲等瑜伽运动；体力好的，可以运动量大一些，无氧运动量多一点。如果喜欢外出，旅游也是运动的方法之一；不放心外出，就在小区里走走，或到专业的妇产科医院办的孕妇操班里和别的孕妇一起做操。走得动楼梯走走也很好；走不动，慢慢地散步也行，再不行，房间里走走也好。即使是保胎的准妈妈，除了先兆流产或前置胎盘的出血期（包括之后的两周），我都不主张全天卧床。一直躺在床上不动，身体氧含量下降，而且脑子里胡思乱想、心情紧张，对胎儿的发育是不利的。在自己力所能及的范围内，少量运动或做家务，和老公、家人、朋友聊天，一起走走，都是有益身心的。

今日学习：避免使用液化气体喷雾剂，特别是含氨或氯的清洁产品

今日营养美食：补充营养的银鳕鱼菜饼

12 月 25 日　第 221 天

老公的同学主动要把婴儿床借给我们用。如果没借到，现在应该是买婴儿床的时候了，别的东西可以缺了再去买，只有宝宝的小床和放衣服的小柜子一定要提前买好，如果有气味可以先散散味儿，防止有害气味伤害到宝宝。

旧的小床好处是更为环保，但要仔细查看，周围会不会有油漆掉下，被宝宝吃下去就不好了；栅栏会不会自己松下了，砸到宝宝；有没有会划伤宝宝的损坏处。一定要排除所有可能的安全隐患。

宝宝的家具不能马虎，安全第一，一般有涂料的家具，会有甲醛超标，增加白血病和呼吸系统疾病的危险，是大隐患。等宝宝大一点会爬了，头可能碰到抽屉扶手等处，要全拆掉，换成软布条作为拉手，有尖角的地方，要粘上防撞桌角。

做个银鳕鱼菜饼吧，补充一些 DHA，有利于宝宝脑发育，妈妈也补充点营养，对情绪有好处吧。

银鳕鱼菜饼：鳕鱼 200 克、生菜 150 克、大蒜头 20 克、蛋黄 3 只。鳕鱼切厚片，加盐、生抽腌 20 分钟，放入烤箱内烤熟。如无烤箱，用平底不粘锅煎熟亦可。生菜、大蒜头切泥，蛋黄压成泥，一起炒熟，加盐、少许胡椒粉调味，出锅后盖在烤好的鳕鱼厚片上就可以了。

味道有点像法式香蒜面包，很香很好吃的。我吃了两大片，老公才吃到一片。不喜欢蒜味的孕妇，可以不放蒜泥，味道一样好，只是没那么香了。

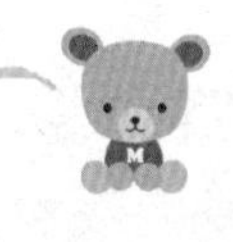

专家指南：

孕妇如何食用含 DHA 的营养品

DHA 对胎儿大脑发育有重要影响，而且对视网膜感光细胞的发育有重要作用。所以，准妈妈应多吃些含 DHA 的食物，如海鱼。如果孕妇饮食结构很不合理，可以适量服用藻油或鱼油，但不是所有的鱼油制品都适合孕妇。鱼油中的 EPA 过量对孕妇来说不安全。

如先用鱼油补充剂，应选用 DHA 与 EPA 的比例为 4∶1 以上的鱼油制品。中国营养学会建议孕中晚期 DHA 摄入量 200 毫克 / 天，EPA 50 毫克 / 天。中国海鱼的鱼油 DHA 含量比大西洋及其他海域的高，所以国产鱼油营养品 DHA 含量多，而 EPA 低。不过，准妈妈一定要先询问医生或营养师，注意摄取量，一般鱼油每天服用量不超过 1 克。

孕妇在吃含 DHA 的营养品时，应吃些牛奶、豆浆、鸡蛋、鱼、豆腐等食品，或干脆用牛奶或豆浆送服，这样才会充分吸收，不会浪费。

今日学习：宣肺通窍、理气开郁的中药是对付妊娠期鼻炎的安全方法

今日营养美食：解鼻塞的陈皮茶

12月26日　第222天

近来一直有呼吸不畅的感觉，鼻子的外观变大了，鼻翼增厚、黏膜充血。周围越热，呼吸越是不舒服。没有别的相关症状出现，所以我肯定不是感冒，但也没有特别好的办法。只有每半小时到一小时走动一下，到门外呼吸一下相对新鲜一点的空气，给宝宝增加点氧气吧。

比以前易出汗，走两间病房就要出汗了。这些都是孕晚期的正常表现，虽然不舒服，但也不必担心。很多人怀孕后会出现妊娠期鼻炎的状况，怀孕前有慢性鼻炎史的，孕后有可能会加重。

想起陈皮有清香通气的功效，应该能缓解鼻塞吧，不过市售零食中的陈皮防腐剂和甜味剂一般加得太多了点，可以自己用新鲜的橘皮（或是橙皮、柠檬皮）切丝，加点糖和盐腌一下后晒干。每天放两匙在喝的水杯里，冲水饮用。对孕期的消化不良、反胃呕吐等症状也有效，有些孕妇油腻的食物吃多了，胃部不适，也一样适用。我喝了两大杯后，自我感觉鼻塞好像好一点，不知道有没有心理作用在里面，有同样症状的准妈妈可以试试。有一次用了现成的蜜饯柠檬球冲水，也很好喝，不过就是防腐剂多点，只能偶尔为之吧。

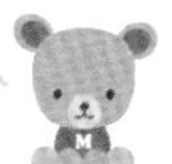

专家指南：妊娠期鼻炎

为什么孕后易患鼻炎呢？这是因为女性鼻黏膜对雌激素反应较敏感。有些女性，在性激素周期性变化影响下，鼻黏膜会发生与子宫内膜相似的周期性出血现象，这就是代偿性月经。而妊娠期鼻炎，是怀孕后雌激素水平增高，引起鼻黏膜超过敏反应，导致小血管扩张，鼻腔细胞水肿，腺体分泌旺盛，就会出现鼻塞、流涕、打喷嚏等症状。由于这种症状发生在妊娠期，分娩后又能自行缓解，所以叫妊娠期鼻炎。一旦孕妇发生鼻塞、流涕等情况，可适当局部应用血管收缩剂，如1%麻黄碱、苯丙醇胺等滴鼻，但不宜长期使用，一般不超过3～5天，以免形成药物性鼻炎。如一般治疗无效时，在清除鼻腔分泌物后，可用鼻腔喷雾剂，如丙酸培氯米松气雾剂、二丙酸倍氯米松（必可酮）气雾剂等，它们既能减轻局部水肿及充血，而且全身副作用又较小，症状严重时还可采用下鼻甲黏膜下注射给药，如长效曲安缩松，一次注射，症状改善可持续3~6周。有时还可用20%硝酸银溶液涂于双侧下鼻甲中部与相对的鼻中隔部位，面积约1平方厘米，每周1次，共4次，也有一定疗效。但这些方法一定要在医生的指导下进行。

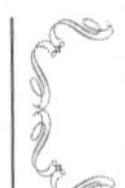

今日学习：孕妇的皮脂分泌比较旺盛，睡前洗澡有助于睡眠
今日营养美食：帮助睡眠又补血的菊花猪肝汤

12 月 27 日　第 223 天

近来睡得不太安稳，昨晚甚至失眠了一段时间。估计有 1 ～ 2 小时，翻来转去地睡不着。当然，翻身是比较累了，转身时会觉得肚子重了。现在宝宝应该有 2 千克了吧？ 32 周的宝宝一般是这么重的。

明天又是产检的时间了，不知道产科医生会如何评价宝宝的情况。

我饮食还算均衡，蔬菜吃得也不少，但近来排便会有些困难。便秘了吗？大便没有干硬秘结，但直肠受到子宫的重力压迫，排出时的难度会增加。没到便秘的程度吧，目前还不要紧，注意多饮水，多吃蔬菜、粗粮，多活动。少吃些热性食物。

菊花猪肝汤：猪肝 100 克、鲜菊花 12 克。猪肝洗净，去筋膜，切成薄片，用盐和料酒腌 10 分钟。杭白菊用开水泡开。锅内加适量清水烧沸，放入菊花瓣煮片刻，再放入猪肝煮 20 分钟，用精盐调味就可以了。

菊花有疏风清热、平肝明目、调理血脉的作用。菊花与猪肝相配成汤菜，有防治孕期贫血、养颜明目的功效，对失眠的人来说，菊花、茉莉花也有安定情绪、帮助睡眠的作用。这道汤如用干或鲜的茉莉花也可。

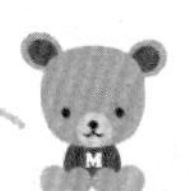

专家指南：妊娠期失眠

睡眠质量是由多方面的因素决定的。例如怀孕后的内分泌改变；夜尿频多，影响睡眠；睡前吃得过多过饱，胃部胀闷不适；夜里小腿抽筋引起疼痛影响入睡；神经紧张造成的失眠；孕晚期子宫增大，横膈膜上抬，心脏受到压迫，引起胸部不适、气闷等。怎么解决这个问题呢？

首先，准妈妈要心情放松。孕妇心情好，对于宝宝的心理健康很重要，开心的妈妈生的宝宝脾气大多比较好。不必过多担心什么胎儿发育不良之类的问题，毕竟这种不幸的概率是很低的。不要看恐怖片、凶杀片等血腥暴力的东西。

其次，饮食方面注意：睡前一个小时内最好不要进食，包括水、牛奶等。睡前吃太饱对睡眠不利。临睡前水分摄入过多，也会增加起夜的次数。多食一些色氨酸含量较多的食物有利睡眠，如小米红枣粥、牛奶等。温热的牛奶可以在晚餐后食用，或是睡前一个半小时吃更好。多食钙含量丰富的食物，如奶类、豆类、海产品等，必要时在医生的指导下吃钙片，可以防止夜里小腿抽筋。还有就是白天适当地做一些运动或是自我按摩，但以不过分疲劳为度。

今日学习：孕 20~35 周是胎动最明显的时期

今日营养美食：肝肾双补的当归猪骨粥（当归和猪骨熬 1 小时取汤汁，用其煮粥，快熟时加盐调味）

12 月 29 日　第 225 天

妈妈是搞教育的，今天召集我们聚会，主题是“统一孩子教育的思路”。她说，在宝宝生下之前，就要家人先统一认识，有时不一定谁对谁错，但如果教育宝宝的思路不一样，将来会为怎么带宝宝起争执。嗯，大有道理。

今天下午起，有宫缩数次，强度不高，但每次持续有几分钟，有些紧张，吃了晚饭就坐在床上了，少动保险点。虽然从妇产科医生的角度看，我也知道这种强度的宫缩是不会让宝宝生出来的，但发生在自己身上，还是有点紧张的。

不过，孕晚期需要注意的是避免走太远的路，不要站立的时间过长。有时间的话，认真的记录下每一次有规律的胎动。越是临近分娩，准妈妈就会越来越感到活动不便，身体不适。适当参加些分娩课程，多了解些相关的内容，学习科学的孕期知识会让你踏实些，心情会舒展些。

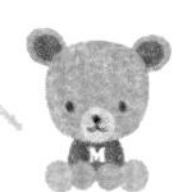

专家指南：孕晚期家庭自我监测

＊**胎动**：是指胎儿在母体子宫内的主动性运动，如果是受到妈妈咳嗽、呼吸等动作影响所产生的被动性运动，就不算胎动。准妈妈可以自己在家通过监测胎动次数来判断胎儿的情况。每天早、中、晚固定的三个时间，各数 1 次，每次进行 1 个小时。然后把 3 次的数字相加并乘以 4，这就是宝宝 12 小时的胎动数。胎动的强弱和次数，个体差异很大。有的 12 小时多达 100 次以上，有的只有 30 ~ 40 次。但只要胎动有规律，有节奏，变化曲线不大，都说明胎儿发育是正常的。如果发现胎动次数持续下降，或次数很少时（12 小时 20 次以下或 1 小时胎动 3 次以下），是胎儿发出的危急信号，应立即去医院做胎心监护，争取时机挽救胎儿的生命。

当然，没有高危因素的人也不一定要每天花费 3 个小时来做这么枯燥的事，可以三餐放下筷子时就在心里想一想，我的娃动了吗？和平时一样吗？和平时一样的频率就可以放心出门去散步了。

＊**胎心**：现在有不少厂家生产家用胎心仪。机制是应用超声波测胎儿心率。但我个人认为如果胎动正常，每天测胎心并无必要，产检时医生也会测。

＊**体重**：每次产检都要称体重，但毕竟不是同一台体重秤，会有误差，穿的多少，鞋子厚度，吃的饥饱都会对体重有不少影响，所以每周在家自己称体重是个好主意。早上起来，穿较轻家居服，光脚、上过厕所，没吃早餐前的体重，是一天里最准的。孕晚期一般每周增加 250 ~ 500 克。如果快速增加要自己先看看，是肿了还是胖了？肿了要警惕蛋白尿、高血压、先兆子痫等高危因素。如果是胖了，那得适当控制饮食和运动了。

今日学习：多数见红发生在分娩前 24 小时，是分娩即将开始的较可靠征兆

今日营养美食：DHA 美食烤三文鱼

12 月 31 日　第 227 天

进入妊娠第九个月，准妈妈因子宫底上升到心窝部下一点，宫高达 28 ~ 30 厘米，会出现心慌、气喘或胃部胀满，尤其食后更加明显，影响食欲。分泌物更多了，排尿更频繁了，所以要每天清洗外阴，内衣裤勤换洗。这段时间准妈妈要更加留意胎动情况和子宫收缩的状况。

产科检查时，主任说估计我的宝宝可以控制在 3 千克（6 斤）。我猜会比这稍多一点点，但不能多得太多。我希望自己能够顺产，经过胎头挤压的宝宝更聪明，更少得肺部疾病。痛是肯定会痛的，但我想应该可以撑得过去的。如果实在生产有困难，再行剖宫产。只要对宝宝好，我都情愿的。

昨天下午有宫缩数次，今天就没什么明显的感觉了，先不管它了。作为热爱食物的人，先考虑晚餐。要不烤个三文鱼吧，继续补脑程序。再烧个蔬菜小排汤，省得用油炒了。

烤三文鱼：三文鱼洗净，切块，用黄酒、盐腌一会儿。抹一点黄油，放上对半切开的圣女果，一起入烤箱内，烤熟即可食用。三文鱼也是 DHA 含量高的深海鱼类，加入番茄一起烤，有除腥的作用，也增加食物中的维生素含量。

专家指南：分娩方式的选择

在选择分娩方式前，医院会对产妇做详细的全身检查和产妇检查，检查胎位是否正常，估计分娩时胎儿有多大，测量骨盆大小是否正常等。如果一切正常，孕妇在分娩时就可以采取自然分娩的方式；如果有问题，则会建议采取剖宫产。

科学地讲，自然分娩具有许多优势。从结束妊娠的时间上看，阴道顺产是一个自然的过程，是妊娠的自然终结。生产以后机体自然进入哺乳期，这是一个很流畅的自然生理过程。从胎儿娩出时经过的“道路”来看，自然产是通过自然的生殖通道，剖宫产则是人为切开腹壁和子宫壁；在自然分娩的过程中，胎儿的肺脏和大脑都得到了锻炼。从创伤上来谈，自然分娩创伤小，较剖宫产安全，出血少，产后恢复快，对产后体形恢复有益，同时节省经济开支。剖宫产属于干扰性分娩，胎儿日后可能易患肺炎、多动症等；远期并发症多，手术中出血多，产后不易恢复；可能出现盆腔炎、腹腔粘连、月经不调、腰痛等；将来避孕和再孕都比自然分娩的产妇面临更多的问题；费用昂贵，是自然产的 3 ~ 4 倍。

今日学习：两手食指按摩迎香穴（鼻翼两侧各 1.5 厘米处），早晚各 1 次，可以防治感冒、鼻炎

今日营养美食：感冒良方鸡汁粥（母鸡一只煮汤，汤用来煮粥，肉配菜食用）

1月5日　第 232 天

喉咙有点痛，估计要感冒了，泡服了一片维生素 C 泡腾片。

大剂量维生素 C 对预防感冒和减轻感冒的症状是有一定好处的。而且维生素 C 是水溶性维生素，多余的量会自动从小便中排出，因此对准妈妈来说是安全的。但不主张长期服用大量维生素，有产生依赖性的可能。

今天照镜子，发现最里面的一个牙的牙龈外侧长了一个龈瘤，是妊娠期牙龈发炎增生的结果。牙科医生看了下，说没什么有效的处理方法，建议用专门的漱口水消消炎（固龈液），要等产后再观察处理了。难怪近来刷牙一直有点出血。

终于买了哺乳胸罩，没有钢托，下围勒得也不紧了，弹性不强，就算穿着睡觉也没什么感觉，比以前的舒服多了。怀孕了还是和平时不一样的啊。

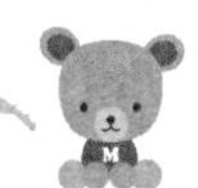

专家指南：妊娠期牙龈炎

妊娠期牙龈炎是怀孕期体内激素分泌量的变化引起的，其导致牙龈肿胀、充血、出血。有单纯性妊娠性牙龈炎与妊娠性牙龈瘤两种。

孕期准妈妈体内雌、孕激素增多，原有的牙龈炎会加重，牙龈毛细血管扩张，弹性减弱，以致血流淤滞及血管壁渗透性增加造成牙龈浮肿、脆软，呈紫红色，轻轻一碰，就会出血，甚至自动出血。一般不痛。

妊娠期牙龈炎与孕妇口腔卫生不洁或牙齿排列不齐等也有关。因此，准妈妈一定要注意妊娠期的口腔卫生，不能因为妊娠反应恶心或刷牙时有少量出血就不肯坚持刷牙、漱口。可以把牙刷换成软毛的，刷牙时上下方向，顺牙缝刷，清除食物残渣，不要过分用力，尽量不碰伤牙龈。可挑选质软、易于消化的食物，避免损伤牙龈。有症状时，要及时到口腔科就医，听取口腔科医生的意见，医生会根据情况用超声波清除牙石，有蛀牙也应及时修补。但一定要告诉牙科医生自己怀孕了。妊娠期是不宜拔牙的。一般经过牙医治疗，牙龈出血的情况会有所好转。

不能因为牙龈炎是常见病就不理会，如果炎症急性发作或细菌感染，细菌就可能从口腔的伤口出血处进入体内，严重时可能引起胎儿心脏畸形。如果没有出现不适症状，只要刷干净牙齿，可以等产后再处理。除非大到无法吃饭咬合的才必须冒出血多的危险切除（后记：因妊娠后内分泌改变而发生的改变，大多产后会自行消退，我的龈瘤就是在产后一个月内自己不见了，因此不用过分担心）。不要随意服用消炎药，以免药物造成胎儿畸形。当孕妇缺乏维生素 C 时，症状会更严重。因此，准妈妈要多食新鲜蔬菜，经常吃新鲜水果。

今日学习：孕晚期每隔2小时饮水1次，每日7～8次，每次200毫升左右，共1 500～2 000毫升
今日营养美食：富含维生素C与维生素K的青椒塞肉

1月6日　第233天

真的感冒了，要多喝水，包括汤和奶等。今天多休息吧，中午让老公叫外卖来吃，晚上也就随便烧点了。水果比平时吃得稍多一点，权当是补充维生素和水分吧。感冒药没什么必要用，除非有发热。现代的循证医学已经证明，基本上治疗感冒的西药多是减轻鼻塞、流涕等症状，但同时也可能增加口干、嗜睡等其他症状，可能是得不偿失的。治疗感冒的中药或中成药，如板蓝根等对抗病毒有一定作用，但效用也有限。一般感冒，我也懒得吃药，反正通常7天正常痊愈。

外国人说，鸡汤是感冒的良方，这几天老公也有点感冒了，估计是被我传上的。怪他自己吧，没有注意防护，多洗手就有助于防止感冒。让我们多喝点鸡汤，再煮一碗红糖姜茶吧，加上维生素C泡腾片，中西合璧，让他好得快些。

早餐：孕妇奶粉1杯、蛋卷3只、菜粥1碗；午餐：鸡汤1碗（有平菇、香菇、鸡肉若干）、外卖的海鲜烩饭1份、番茄1只；晚餐：米饭、鸡汤、肉末豆腐、青椒塞肉（青椒去蒂、子，肉糜调好味，塞入青椒中，蒸熟）、孕妇奶粉1杯；水果：橙2/3只、甘蔗半根。

评价：外带的食物，蔬菜都不太够，烧得又大多偏油，所以这一天的维生素不足而油脂相对多了点。加一片多维元素片补一下吧。

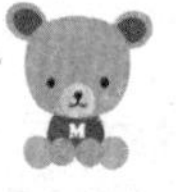

专家指南：准妈妈感冒的饮食防治

- 萝卜汤：白萝卜150克洗净切片，加水900毫升，煎至600毫升，加白糖5克，趁热服一杯，半小时后再服一杯。
- 米醋萝卜菜：萝卜片用醋浸一小时，当下饭菜。
- 橘皮姜片茶：橘皮、姜各10克，加水煎，饮时加红糖10～20克。
- 姜葱饮：姜片15克、葱白3段，加水50克煮沸后加红糖。
- 葱豉汤：连须葱白30克、淡豆豉10克、姜3片，加水500克煮沸，再加黄酒30克，热服，盖被取汗。
- 橘皮水：鲜橘皮30克（干橘皮15克）加水3杯，煎成2杯，加白糖，趁热饮。
- 雪梨煲：雪梨洗净，连皮切碎，加冰糖，用砂煲或瓦煲隔水蒸。适用于风热咳嗽。
- 荸荠水：荸荠数个，冰糖适量，加水同煮，吃荸荠饮汤。

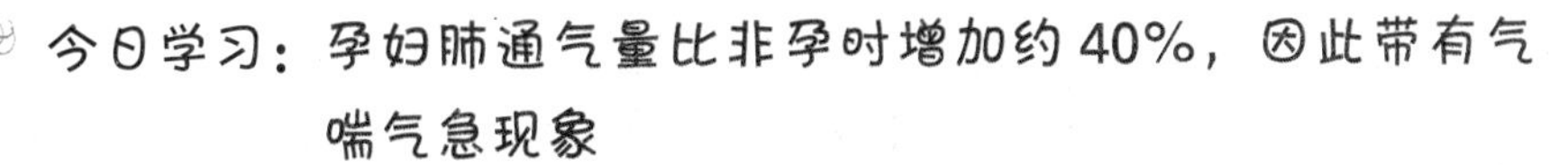

今日学习：孕妇肺通气量比非孕时增加约40%，因此带有气喘气急现象

今日营养美食：可降低胆固醇的甜浆粥（鲜豆浆与大米一起煮粥，熟后加冰糖少许）

1月8日　第235天

34周B超：双顶径88毫米，股骨长66毫米。羊水等指标都还正常。不过颈周见脐血流，也就是说有脐带绕颈的可能，但大多数情况下应该也不会影响顺产。

今天吐了几次，好久没吐过了。宫高上来顶到了胃，横膈也抬高了，午睡睡不着，觉得心脏有受压的感觉，朝什么方向都有些胸闷。

晚上宝宝照例动得很厉害，我还在乐此不疲地看着肚皮上宝宝的动作起伏时，老公已经找到了新乐趣，他在左下腹亲耳听见了宝宝的心跳，很清楚的，不用胎心仪，也不用听诊器就听得到的明显有节奏感的跳动，他跟我说，像仙乐一样。34周，呵呵，一定是个强壮的宝宝。

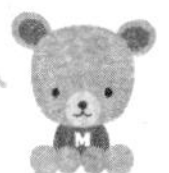

专家指南：脐带绕颈

脐带缠绕是脐带异常的一种，以缠绕胎儿颈部最为多见，是脐带异常中最重要的类型之一。另有一种不完全绕颈者，称为脐带搭颈。其次为缠绕躯干及肢体，常被准妈妈们统称为脐带绕颈或脐带缠颈。从现在的医学统计看，脐带绕颈的发生率为20%左右，也就是说，每4～5个胎儿中就有一个生下来发现是脐带绕颈的。其中脐带绕颈一周发生率为89%，而脐带绕颈两周发生率为11%，脐带绕颈3周及以上者很少见；脐带缠绕胎儿躯干、肢体比较少见。

脐带绕颈一般没什么影响，就像围巾一样，但孕晚期若有多处脐带缠绕，可能产生宫内窘迫，对于胎儿则是相当危险的，缠绕较紧者可影响脐带血流的通过，从而影响到胎儿氧和二氧化碳的代谢，使胎儿出现胎心率减慢，严重者可能出现胎儿缺氧，甚至胎儿死亡。预产期临近时如果出现胎头还不入盆，也就是胎位不正，或孕期检查发现胎位经常发生头位和臀位的转换，就应提高警惕。孕晚期发现脐带绕颈，同时伴有胎位不正，胎头没有入盆，就不能通过锻炼和矫正去纠正胎位，防止脐带在胎儿过分运动中绕得更紧。这样的孕妇，则可以考虑剖宫产。

今日学习：孕晚期除正餐外，要添加零食和夜餐，如牛奶、饼干、核桃仁、水果等食品，夜餐应选择容易消化的食物

今日营养美食：增加力气的核桃粥（核桃仁、红枣、糯米分别捣碎，一同煮成粥，加入牛奶和糖）

1月11日　第238天

今天产检，产科主任夸我各方面指标都很好，宝宝一切正常，我的体重60千克，比孕前重了10千克，宫高也正好。哈，感觉有些飘飘然。

晚上一上网，登录聊天软件，我就是个被咨询者，孕期、产后的问题一个接一个。今天我把准备好的宝宝用品准备清单和入院用品准备清单用excel的格式发给了大家，她们说，资源共享真好啊，省力不少。

同事送了很好的小床、浴盆、睡袋、尿布等，一大堆礼物。大概她们算着我快休假了，现在就开始送宝宝礼物了，真开心！

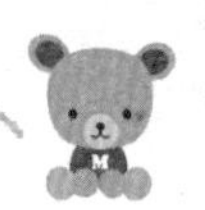

专家指南：我的入院准备清单和宝宝用品清单

入院用品准备					
母亲用品			宝宝用品		其他物品
出院服装			外包巾或外衣	小衣服	就诊卡
哺乳文胸			连身衣	帽子	医保卡
成人纸尿裤或产妇巾					孕妇手册
护肤品	洗面奶	镜子	口水巾	纸尿裤	钱/信用卡
梳子	牙刷	牙膏	小毛巾	湿纸巾	手机
漱口水	肥皂	杯子			休闲书
吸管（弯头）	餐巾纸	卫生纸			相机/DV
勺子	筷子	洗脸毛巾			拉杆箱/随身包
洗脚毛巾	拖鞋	厚袜子（生产时会较冷）			大塑料袋（放脏衣服）
水果	零食				

（续表）

宝宝用品准备				
吃	穿	用	住	玩
奶粉（母乳不够时）	连身衣（3个月内）	奶瓶（备小、大）	床	手铃、床铃
维生素D或鱼肝油（2周后）	帽子（3～6个月）	奶瓶刷	床单/睡袋	游戏垫
初乳粉类（备，6个月时）	脚套	奶粉格	棉被/毛巾被	不倒翁
DHA(4个月后）	袜子	保温包	枕头（3个月后用）	彩球
辅食类（4个月后）	口水巾	训练杯（4个月后）	毛毯（可用浴巾代）	
	鞋（8个月后）	尿布、湿巾	床围（4个月后）	
		浴巾、洗澡纱巾		
		油汀（冬季）		
		澡盆、洗澡架		
		婴儿香皂、洗发水		
		酒精棉球/棉签		
		指甲剪		
		婴儿油		
		温度计/体温计		
		推车或抱袋		

今日学习：孕晚期胎动位置在小腹部明显，提示可能有胎位异常
今日营养美食：增强抵抗力的京葱炒海参

1月12日　第239天

今天一早又饿了，睡不着了……看看表快6点了，与其在床上辗转反侧，听肚子咕咕叫，不如起来吧。先喝口水润个喉，再吃半个面包垫垫饥，半只香蕉甜甜嘴。之后才去洗漱。洗漱好了，再好好地吃早餐。看来宝宝大了，需要量是增加了。

早餐：孕妇奶粉100毫升、菜包1只；午餐：饭、京葱炒海参、小牛排、肚片香菇汤、炒丝瓜；晚餐：饭、青菜炒平菇、牛肉、鱼头豆腐汤（汤很香，吃了两大碗）、奶1杯；水果：橙、香蕉、苹果各半只。

评价：少喝了一点奶，所以总热量和钙都少了那么一点点，应该在下午把奶加上就好了。今天的原料还是不错的，海参、牛肉都是高蛋白质而脂肪少的荤菜，所以总的脂肪不多，而蛋白质足够了。

京葱炒海参：水发海参500克、洗净京葱200克。将海参肚内划十字刀（不能切穿），放入沸水中汆一下，捞出，沥干水分；京葱切2寸段；枸杞子洗净、泡开。锅烧热放油，先放京葱煸香后（呈金黄色），再加上肉汤、海参、料酒、酱油、盐、味精、枸杞子，等烧至菜呈淡黄色时淋上鸡油就可以了。这道菜具有补肾益精、养血润燥的功效，适合孕妇同样适合产妇。

本周起，每周做一次胎心监护。宝宝动得很好，心跳有力、胎动活泼。

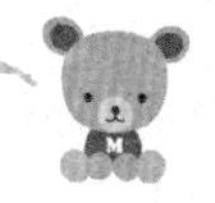

专家指南：

胎儿监护仪与胎心监护

胎儿监护仪是一种新型的电子扫描仪器，透过孕妇的腹壁能较清楚地记录胎儿心率的变化。通过观察胎儿心率的变化，及其与胎动和子宫收缩的关系来判断胎儿在子宫内健康状况和胎儿对子宫收缩的耐受能力。

胎儿监护仪常用在分娩前和分娩时的监护。对需要做分娩前胎心监护的孕妇，一般应在妊娠36周前后进行。每次最少15分钟，将胎儿的活动全部记录在案，医生会根据实际情况来进行判断。

分娩时胎心监护是在分娩过程中了解胎儿是否急性缺氧的一种监护方法。观察在没有子宫收缩时胎心率的基线变化和在子宫收缩时胎心率的基线变化，以及在子宫收缩时胎心率周期性变化。如果经过一段时间连续观察，出现胎心率减速而不能恢复正常的，多表示胎儿有重度宫内窒息和酸中毒。如此时子宫口尚未开全，必须抓紧时间做剖宫产和积极抢救新生儿的准备。

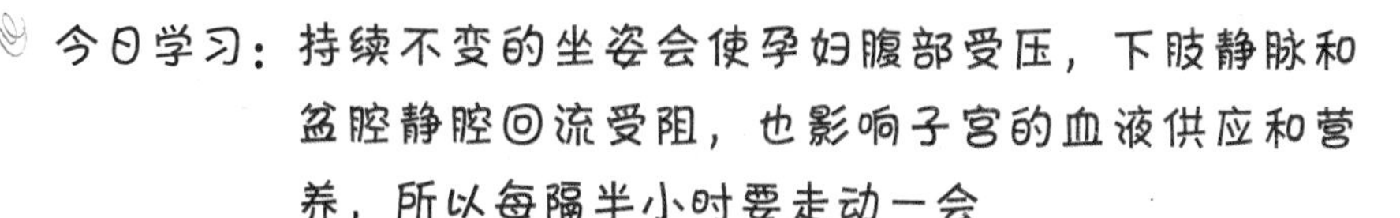

今日学习：持续不变的坐姿会使孕妇腹部受压，下肢静脉和盆腔静腔回流受阻，也影响子宫的血液供应和营养，所以每隔半小时要走动一会

今日营养美食：帮助免疫系统发育的酸奶三文鱼(三文鱼切片，涂上酸奶，用锡纸包好入烤箱烤熟)

1月14日 第241天

“喂，老婆，床上还有我的地盘吗？”近来老公上床时，经常发出这个感叹。从孕中期后，为了调整舒适的睡眠姿势，床上的小靠枕越来越多了，腰后、腹前各一个小靠垫，借借力，有时膝盖之间放一个小垫子，有时头下加个小枕头……哪儿不舒服就在哪儿放一个。

怀孕六七个月后，由于大肚子的重力作用，准妈妈就不宜平卧了，否则有可能压迫到腹主动脉，影响胎儿的供氧。但侧睡也会觉得重重的肚子不舒服，这时候就要随时调整了。每个人觉得舒服的体位可能不完全一样，可以准备一些小枕头、靠垫等，随时调整位置，帮助睡眠。左侧睡是胎盘血流最为通畅的姿势，右侧卧是心脏压力最小的姿势，虽然产科医生常会建议准妈妈左侧卧，但其实只要没有胎儿偏小、高血压等异常情况，你也可以选用其他姿势交替着睡。

今天晚饭有特别的酸奶三文鱼。鱼类所含的不饱和脂肪酸，是母体和胎儿心脏、脑部和免疫系统发育的重要营养素。但鱼肉中可能会含有汞、工业化学物质和农药等，可能引起脑部或神经系统的问题，所以要选择新鲜、优质的鱼。

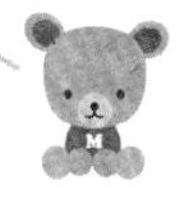

专家指南：孕期正确的睡眠姿势

妊娠5个月以后，子宫增大迅速，仰卧位时，增大的子宫压迫脊柱侧前方的腹主动脉，使子宫胎盘血流灌注减少；压迫下腔静脉，回心血量减少，心排血量相对减少；除减少子宫胎盘血流量外，还会造成全身各器官供血量减少；出现头晕、心慌、恶心、呕吐、出冷汗、血压下降、脉搏加快等症状，医学上称之为“仰卧位低血压综合征”。持续时间越长或越重，越影响胎盘供血量，造成胎儿宫内发育迟缓、宫内窘迫或死胎。

左侧卧位时不仅有利于子宫右旋缓解，同时还可避免增大的子宫压迫腹主动脉及下腔静脉和输尿管，增加子宫胎盘血流灌注量及肾血流量，有利于胎儿的生长发育和防治母体妊娠期并发症，降低围生期孕妇和胎儿的发病率及死亡率。当然在长时间的睡眠中，不可能保持一种姿势不变，可以左右交替，但宜多取左侧卧位为好。

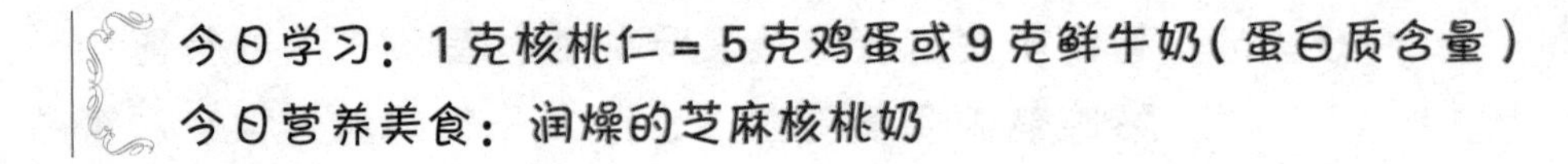

1月17日　第244天

35周了。

戒指从无名指上拿下了，怕再肿下去拿不下来，手指缺血就麻烦了，还是收藏起来产后再说吧。我听说过有人到后期手肿了，戒指一直拿不下来，手指因为被戒指箍住的原因都缺血到发紫要坏死的程度，只好动用骨科医生的工具，把戒指锯断才把手指放出来的。我可不要自己这么惨。

昨天吃了烤肉，上火了，早上洗脸时流鼻血了……

怀孕后，体内代谢旺盛，大多数人体质偏热。为了清火，近两天的食物要调整一下，荤的吃鸭、鱼、猪肉，蔬菜选青菜、茼蒿、冬瓜、芹菜，水果吃柚子、梨。

鼻孔里还有点小血丝，鼻黏膜充血。在上班的环境里温度高、又干燥，经常觉得有点透不过气。弄了个加湿器，增加空气湿度会舒服一些。洗脸、烧开水的时候，有时会把脸凑近蒸汽上去熏一下，也会感觉好一点点。

经常提醒自己，上班时要每过半至一小时起来走动一下，到走廊里呼吸一下新鲜空气，有利于血液循环，防止缺氧，促进胎儿的吸收。练习腹式呼吸，增加血氧含量，锻炼腹肌，有利于顺产。

孕期由于肚子里多了个宝宝，氧气的需要量较平时明显增加，因此多到户外走动，在密闭的空调办公室环境工作的准妈妈要注意少量多次的活动，有助于提高血氧含量，防止胎儿缺氧。

芝麻核桃奶：用芝麻核桃磨粉，每日取2匙加入鲜奶或冲好的孕妇奶粉中即可。不加糖为宜。

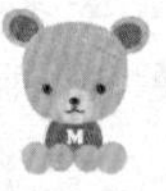

专家指南：准妈妈秋冬润燥

秋冬季节，人体易发生口干、鼻干、咽干、大便干结便秘、皮肤干、瘙痒的症状，中医认为是和燥有关，孕妇尤其容易出现这个现象。饮食上应多食一些滋阴润燥的食物，如芝麻、核桃、糯米、蜂蜜、乳品、甘蔗等；经常食用各种粥类，如百合莲子粥、栗子粥、杏仁糯米粥、黑芝麻粥等；少吃一些辛辣的食品，如葱、姜、蒜、辣椒等；适当多吃一些带酸味的食品，如广柑、柠檬、番茄等新鲜蔬菜。

今日学习：胎教理论认为胎儿在腹中就该有自己的名字，且经常被父母呼唤

今日营养美食：又香又健康的干锅鸡

1月20日 第247天

名字还没想出来，急人啊！早教专家们都说，宝宝5～6个月起，最好就用她的大名来呼唤。可我们的宝宝，现在还叫作西瓜呢。

快点给宝宝一个好名字吧，我希望要好听、好写、好叫。不能太难写，我可不希望考试的时候，人家一道题做完了，我们家的名字还没写完，那不是亏了？也不能太难认，希望人人都认得出，不要出现老师、同学叫不出她名字就从来不叫她的名字（我有个大学同学，名字是巨有学问的外公从《康熙字典》里找来的，大学里没一个老师读对过她名字，也可怜）！不要有太可笑的谐音或像骂人的话。也不要太大众，走街上不留神就给人叫一样的名儿了。要求不高吧？但也有难度不是？尤其还要让全家人满意就更难了。但我不喜欢起名公司，自己娃娃的名儿，让别人起，多没劲啊！

经常有宫缩了，有时会有一点点的隐痛。让我担心宝宝会不会早产。要不要用药物抑制宫缩呢？产科常用的"舒喘灵"（沙丁胺醇）是很便宜的，要不要备一点呢？不过，请教过产科主任，说有点宫缩是正常的，只有当出现频繁宫缩，而且强度较高时才需要用药。我目前的情况还用不上。

在麦德龙买的干锅终于派上了用场。鸡块、茶树菇做主料，油先烧热，把蒜头、洋葱先爆香，加鸡块、茶树菇稍炒；加各式蔬菜，如花菜、黄瓜、莴笋，还有香肠数片，到八分熟，置入干锅。老公下班一进门就点上火，又香又热的干锅鸡出炉了！调料没有外面饭店的重，香味稍少一点。为了宝宝的健康，香料少用点算了。

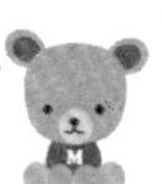

专家指南：关于"舒喘灵"等药物

产科医生有时会给有宫缩的准妈妈用药，也是准妈妈最常误解医生开错的药。因为说明书上写的是哮喘、支气管炎、肺气肿药，且有"孕妇慎用"的字样。其实它的作用是让紧张的肌肉松弛一点，不仅作用于呼吸系统，对子宫平滑肌也有放松的作用。在产科医生的指导下，孕妇是可以用的。但不宜自己随便用，这就是"慎用"的意思。它是一种价廉物美的好药。偶有服药后心律失常、心跳加速、心悸的副作用，可加服谷维素减轻副作用。不过，由于说明书上的这句"孕妇慎用"，现在我院也很少给孕妇开这个药了。

今日学习：上海统计围生儿死亡率，羊水过少者较正常妊娠者高5倍，因此羊水过少是重点防治的疾病之一

今日营养美食：虾饺配上白菜均衡维生素

1月22日 第249天

快36周了，抱着硕大的肚子，站在浴室的镜子前，真吃惊，原来肚子可以撑到这么大。西瓜宝贝只怕也住得有点挤了吧？近两周，体重增加不明显，不过肚子还在明显增大。最后一个月，羊水逐渐少了，宝宝的活动空间也小了。

子宫把胃、肺都顶高了……弯下腰有时会有胸闷的感觉，系鞋带时更明显。吃饱后，弯下腰，有时会吐出一小口，像小婴儿吐奶（道理也一样，胃被从斜位顶到水平位置了）。肚脐从高起又被逐渐拉平了……

今天晚餐吃得简单，餐前有点饿了，一杯奶加三片小饼干垫垫饥。之后煮饺子吃，5只虾饺、7只牛肉饺。觉得蔬菜少了点，烫了三片大大的白菜叶，和饺子放一盆里，加点醋、鲜味汁，味道还真不错。不过，好像蔬菜还是少了点，而且饺子汤偏碱性，煮蔬菜对水溶性维生素有损失，所以再用清水煮了一小盆白菜叶，同上处理。这样维生素和纤维素就差不多了。餐后吃橙1只。准妈妈吃的果蔬最好选择有机水果和蔬菜。避免摄入会毒害神经系统的残留农药，对于胎儿脑部发育当然有利无弊。如果买不到有机水果或蔬菜的话，那就要在食用之前认真清洗这些食物。

现在开始每周一次产检，包括胎心监护、尿常规、宫高、血压。还算好，指标正常。体重未增，但宫高、腹围都相应在增长。胎心监护有反应。

专家指南：羊 水

羊水98%的成分是水，另有少量无机盐类、有机物和脱落的胎儿细胞。羊水的数量，一般来说会随着怀孕周数的增加而增多，在20周时，平均是500毫升；到了28周左右，会增加到700毫升；在32～36周时最多，为1 000～1 500毫升；其后又逐渐减少。因此，临床上是以300～2 000毫升为正常范围，超过了这个范围称为“羊水过多症”，达不到这个标准则称为“羊水过少症”，这两种状况都是需要特别注意的。妊娠晚期羊水量少于300毫升者，称为羊水过少。

羊水过少是危险的、极其重要的信号。若妊娠已足月，应尽快破膜引产；破膜后若羊水少且黏稠，有严重胎粪污染，同时出现胎儿窘迫，并估计短时间内不能结束分娩，在排除胎儿畸形后，应选择剖宫产结束分娩。

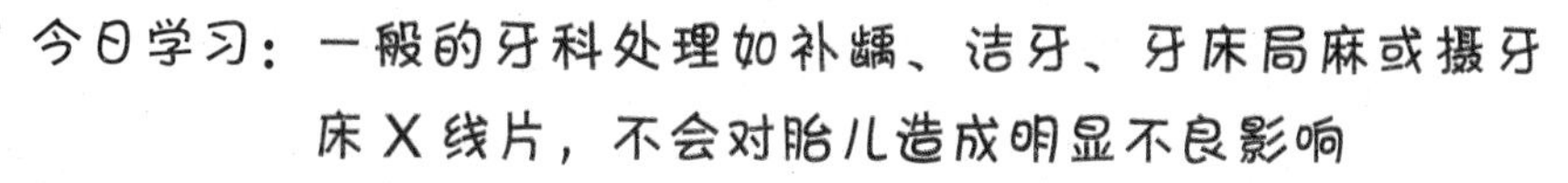

今日学习：一般的牙科处理如补龋、洁牙、牙床局麻或摄牙床X线片，不会对胎儿造成明显不良影响

今日营养美食：含有（大米缺乏的）赖氨酸的红薯苹果羹

1月28日 第255天

看来怀孕的人是会变笨的，已经两次把钥匙忘记在白大褂口袋里没带回家了。盥洗时，把朋友送的玫瑰精油瓶摔碎了……今天煮红薯苹果羹，看着杂志就忘记了，煮煳了不算，还糊里糊涂地请客人吃煳掉的甜羹，真晕！

红薯苹果羹：红薯去皮、切块，放入锅中，入水，中火煮至红薯熟后，加去皮切块的苹果，再稍煮片刻即可。不加糖。

吃早餐时，龈瘤一下子出血了，可能正好咬到了。一点不痛，但出血量不少，一下子吐出来一口鲜血，不过没事的，用一个消毒干棉球咬在出血位置，几分钟后出血就基本止住了，还是那个妊娠期牙龈炎导致的。

很多人怕去口腔科，那机器转起来的声音就让人毛骨悚然了，何况随便做点什么操作就血淋淋的，吐出来的血都把自己吓着了。其实，一般情况下，口腔内的出血量远比你自己估计的要少得多，因为吐出来的血是混着唾液和漱口水的，看上去很多，其实可能半毫升也不到。因此，口腔出血需要治疗，但不需要紧张。

我真的相信宝宝在肚子里会感受到母亲的情绪。下午在刨红薯皮的时候，把手上弄破了点皮，痛，出血了。这时，之前一直在睡的宝宝一下子就醒了，明显地动了几下，仿佛也感到不安了。宝贝，妈妈没事的，不怕喔！

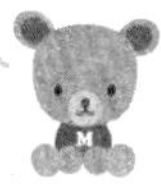

专家指南：孕晚期尿频

进入孕晚期，由于胎头下降进入骨盆腔，使得子宫重心再次重回骨盆腔内，膀胱受压症状再次加重，有将近80%的孕妇为尿频困扰，甚至很多人一用力就容易有尿液从尿道渗出。

有尿意时，准妈妈应及时排尿，不要憋尿。临睡前1～2个小时不要喝水，可以减少起夜次数。如果同时伴有尿急、尿痛，则属于异常情况。应多喝开水，并去医院检查。

另外，还有心理因素或某些器官的病变，比如情绪紧张或膀胱尿道炎也会引起尿频。生殖泌尿道的感染常常表示身体抵抗力不足，因此准妈妈必须同时注意是否有其他感染同时存在，比如感冒、细菌性阴道病等。抵抗力不足可能源于免疫系统的过度负担，情绪不稳定、压力过大就是其中的原因之一。

今日学习：孕妇如出现视物不清，闭目后觉得眼冒金星等，常见于重症妊娠期高血压疾病、慢性肾炎，应及时就医

今日营养美食：美味点心核桃红枣糯米糕

1月30日　第257天

睡不着，就是睡不着。凌晨2点半醒来，辗转反侧若干次（肚子真重），到5点半才又睡着。打算中午补个觉吧。怀孕后，只要没事，几乎都会午睡一会儿。

唉，自己分析一下失眠的原因吧。

可能一： 饿了，尽管感觉不明显，但夜间低血糖的可能还是有；

可能二： 胎动明显了，宝宝大了，活动量和强度都增加了；

可能三： 胎头可能有些下降了，压迫到了下腔静脉，血液回流不畅。这从拳头捏起来有点酸胀、腿也感觉发沉可发现；

可能四： 轻度缺氧。子宫顶起横膈，心脏受挤压，冬天卧室的门窗又关着；

可能五： 情绪。37周，理论上说足月了，对将要到来的分娩的担心、对宝宝的期待、对做“奶牛”的恐惧……

对应方法： 起床吧，横竖躺着也觉得手脚酸胀。先上洗手间，再吃，冲半杯奶粉加3片苏打饼干（半夜里可别吃太多了，胃胀了也不舒服的，还可能发胖和蛀牙），宁可等会儿洗漱好了，再好好地吃早餐。把全身关节活动一下，深呼吸，放松一下。写会儿日记吧，平静一下心情。一会儿天亮了做早餐去。

天将亮了，外面很黑，客厅内水仙在夜色的浸润下，散发出更为馥郁的芳香……

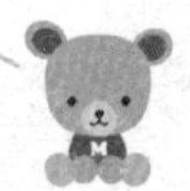

专家指南：孕晚期要有充足睡眠

睡眠充足对准妈妈的健康十分重要，也影响到腹中胎儿身体状况。有调查显示，临产前一个月内夜间睡眠少于6小时的孕妇，分娩过程比睡眠7小时以上的孕妇长；另外，睡眠少于6小时的孕妇剖宫产概率更高。

为克服睡眠不足，准妈妈需要掌握一些“技巧”。第一，尽量在晚饭前喝足水，以减少夜间如厕次数。第二，睡前吃些小点心，避免夜间肚子饿或恶心作呕。第三，用足够多的垫子来保证睡眠舒适。譬如，用一个垫子撑住腰部，保证腹部舒服；另一个放在两腿间，支撑臀部。第四，午餐后尽量少吃有咖啡因的食物。第五，把卧室布置得舒适，保持睡前心情愉悦，养成良好睡眠习惯。

今日学习：在孕期的最后6～8周应尽量避免性生活，以免导致羊膜破裂，造成胎儿早产

今日营养美食：改善贫血的珍珠丸子

2月4日 第262天

正常开始休假了。今天买了面粉、自发粉、糯米粉，现在有空在家，可以研究一下小点心的做法了。每天早上可以给自己吃不一样的早点了。

再做个书里说的珍珠丸子吧。听上去就很好吃的样子，果然，老公也像书里的主人公一样，一口一只，30秒吃掉几小时做的成果。

珍珠丸子：选三分肥、七分瘦的五花肉，加肉皮少量，一起放入粉碎机，打成肉泥（我可没空用刀细细地切碎，不过听说用刀切出来的，咬上去更有质感，有空的朋友自己去尝试吧），调入盐、黄酒、淀粉、姜葱少许。糯米早上上班前泡在水里，下班已泡涨开，肉末捏成小圆子后，在糯米里滚一下。每个丸子下面垫上不同的蔬菜，有胡萝卜片、生菜叶、薄荷叶、米苋叶，都剪成花形，煞是好看。大火蒸20～30分钟即可。

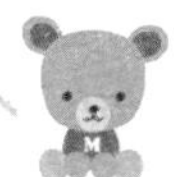

专家指南：孕妇何时停止工作好

一、法定假

产假：98天＋30天（晚育）＋15天（难产）＋15天（多胞胎每多生一个婴儿）

产前检查：女职工妊娠期间在医疗保健机构约定的劳动时间内进行产前检查（包括妊娠十二周内的初查），应算作劳动时间（有些企业将怀孕女职工在劳动时间内进行产前检查的时间计为病假、缺勤等，侵害女职工的合法权益）。

产前假：怀孕七个月以上，每天工间休息一小时，不得安排夜班劳动。

授乳时间：婴儿一周岁内每天两次授乳时间，每次30分钟，也可合并使用。

二、如工作许可，单位同意，可以请的假

产前假：怀孕7个月以上，如工作许可，经本人申请，单位批准，可请产前假两个半月。

哺乳假：女职工生育后，若有困难且工作许可，由本人提出申请，经单位批准，可请哺乳假六个半月。

保胎假：医生开证明，按病假待遇。

究竟什么时候停止正常工作好呢？这要因人而异。一般地说，孕妇健康状况良好，一切正常，所从事工作又比较轻松，可以到预产期前两周左右再停止工作，有些身体、工作条件好的孕妇即使工作到出现临产征兆也不为晚。当然，如果出现早产、妊娠期高血压疾病等异常情况，医生建议休息或住院监护时，孕妇应绝对服从医生的指挥。

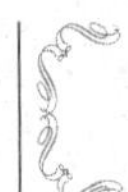

今日学习：新生儿的被褥也应该使用天然面料

今日营养美食：以碳水化合物为主的葱香蛋饼

2月6日 第264天

昨晚睡得蛮香的，只起来一次，之后也很快入睡了。以前一直不是很贪睡的人，但一旦躺下去睡，就会很快睡着，然后睡得沉沉的。怀孕后，变化了很多，尤其到孕晚期后，睡眠质量下降了不少，难得昨天睡好一次，才提醒自己，睡得香原来真是件幸福的事啊！后来想想，38周左右，可能是孕晚期胎头下降了，对心脏的压力减少了一点。

从30周起，子宫已上升到横膈膜，因此孕妇会感到呼吸困难，喘不上气来，吃饭后胃部不适等。这些都是正常现象，不必担心。之后，随着胎儿头部开始下降，进入骨盆，准妈妈的不舒适感也会逐渐减轻。

早上起来做葱香蛋饼，面粉糊里打个蛋，加点盐和葱，不粘锅里不放油，薄薄地一烙就好，很快的。当然，如果放点油煎更香，但我不主张早餐摄入过多的脂肪，应以碳水化合物为主，配合适当的蛋白质，营养就很好了。

中午和同事在单位附近的茶餐厅吃的中饭。四人份，点单：

炒虾、鸦片鱼头、炒花蛤、白灼芥蓝、炒三果（三种水果）、野菌汤、炒面和小笼。每份的量不多，也不油腻。鱼头是清蒸的，绿叶菜芥蓝是白灼的。小笼里有一点肉，和鱼、虾、贝壳类一起吃，荤菜的品种也很丰富。蛋白质肯定够了。

中午吃得饱了，晚上怕再蹈昨晚的覆辙，少吃点吧。煮了8只菜肉饺子，再来个水果、一杯奶。不错，今天营养全合格了，到底还是食物品种多比较好啊。

今天又洗了一堆给宝宝准备的衣服，都是表姐和朋友们送的。有新有旧的，但只要是全棉、柔软的，都很好。小小的、一件件的，看着就喜欢呢。

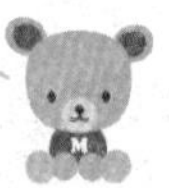

专家指南：新生儿衣物的要求

新生儿的衣物应以全棉为好，质地要柔软。不宜使用扣子或有其他装饰品，防止硌着宝宝或被宝宝不当心吃下去，可以用系带的方式。颜色不要太深，一般颜色越深的面料，甲醛含量就可能越高，还可能褪色。此外，浅色也容易发现衣物上的污物。式样以前长后短的斜襟衣最合适。要略宽大些，以方便婴儿穿脱。冬季要多准备几套衣物以备换洗。

新生儿的衣物准备好后，要放在干燥的地方保存，不要接触樟脑丸等物质。在临产前几天，将衣物在阳光下杀菌。

今日学习：B超显示羊水不多时，一定要勤数胎动，要每天关心胎儿的活动情况

今日营养美食：舒缓疲劳的红豆汤

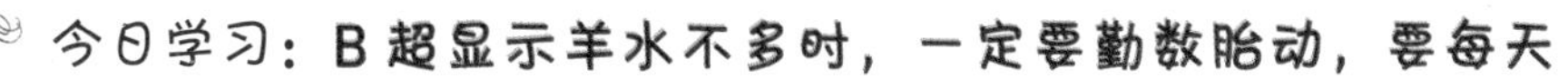

2月8日　第266天

今天产检。体重还是60千克，血压117/81毫米汞柱，尿常规正常。宫高34厘米，胎心140次/分。B超：双顶径93毫米，股骨长69毫米。一切正常。胎头还没入盆，但羊水不多了，只有86毫升了（＜80毫升就太少了），胎盘分级为Ⅱ⁺，也接近成熟了，估计离宝宝出生的日子不远了。

问问自己，我准备好了吗？好像还有点心虚……

产检后和弟弟、弟媳一起吃铁板烧。她也有了。今年老妈要开心了，又做奶奶又做外婆。吃了腓力牛排1块（八分熟）、三文鱼1块、煎蛋1只、牛舌2片（总计荤菜有200克左右。超量一点，不过难得吃得这么开心，多点就多点吧），其他还有蔬菜4种、柳橙汁1杯、米饭1小碗、红豆汤1小碗。

开始准备待产包了，把在医院要用的东西都放在一个固定的包包里，到时候拿了东西就能出门，不用手忙脚乱地忘记这个那个的。早就在电脑里准备了一个excel文件，叫老公打印好，到时间按排列好的顺序一件件往包包里放就行。

晚上感到有点腿疼，活动了一会好些了。有1／4准妈妈会在怀孕期间感到腿疼，这种症状在怀孕20周后变得愈加明显，就好像有小虫子在腿上爬，只有通过不断活动腿部才能缓解。腿疼可能由缺铁造成。准妈妈如果腿疼难忍，需尽早到医院检查就诊。

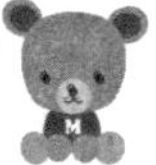

专家指南：待产准备事项

除了待产包里提到的物品外，去医院待产前，还要做一些“预习”工作。①家离医院有多远？在交通拥挤时，从家到达医院最快大约需多长时间？寻找一条备用的交通路线，以便当交通堵塞时能有其他路线选择，尽快到达医院。②乘什么交通工具去医院，要是临时叫不到出租车时怎么办？如果臀位破水了应该打“120”急救电话叫救护车。③有医生联系电话否？应该什么时候给医生打电话？是先给医生打电话还是直接去医院？④急诊时如何能最快找到医生和护士？最好预先演练一下去医院的流程。⑤是否有人守护在孕妇身边？⑥是否将家里的事情安排好了？事先请人帮助照顾老人、宠物和料理家务。⑦夫妻双方工作的事情是否安排好了？办好各种请假手续了吗？等等。

今日学习：一旦发生破水应立即平卧，抬高臀部，以防脐带脱垂，即刻就诊，最好乘救护车去医院

今日营养美食：平肝降压的芹菜炒目鱼

2月9日　第267天

早餐：馒头1只半、油煎荷包蛋、奶酪（自己蒸的，面粉发得不够好，松软度欠佳，下次改进）、孕妇奶粉1杯、泡饭；午餐：饭、芹菜炒目鱼、肋排萝卜汤（放一棵娃娃菜）；晚餐：饭、油爆基围虾、大白菜煮河虾、番茄蛋汤、橙半只、孕妇奶粉1杯；其他：下午芦柑1只、淡豆浆1杯。

评价：还可以，大部分营养素达到70% ~ 80%就可以满足身体的基本需求了，不必强求每种营养素都达到100%。

近来常喝一杯淡豆浆，有利水消肿的作用。脚比前些时候更肿了，估计是胎头下降，压迫下肢静脉了。晚上睡觉起来，手也有些肿，起床时有酸胀的感觉，手举高活动一会儿，洗脸时用热水泡一会儿就舒服了。

以前成堆的小饰品，现在什么也不戴了。逐渐养成习惯，等宝宝生了之后不戴饰物，否则宝宝被这些小东西伤到或是不当心吃下去就危险了。

怀孕后，输尿管会增长增粗，管壁的平滑肌松弛，蠕动减少减弱。到孕晚期，膨大的子宫压迫膀胱和输尿管，这些都会造成尿流不畅和尿潴留。潴留的尿液不仅对泌尿道的黏膜有刺激，而且还容易使细菌滋生。妊娠后尿液中的葡萄糖、氨基酸等营养物质增多，这又是细菌繁殖的有利条件。这些原因，使准妈妈很容易发生泌尿系统感染。所以准妈妈应该注意保持外阴部的清洁，多喝水、多排尿。

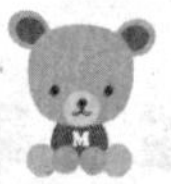

专家指南：临产征兆有哪些

● 腹部规则性宫缩：临盆开始的重要标志是有规律且逐渐增强的子宫收缩。这种宫缩无法缓解，每次持续30秒以上，间隔5 ~ 6分钟，疼痛逐渐加剧，是临产的前奏和先兆。

● 子宫颈成熟和见红：随着子宫颈成熟、扩张，堵在子宫颈口的黏液栓脱落，子宫颈内口附近的胎膜与子宫壁分离，引起毛细血管破裂，使子宫颈黏液中混入一些血液，呈褐色、粉红色或鲜红色，称为“见红”。见红一般发生在分娩开始前24 ~ 48小时。

● 破水：由于子宫内包裹胎儿的羊膜囊破裂，羊水随之流出。需要平卧，必要时平卧加抬高臀部，防止脐带脱垂。要马上去医院待产。最保险的方法是打“120”急救电话叫救护车。如家中自备车，可平卧于后排座，用靠垫抬高臀部，进医院后家属先到急诊室借平板推车，平卧直接入急诊室。不宜和家属一起在医院里到处乱转、东奔西走地办手续、排队等。

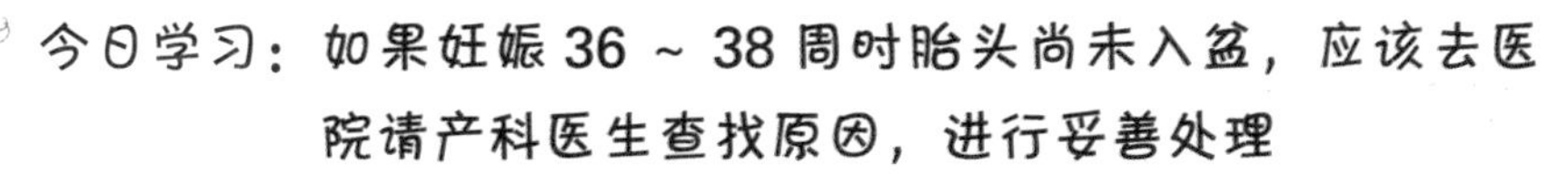

2月15日　第273天

又到产检时间了。羊水和上周一样，还好没继续减少。胎盘Ⅱ⁺，胎头半入盆了。

除了给我检查的产科主任和少数几个医生外，别的朋友都劝我开刀（剖宫产）算了，少吃点苦头，不过我不想开。为了宝宝的健康，我能自己生一定想办法自己生。当然也不会太勉强，有任何危险情况也只好放弃去剖宫产的啦，宝宝的安全第一。生孩子总要痛的，吃点痛也正常啊，我有心理准备的。

近两个月，坐出租车出行较多，感觉一个人坐在后座比较舒服，但如果超过两个人，还是坐前排，绑好安全带更放心些。绑上安全带，虽然有时在胸前这儿架着那儿硌着的，不太自在，但为了宝宝，安全是第一要紧的（听说现在有卖孕妇专用的安全带，有私家车的可以考虑）。

银鱼杜仲肉丝汤：银鱼100克、肉丝25克、杜仲1克、蔬菜若干。蔬菜洗干净切成段，锅内放高汤（清水也行），把银鱼、肉丝、杜仲一起放下去煮至汤滚、肉丝变色，加盐调味就可以了。杜仲补肝肾、强筋骨；银鱼号称鱼中人参，是高蛋白质、低脂肪的营养食物，《随息居饮食谱》有曰："银鱼甘平，养胃阴，和经脉。"

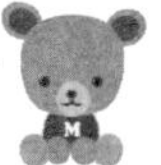

专家指南：胎头入盆

入盆是准妈妈们十分关心的一个问题。入盆是胎头入盆的简称，如果胎头的双顶径达到产妇的盆腔入口以下，为胎头与骨盆相称，称为"胎头入盆"，表明有阴道分娩的可能，而且已完成了分娩机制的第一步。一般而言，初产妇在预产期的前1个月，也就是妊娠36周时胎头开始入盆，如果尚未入盆就叫做"胎头高浮"，但入盆后什么时候分娩没有确切的时间限制。除了检查可以确定入盆外，准妈妈自己也会有感觉，比如尿频、胎儿下到肚脐以下范围活动等。造成"胎头高浮"可能是因为骨盆狭窄、胎儿异常、胎儿过大或胎位不正，临产后容易发生早破水，危及胎儿。如果检查发现头浮是因为不可纠正的病理性因素造成，可做好剖宫产的准备。

准妈妈如果骨盆狭窄，分娩时胎儿不能顺利通过产道；或是骨盆正常，但由于胎儿的头过大，也不能顺利通过产道，这种现象称为"头盆不称"。孕期定时去做产前检查，就可以了解到自己是否存在头盆不称的现象。

孕晚期读者笔记

临产及分娩日记

Linchanjifenmian Riji

临产及分娩时准妈妈要了解的饮食营养及相关检查知识

☺ 临产及分娩时的饮食原则

坐月子的目的是要让伤口尽快愈合，并让身体器官功能恢复至产前的正常运作状态，所以要以正确的饮食观念来坐月子，使自己既营养又健康。

产前正常饮食，产前几天适当增加一点饮食量，以增加能量贮备。等阵痛开始了，可以适量吃一些甜食、软食（如粥和烂面等易消化的食物）。在产房内可以吃一些巧克力等，为分娩补充能量。不宜吃过多蔬菜，防止产时大便污染。不宜吃得太饱，可少量多次，防止万一情况有变要开刀，饱腹的情况下，麻醉易出现恶心呕吐，有可能导致呕吐物吸入窒息等意外不适。

产后住院期间，可不用从家里带吃的来，吃医院食堂提供的饮食即可。自己带一来冷热不易掌握，二来产后数日饮食宜清淡，不可过早大量进补，医院配餐更为合理。

临产前，若孕妇进食不佳，则“供不应求”的后果是极为严重的。由于缺乏分娩的能量，子宫收缩无力，可导致滞产、产程延长、胎儿宫内窘迫、新生儿窒息，甚至在分娩过程中死亡。即使经产钳、胎头吸引或剖宫产等手术助产，母亲也可能因极度的衰竭，产后子宫无法收缩，发生致命的产后大出血。因此，临产前产妇要正常吃喝，适量多次，对母婴双方的健康及分娩能否顺利进展，有重要意义。

临产时孕妇吃什么好呢？这是每位产妇及其亲人所非常关心的问题。此时，由于阵阵发作的宫缩痛，常影响产妇的胃口。产妇应学会宫缩间歇期进食的“灵活战术”。饮食以富含碳水化合物、蛋白质、维生素、易消化的为好。根据产妇自己的爱好，可选择蛋糕、面汤、稀饭、肉粥、藕粉、点心、牛奶、果汁、苹果、西瓜、橘子、香蕉、巧克力等多样饮食。每日进食 4 ~ 5

次，少吃多餐。机体需要的水分可由果汁、水果、糖水及白开水补充。注意既不可过于饥渴，也不能暴饮暴食。有些不懂营养学的准妈妈认为“生孩子时应多吃鸡蛋长劲”，于是便一天猛吃十个八个的，甚至更多。这种做法是十分愚昧的，常常适得其反。人体吸收营养并非是无限制的，当过多摄入时，则“超额”部分经肠道及泌尿道排出。多吃浪费是小事，由于加重了胃肠道的负担，还可以引起“积食”、消化不良、腹胀、呕吐，甚至更为严重的后果。产妇每天吃 1 ～ 2 个鸡蛋足够，可再配些其他营养品。

临产期间，由于宫缩的干扰及睡眠的不足，产妇胃肠道分泌消化液的能力降低，蠕动功能也减弱，胃排空时间（吃进的食物从胃排到肠里的时间）也由平时的 4 小时增加至 6 小时左右，易积食。因此，最好不要吃不容易消化的油炸或肥肉类油性大的食物。

临产时，若产妇恶心、呕吐、进食过少时，应及时报告医生。主管医生应根据具体情况给产妇输注葡萄糖、生理盐水及其他必需的药物，以补充营养，供应分娩所需的能量。产妇能进食者，应尽量自己经口摄取足够的营养，不要依赖静脉补液。因为任何药物，均可能引起机体过敏反应，输液也是如此。

☺ 临产及分娩相关检查

胎心监护（根据情况，可做 24 小时持续的）；

必要时 B 超；

如剖宫产，需查血常规，出、凝血时间，血型，血糖，肝肾功能，尿常规。

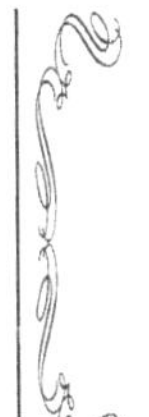

今日学习：每个产程都有需要注意的事项，最重要的是放松心情并听从医生指挥，这是顺利生产的保证

今日营养美食：奶香四溢的奶香蔬丁（西兰花、玉米粒、萝卜丁焯水，少许油把面粉炒黄后加入牛奶，加入粟米、萝卜丁拌匀后浇在西兰花上）

2月18日　第276天

（2007年农历正月）初一，39周+4天了。离预产期还有3天，不过我知道时间差不多快到了，宝宝快来了，随时都有可能来找爸爸妈妈了。晚餐后，有较频繁的宫缩，不规律，也没到痛的程度，基本不去管它。我要好好吃、好好睡，休息好才有体力对付生宝宝的关键战役。我懒懒地散了会步，还要当心不时会从哪儿冲出来的炮仗（现在已经禁放了），算了，还是呆在家里看看书吧。

复习下产程知识。从子宫开始有规律的收缩一直到胎盘娩出是自然分娩的全过程，包括3个阶段，即第一产程、第二产程、第三产程。第一产程从规律的子宫收缩开始到宫口开全（约为10厘米），初产妇为12～16小时，经产妇6～8小时。这是整个过程中经历时间最长的一个产程。此时子宫的收缩间隔会越来越短，从开始时的每隔5～6分钟收缩30秒以上到每隔2～3分钟收缩50秒。第二产程从宫口开全到胎儿娩出，初产妇为1～2小时，经产妇在1小时以内。第三产程是胎盘娩出期，需5～15分钟，一般不超过30分钟。胎儿娩出后，为防止产后大出血，产妇一般要留在产房观察2小时后再送回病房。

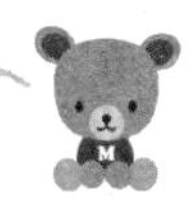

专家指南：分娩前后要吃人参、桂圆长力气吗

人参味甘微苦，性微温，有大补元气、固脱、生津、安神的功用。中医是有在分娩过程中吃参汤来提精神和调补元气的做法，一般用生晒参隔水蒸后食用。一般不采用野山参和红参，因其性温热，有可能会引起出血量的增加。吃生晒参也最好是在中医把脉后再吃，因为每个人的体质不同，对于中药的适应性也不同。

桂圆肉，俗称龙眼，味甘，性温，有补益心脾、益气血、安神的功效。经现代医药学分析，桂圆中有一种抑制子宫收缩的物质，在孕早、中期适量食用，有一定的养血安胎作用，但是如在分娩时食用，则可能会引起产程延长、宫缩乏力及产后出血增加等不良后果，甚至可能引起难产的危险情况，因此是不适合在分娩期食用的。

一般体质正常的人，产后也不用过多选用这些补品，没有太大的必要，如果家里有习惯要进补，最好也在分娩后过一些天，等恶露干净了听中医诊疗意见后再用。

今日学习：孕期过度劳累或虚弱、有过3次或以上流产、年龄大于35岁的孕妇尤其要预防早产

今日营养美食：补中益气、生津的南瓜红枣汤

2月19日　第277天

早上还是有宫缩，拿张纸记录频率，还不规律。慢慢等吧，宝宝，妈妈不急，你随意啦。

午餐前，有两次稍强的宫缩，有点痛，去洗手间一看，好像见红了，不过颜色淡淡的。我倒不太紧张，不过，告诉老公时，他一惊，有被吓到的表情，呵呵。

先吃碗早上烧的南瓜红枣汤（内有几颗葡萄干）。中饭的鸡汤里，多放些白菜，鸡肉就不要吃太多了。现在开始，做体力活动的饮食准备了，食物中碳水化合物多一些，可以吃些甜食，纤维素和维生素也要保证，蛋白质和脂肪不要太多，不易消化的东西，可能引起产时或产后胀气腹痛。

下午洗个澡，等入了产房可没在家方便了。晚上还是宫缩不规律，不去管它了，先睡觉再说吧，趁着还没发动，让我先节约体力。

对了，待产包里记得要放点水果、巧克力、饼干等小零食，产房里补充体力时吃。

下腹和会阴有酸胀的感觉，一会儿上洗手间，记得要用点橄榄油按摩一下，增加弹性，防止产时撕裂伤。

把所有想到的产科并发症在脑子里复习了一遍，深呼吸！金同学，产科出科考试即将正式开始了！

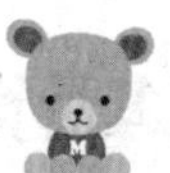

专家指南：早产征兆

怀孕20周以上未满37周的生产称为早产。以目前的医疗设备及技术来说，至少要到怀孕周数达25～26周时，宝宝才能脱离母体而存活。

准妈妈要留意早产征兆：

下腹疼痛：下腹部有类似月经来潮前的闷痛、规则的子宫收缩及肚子变硬，每小时6次或更多次的收缩，每一次持续至少40秒，这类收缩可能会痛、可能不会。

持续背酸：持续性的下背腰酸、肠绞痛或不停腹泻等。

分泌物有异：分泌物增加，有水状或血状的阴道分泌物。

若有早产的征兆，不论发生的时间或者轻重与否，建议准妈妈都要提早就医，才能给予妇产科医生充裕的时间，来提供适当并迅速的处置，例如给予促进胎儿肺部成熟的药物等，进而降低早产的风险。

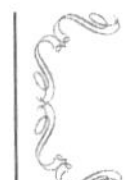

今日学习：胎位为臀位或横位者可考虑在预产期前 2 周提前住院
今日营养美食：抗疲劳的章鱼土豆泥

2 月 21 日 第 279 天

睡醒，一夜无事。只是早上 5 点起夜时，觉得有少量液体流出，不知道是不是羊水，会不会夜里破水了？不放心，保险起见，上午去医院检查一下吧。检查结果，没破水。宫口也没开，胎心正常，回家等吧。还没到时候。

逛会街吧，多活动一下对分娩有好处，适当走走人也舒服一些。给老公买了新的外套和裤子。我怀孕期间，他也胖了不少。呵呵，光我一个人长肉可不公平，全家（包括小宝宝）一起长啦。

中午吃创意粤菜：蟹肉饭、章鱼土豆泥、鹅肝。

下午打会瞌睡，上网和朋友聊会天，记记宫缩。有点腰酸，像痛经的感觉，放大 1 ~ 2 倍吧，还是不规律。

宫缩逐渐增加到 10 分钟左右 1 次了，胀痛，还在可承受的范围。晚上去医院待产吧。晚上 11 点急诊，宫口开指尖，胎心偏慢。缺氧了？进产房监护吧。我要求 LDR 房间（家庭产房，老公能陪的那种，环境好些）。吸氧，吃点点心，胎心上去些，但宫缩又少了。宫口才开一指，急人。老公在沙发上打着瞌睡，也是百无聊赖的。

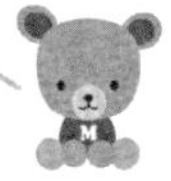

专家指南：准妈妈剖宫产的饮食禁忌

剖宫产术前不宜滥用高级滋补品。如高丽参、西洋参，以及鱿鱼等食品。因为参类具有强心、兴奋作用，而鱿鱼体内含有丰富的有机酸物质——EPA，它能抑制血小板凝集，不利于术后止血与创口愈合。

剖宫产术后 6 小时内禁食。剖宫手术，由于肠管受刺激而使肠道功能受刺激，肠蠕动减慢，肠腔内有积气，易造成术后的腹胀感。6 小时后宜服用一些排气类食物（如萝卜汤等），以增强肠蠕动，促进排气，减少腹胀，并使大小便通畅。易发酵产气多的食物，如糖类、黄豆、豆浆、淀粉等，产妇也要少吃或不吃，以防腹胀。

当产妇排气后，饮食可由流质改为半流质，食物宜富有营养且易消化。如蛋汤、烂粥、面条等，然后依产妇体质，饮食再逐渐恢复到正常。术后不久的产妇，应禁止过早食鸡汤、鲫鱼汤等油腻类肉汤，催乳食物可在术后 3 ~ 7 天后再食用。

2月22日　第280天

初五，外面迎财神的炮仗声从零点开始就一直没停过（现已禁放）。我们家的宝宝估计都能适应了。让大家伙的炮仗都来欢迎我家宝宝吧。

一个晚上下来，宫缩还是不理想，有时多点，有时少点。站着宫缩多点，躺下又少了点（难怪国外有立式分娩的）。征得产房里医生同意后，我决定让她们帮我人工破膜，可以加快进程，顺便了解羊水情况（呵呵，看我这话说的，平时应该是征得××患者同意后，行×××术）。破了水之后最多48小时，宝宝一定要出来，不论是用什么方法，不然宝宝会因为子宫里少了羊水润滑而出现危险。也就是说，最多，最多还有一天多就可以看到宝宝了。加油！

上午8:15破膜，羊水质清，正常。破膜就是用个长长的镊子伸到宫口去，把羊膜囊夹破。会夹出几根宝宝的毳毛出来，证明破膜成功。至此就只能平躺了。破水后宫缩明显强了、多了，痛，真痛。尽量实行拉梅兹呼吸法，深呼吸，分散一下注意力。两小时后，医生检查，宫口还是一指，基本没开多少，医生说，上缩宫素（催产素）吧。那就上吧。挂上催产素后，宫缩的痛更强了，什么呼吸法也没用，痛得全身发抖，可肚子还不如之前的硬度高。这可不是好现象啊！忍，再忍……我不会大叫的，分娩时大喊大叫，只会浪费体力，还可能吞下过多气体，让肚子胀气。又过了两小时，居然宫口还是一指，怎么宫口打不开呢，有问题啊。那些宫缩是无效的不协调宫缩？我快失去信心了。

请产科主任来查一下："胎头还高着呢，没进骨盆啊。胎心倒有点慢下来了，你有脐带绕颈的，别等了，开吧。"反正自己是学过这些的，没什么可说的了，住院医生拿着术前谈话单就来让我签字了。唉，苦苦撑了这么久还是开刀，真有些郁闷。不过想到可以更快看到宝宝还是有点兴奋的。护士用急行军的速度做好了术前准备。由于此时还有宫缩，全身的肌肉很紧，麻醉师花了好大的力气才把针扎进去，麻药起作用前，还是痛得头昏脑涨的。医生下刀了我也没发现，一点感觉也没有，直到挤压胎头让它出来的时候，我才觉得胃有点难受，一眨眼，宝宝就出来了。听见宝宝的哭声时，我的泪水不受控制地流了出来。

护士抱着宝宝，把她屁股对着我说："看是弟弟还是妹妹？"我看到是小女生，不过，急着说道：“快让我看看脸，我不要看屁股。”上帝保佑，是一个干干净净的清秀小姑娘，不像孕期的我，又黑又粗。宝宝长着无比灵活的眼睛，边上手术室的医生路过看了一眼，惊奇地说：“哟，生出来就在笑啊……”

正好280天，营养医生的妊娠期准确完工。

住院期间浓缩日记

术后6小时禁食禁水，下半身全无感觉，手在被子里碰到大腿，一时都没反应过来是自己的腿。术后很困，但很兴奋。很多人来看我的宝宝，话说了不少，还好后来没胀气（术后不宜说太多话，不然如果把空气吃到肚子里，易导致胀气增加腹痛）。

进病房后发现待产包里少了很多东西，因为本来打算顺产的，剖宫产的用品几乎都没准备什么。还好医院周围什么都能买到，到医院门口临时买吧……

当天晚上哭的宝宝蛮多的，听到走廊里此起彼伏的时不时有小宝宝在哭。小宝宝交响乐，哭得都很好听。

术后一天半拔了导尿管，自己下床走动几步，上洗手间。精神蛮好，心情也不错。洗脸刷牙，走到护士站称体重，54.5千克，比产前轻了5.5千克。在床上活动一下关节，做初步的产后运动（常规是剖宫产术后24小时拔导尿管，但因为宝宝生在年节里，只有值班医生，医生少，产妇可不少，忙不过来，只好多等了半天）。

术后38小时，宝宝断脐了。

术后72小时出院（常规是术后4天出院，不过我恢复得不错，医院里床位又紧，别给自己人添麻烦了，早点回家休息更舒服）。

术后这3天，几乎全吃的医院提供的饮食，第一天排气后吃的流质，萝卜子汤、蛋花汤、藕粉、蒸蛋羹。饿！第二天半流质，肉末菜粥、花卷、烂糊面、蒸蛋羹、面包。第三天普食，早上粥、肉包，中午米饭、番茄炒蛋、小排。术后第二、第三天，各加水果一只（芦柑）。餐后出院回家。

宝宝，女，2 985克。Apgar评分10分，一切正常。孕期本人增重10千克，术后3天出院，出院时增重4.5千克，母女平安。感谢上帝和所有人！

月子日记

Yuezi Riji

产褥期（坐月子）饮食原则

顺产后，产妇一般在休息后即有食欲，可以进食。但产后 1 ～ 2 天应进食易消化的食品。产后第 1 ～ 2 天，应多喝开水，可适当饮用果汁，补充多汗引起的水分流失。第 2 天则正常饮食，但也不宜多食坚硬食物，可食用较软、清淡食物，如蛋、面条、奶粉等。如有会阴撕裂伤，可吃少渣饮食 2 ～ 4 天（蔬菜较少，酸奶比牛奶更适合），防止大便干硬，以免屏气时，再度撕裂缝合的会阴伤口（部分人分娩顺利，助产士保护得力，可无伤口）。

剖宫后，一般当日禁食，6 小时内禁食禁水，6 小时后少量饮水或果汁。次日流质饮食 1 天（一般不宜进食牛奶、豆浆、含糖过多的甜食等易胀气食品），之后半流质饮食 1 天，之后可进食普通饮食。

产后饮食原则

产后饮食应以精、杂、稀、软为主要原则。

精是指量不宜过多：产后过量的饮食除了能使产妇在孕期体重增加的基础上进一步肥胖外，对于产后的恢复并无益处。其实相当一部分宝宝需要的营养在孕期已经有了贮存，并不需要再过量补充；加上很多人在坐月子时活动很少,成天躺在床上,热量消耗不多,因此部分产妇在产后体重可继续增加,甚至超过分娩前的体重，造成产后的肥胖。其实，产后的食量是因人而异的，要根据自己的身体和宝宝的情况来决定吃的量。如果是以母乳喂养婴儿，且奶水很多，或是双胞胎的妈妈，食量可以比孕期稍增，最多约增加 1 / 5 的量；如果妈妈的奶量正好够宝宝吃，则与孕期等量亦可；没有乳汁或是不准备母乳喂养者，食量大小和非孕期差不多就可以了。

杂是指食物品种多样化：产后饮食虽有特定的讲究，但忌口不宜过头，每天的荤素搭配还是很重要的。吃的食物品种越丰富，营养越平衡和全面，越不容易缺这少那的。除了明确对身体无益的东西，以及吃后可能引起自己或宝宝过敏的食物外，荤素菜的品种应尽量增加（如果宝宝有过敏体质，则妈妈在哺乳期也应适当忌口，如异种蛋白质含量高的虾、海鱼、花粉等食物在宝宝一岁之内，妈妈和宝宝都应忌食）。

稀是指摄入水分宜多：乳汁的最大成分就是水，因此乳汁的分泌是新妈妈产后水的需要量增加的原因之一。此外，由于产后体内代谢的旺盛，大多数产妇汗出得很多，除了白天易热出汗外，还有夜间盗汗的情况；产后体表的水分挥发也大于平时。因此，食物中的水分应比平时更多一些，可以多喝点水，多食各式的汤、牛奶、粥、水果等水分较多的食物。

软是指食物烧煮的方式应以细软为主：饭或面都应煮得软一些，少吃坚硬的或带壳的食物。因产后尤其是刚生好之后很多新妈妈由于体力透支，不少人会有牙齿松动的情况，过硬的食物一方面对牙齿不好，另外一方面也不利于消化吸收。食物品种的选择上，可较多选择质地不太粗糙的蔬菜、米面、水果等，并以清蒸、炖、烧或卤的方式，避免使用油煎、油炸或烤的烹调方式，肉类可以做成水饺、包子，或是炖烂后食用，将食物剁细或煮软后再煮成菜肉粥或汤面的形式也是不错的烹调方法。

☺ 产妇重点要补的营养素

铁：分娩无论是顺产还是剖宫产，只要有伤口，都会有一定量的出血；产后随着恶露的排出，也有可能引起失血性的贫血，造成头晕、眼花、心慌、胸闷等症状，贫血也可能降低新妈妈的抵抗力，使新妈妈更容易出现感冒发热等感染性疾病。铁是造血（红细胞）的主要原料之一，产后失血的过程，就会使得人体的铁流失，不利于产后红细胞的再生和伤口的恢复。因此，产后应适当增加含铁丰富的食物。如动物内脏中的肝、心、肾（腰子），可以做猪肝汤、青椒炒鸡心、卤水鸭肝等，还有红色的瘦肉，可做成红烧牛肉、黑木耳炖猪小排等。羊肉性温热，一般在孕期不宜多食，但在产后可以吃一些，尤其是体虚畏寒者以及在冬季分娩的新妈妈，适当炖煮食用还是有益产后补血补虚的，例如当归炖羊肉就是一道传统的产后食疗菜式。

锌：锌是促进伤口愈合的重要微量元素。不论是顺产还是剖宫产，都会有伤口。适当多食含锌量较高的食物除了有利于伤口愈合，对于食欲也有一定促进作用，对于人体的免疫功能也有一定帮助。食物中的锌含量较高，有益于保证乳汁中的锌含量，而锌是宝宝生长必需的微量元素之一，对于宝宝的生长发育也很重要，同样有益于提高宝宝的抵抗力和食欲。海产品一般含锌较多，如牡蛎、淡菜等，动物的瘦肉和内脏如牛肉等也含有锌。

水：人体所有的生化反应都必须在水液中才能进行，营养物质尤其是一些维生素需要溶解在水中才能被吸收，废物的排出也必须借助水液才能有效排除。母亲的乳汁是宝宝最好的全天候食物，也是液体的食物。新妈妈如果水喝得太少，就可能减少乳汁的分泌，从而影响宝宝的生长发育；体内代谢废物无法完全清除，对于产后体形的恢复也是不利的。白水、汤、粥、牛奶、水果里的水分都可以算入摄入水的总量，但应注意尽量不喝或少喝各种市售饮料。

必需脂肪酸：必需脂肪酸对人体非常重要，是宝宝脑神经、视神经的重要组成材料，还能调整新妈妈体内激素水平、减少炎症反应。必需脂肪酸有亚油酸、亚麻酸、花生四烯酸等，当然DHA（俗称脑黄金）也很重要。分娩之后，身体需要必需脂肪酸帮助子宫收缩，所以必需脂肪酸对产妇特别重要。我国传统坐月子的方法中，一般都建议产妇多吃一些麻油，尤其在四川、台湾等省区特别讲究这个，比如当地传统月子菜中的“麻油鸡”“麻油猪肝”等菜广为人知。麻油是一种良好的必需脂肪酸的食物来源，含有大量的亚油酸、亚麻酸等成分，而且芝麻还具有润肠通便的效果，所以特别适合产后妈妈食用。除了麻油，花生油、玉米胚芽油、橄榄油和野茶油等烹调用油中，不饱和脂肪酸的量也都很多。此外，除非有过敏体质或是对海产品的口味不能接受，深海鱼也是DHA的很好来源，但不推荐新妈妈吃鱼油制剂，因为鱼油中除了有DHA外，还有一种叫EPA的物质，能增加血管通透性，有可能会影响产后的凝血作用，如乳汁中EPA过量，也会增加新生儿颅内出血或内脏出血的危险性。建议伤口尚未愈合的新妈妈不要吃高剂量鱼油制品，而应将天然新鲜的深海鱼如三文鱼、金枪鱼等作为必需脂肪酸的来源。

纤维素：纤维素是帮助肠道清毒所必需的营养素，它在肠道中会吸收水分膨胀，增加大便体积，防止便秘，而且在通过肠道的时候，可以吸收肠道中的有害物质，促进毒素的排出。在蔬菜、水果以及五谷根茎类的食物中都含有较多这类物质。但是纤维素分可溶性和不可溶性，对新妈妈来说，刚分娩过后的几天比较适合可溶性纤维或是较细的纤维，如水果中的果胶，还有木耳、绿叶菜、菌菇类、燕麦片等食物中的植物胶亦是此类物质。不应过多食用不可溶的粗纤维类食物，否则可能会降低钙、铁等营养物质的吸收，甚至可能影响伤口愈合。所以，在坐月子期间可以少量吃一些水果，适量吃些蔬菜，一些如笋、芹菜、草头、海带、糙米等粗纤维含量高的食物则不宜多食。但是在坐完月子之后，不可溶性粗纤维的摄取量就应适当增加，以加速肠道积存的粪便毒素的排出。

附：中国居民哺乳期营养指南

* 增加富含优质蛋白质及维生素A的动物性食物和海产品。
* 产褥期食物多样不过量，重视整个哺乳期营养。
* 愉悦心情，充足睡眠，促进乳汁分泌。
* 坚持哺乳，适度运动，逐步恢复适宜体重。
* 忌烟酒，避免浓茶和咖啡。

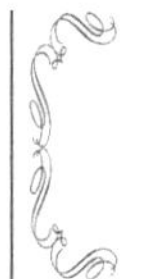

今日学习：剖宫产的产妇产后一周内勿饮酒，以免影响伤口愈合

今日营养美食：补肾养血的黑芝麻粥（黑芝麻捣碎，粳米淘净，加水，用小火煮成粥）

产后第 3 天

病房好紧张，由于是“自己人”，护士长来和我商量，早一天出院。哈，求之不得。我和宝宝今天下午量过体温，都正常了就能先回去了。

出院前，称了一下第一次的产后体重，54.5 千克。宝宝通过了听力测试。

早上宝宝洗澡的时候，溜进了宝宝的洗澡间，看着护士们给她洗澡，温习一下宝宝洗澡的步骤。自己给宝宝穿的衣服。宝宝昨天就断脐了，要记得洗澡后用酒精棉签擦拭一下肚脐。

在床前做了几节广播操，一到两个八拍，不做弯腰、下蹲和跳跃运动。

抱着我粉嘟嘟的小宝宝，欢天喜地上车回家去了。家里已经为我准备好了丰盛的晚餐，不过不能一下子吃太多，不能太油。

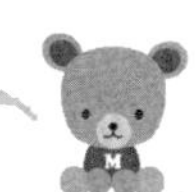

专家指南：如何给新生儿洗澡

正常的新生儿从出生后第二天起就可以每天洗澡了。洗澡能帮助宝宝活动肢体，促进血液循环，加速宝宝的生长。

房间温度在 25 ℃左右为好。洗澡水的温度为 37 ～ 42 ℃为宜。如果没有水温计，可用大人的肘部感受一下。

洗澡的步骤为：先洗脸，用小纱布从内向外轻轻地拭擦眼角；再由内而外地洗脸；再洗头，注意用手指把宝宝的耳朵压向耳孔，防止进水；之后再从上身洗到下身。新生儿的头颈、腋下会有胎脂，不能大力搓。注意女婴的下身要从会阴向肛门方向洗。男婴要注意阴囊下面也要洗净。肛门周围也是重点清洗部位。

洗澡后用大毛巾把宝宝包起来，放在床上仔细吸干身上的水。肛门要吹干了才能包上纸尿裤或尿片，不然就有可能出现红屁股。脐部用消毒棉签蘸酒精，由内而外轻拭。脐部未完全收口之前，注意不要穿腹部有粗糙或凸起图案的衣服。

女婴要注意会阴部不要多拍爽身粉，其中的滑石粉成分已证明有可能增加成年后卵巢癌的发病危险。除非宝宝皮肤干燥，不然不必多用润肤露，宝宝有自己的天然皮脂的。

注意：宝宝打预防针后、皮肤有伤口时、刚喂好奶时、频繁腹泻时不宜洗澡。

今日学习：红糖水要煮沸后饮

今日营养美食：促排恶露的红糖姜汤

产后第 4 天

没有请月嫂，宝宝的事，我认为做妈妈的应该自己做，有助于亲子的感情交流。别问我会不会啊！牛皮不是吹的，某月子中心还请我去上过月嫂的培训课呢。

身为营养医生，月子餐当然不能听别人的。虽然现在自己不方便烧了，菜单还是先订好一周的。

今天是产后第四天，乳房进入充血期，胀得难受，但奶水出来得不多。刚开始的饮食清淡为主，汤要少喝，菜要少油，补充一些蛋白质。今天开始每天一碗红糖姜茶煮蛋，我是剖宫产，恶露量不多，打算连吃三天，促进恶露排出。还有孕产妇配方的多维素半粒、孕妇奶粉一杯（其针对哺乳期妇女也同样提供全面均衡的营养）。

红糖姜汤：净水烧沸，放入红糖一匙，还可以加大枣 3 ~ 5 枚、姜 6 ~ 7 片。烧 10 ~ 15 分钟，去杂质、浮渣即可。温饮。红糖姜汤，对于产后瘀血不畅、量少色暗、冬天分娩或体质虚寒、小腹冷痛的人是适合的，但也不宜长期饮用，一般 3 ~ 7 天为宜，否则可因其活血作用造成血性恶露持续不净。如是热性体质、出血鲜红且量多的产妇，就不宜食用或少食为佳了。

中午吃炒青菜、清蒸鳜鱼、蛤蜊炖蛋；晚餐是日式生姜烧（薄片的大排）、荸荠炒胡萝卜、炒黄瓜、蛋饺冬瓜汤。

评价：如果按一般的产后饮食的推荐量来算，这个量是不够的，但刚生产完、食欲欠佳的情况下，基本上卧床休息，没什么运动，总能量不必过多。

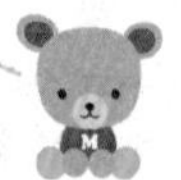

专家指南：产后饮食推荐量

新妈妈产后每天所需食物及推荐量：主食可吃大米、面粉、小米、玉米面、杂粮 300 ~ 450 克；动物性食品如禽类、肉类、动物内脏 200 ~ 250 克，鸡蛋 100 ~ 150 克；烹调用油，可用豆油、麻油等 20 ~ 30 克；孕妇奶粉或牛奶 250 克；蔬菜 300 ~ 450 克；水果 100 ~ 200 克。

要比平时多吃动物性蛋白质，如鸡鱼、猪瘦肉，动物肝、血；豆类也是非常好的佳品；同时摄取不可缺少的蔬菜和水果，吃甜食可用红糖，还要饮用适量的牛奶。烹调方法上，一定要多喝汤粥类，少吃煎炸等不易消化的食品。

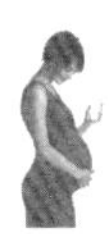

专题讲座：产后便秘的饮食对治

和孕期便秘的原因不尽相同，在分娩过程中由于体力透支，腹部肌群疲劳；体内水分消耗很大，没有注意补充；精神高度紧张和兴奋，这些因素都会打乱正常的排便节律，使得粪便在肠道中停留时间过长，水分被吸收干，更加难以排出。分娩后由于宝宝出生，在肚子里时对直肠的压迫消失，肠道反应性扩大，肠内容物滞留引起便秘。部分新妈妈产后腹肌和盆底肌松弛，体质虚弱无力，或术后怕伤口疼痛，不敢用力，也可能是便秘的原因。出院后在家休养，中国传统的坐月子方式中，食物品种中蔬菜较少，肉类过多，烹调精细少渣，产后的食物中纤维素较少，不利于产生足量的大便。部分新妈妈成天坐在床上不活动，肠道蠕动也少，不利大便排出。还有部分新妈妈迷信产后进补，产后不适当地大量进食温热补品，造成体内生热上火引起便秘。

如产前灌肠者，产妇产后 2 ~ 3 天排便是正常的；如产前未灌肠者，产后一般 1 ~ 2 天首次排便。超过 3 ~ 4 天不排便应引起重视了。如剖宫产手术后禁食，然后 1 ~ 2 天吃流质半流质饮食，纤维素很少，也会导致大便较少及时间推迟。

要防止产后便秘，调整自己的饮食和生活起居是很要紧的。饮食上来说，可以注意的有：

多食纤维素丰富的食品，如红薯、燕麦片、粗粮、芹菜、海带及各种绿叶蔬菜。如煮红薯粥、牛奶麦片粥代替部分主食是个好主意；煲个海带小排汤也不错。

适当地吃水果，最好选用水分较多的品种，如苹果、火龙果、猕猴桃、台湾青枣、柚、橙等，但量不宜过多。如在夏季可少量食用西瓜，但冬季不宜。不吃冰箱里刚拿出来的水果，最好在温热水里放片刻，或置微波炉用中火热 15 ~ 20 秒后食用。中医认为产后体质多虚寒，不宜多食

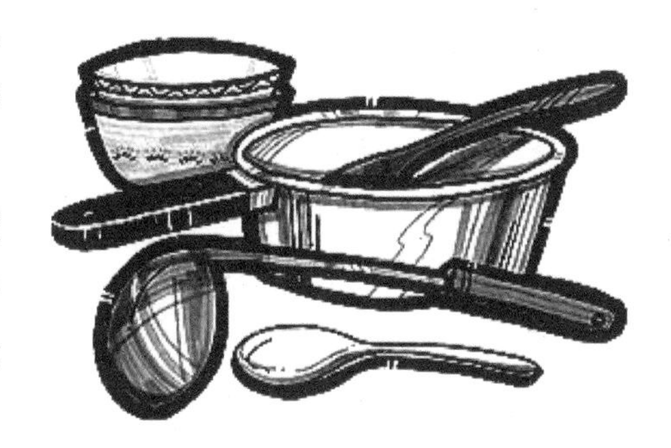

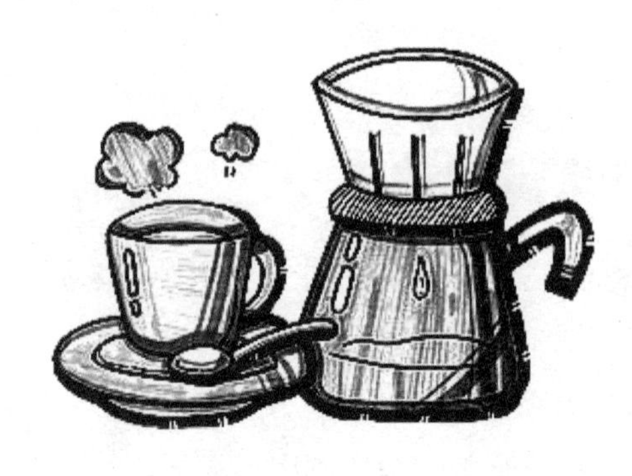

寒性水果。便秘的产妇不宜吃黑枣、桂圆肉、荔枝等水果。

多食能润肠通便的麻油、花生、松仁、芝麻等。我国四川、台湾等省区民间都有产后煮食“麻油鸡、麻油猪肝”的习惯，可补虚补血、润肠通便。或是煮食花生芝麻粥也是不错的选择。

早上起来空腹喝水也是好习惯，孕期可饮凉白开，产后则宜饮温开水。部分产妇在温开水中加一匙蜂蜜、半匙醋，调匀后食用，效果也不错。

分娩宝宝后，新妈妈应学会改变不良的饮食习惯，如果平时蔬菜吃得少，产后应多吃蔬菜，如果不爱喝汤，产后可得加点汤水。下奶的汤水一般都含有一定量的油分，可以起到润滑肠道、促进排便的作用。这样做，不但对自己的身体有利，也是为宝宝将来的饮食习惯做好榜样。要知道，宝宝的饮食习惯跟着妈妈学的地方可多了，很多妈妈不吃的东西，或表示出厌恶的食物，宝宝也会下意识地拒绝的。

不宜随意进补。产后进补很重要，但应根据自己的体质情况来决定应吃的补品和进补的方式，可不能全听老人家说的或道听途说周围非专业人员好心“传授”的来补。中医认为产后便秘分气虚、血虚两型。气虚是因为分娩失血耗气、气虚血亏，气虚则肠蠕动无力、腹肌松弛导致秘结，治宜益气润肠，如用中药方，可选用八珍汤加味（党参、白茯苓、生白术、炙甘草、当归、熟地、川芎、炒白芍、杏仁、郁李仁）；如为血虚则是分娩时失血过多，营血骤虚，津液亏耗或阴虚火旺，内灼津液，津少液亏，肠道失于滋润形成秘结，宜养血润燥，如用中药方，可选四物汤加味（熟地、当归、川芎、白芍、肉苁蓉、柏子仁、火麻仁、生首乌）。但如用中药，应在中医切脉后，根据医生指导来用，切忌自行乱用。不论是气虚还是血虚，都不宜用桂圆、红参、野山参进补。

除了饮食上的注意外，产后由于成为了新妈妈，伤口的疼痛加上照顾宝宝的疲劳，可能有些人会精神紧张，难以适应，应在心理上及时调整，尽快做好从为人子女到为人母亲的角色转变。心情上放松、愉悦，对防止便秘也颇为有利。

要学会调节自己的休息时间，保证至少 8 小时的睡眠时间。在产褥期，可以调节自己的生物钟和宝宝一致。宝宝睡了，妈妈也赶紧养养神，打个盹，宝宝醒了，妈妈也准备开工。

早日下床适当活动，可以促进胃肠功能恢复；养成不赖床、勤活动的好习惯。要知道，坐月子的目的是为了身体更快更好的恢复，可不是光是“坐在床上，整个月只是抱抱孩子”就能恢复得好的。不论顺产还是剖宫产都应尽早下床活动，以不过分疲劳为限。但避免长时间下蹲、站立。早下地、早活动，既有利于恶露的排出，也有助于肠道恢复蠕动，防止尿潴留和便秘。试着做提肛活动，无论躺或坐姿均可常练习。

提肛活动要点：仰卧在床上，双膝屈曲。收缩盆底肌，感觉就像平常解小便时中途屏住。持续收缩约 10 秒，再放松 10 秒，如此重复 15 次，每天 1 次。要点：姿势和用力一定要正确；除了提肛肌群，腹部、大腿、臀部均不需用力；运动次数和收缩强度需要随产妇体质和手术情况而定，最好事先请教医生。

还可以试着学习自我按摩。以肚脐为中心，按顺时针方向轻轻按摩下腹部；或用双手食指按摩迎香穴（在鼻孔外一横指处），此穴位有促使肠蠕动加快、利于排便的作用。

一般情况下，产妇禁用大黄及以大黄为主的清热泻下药，如三黄片、大黄碳酸氢钠片、牛黄解毒片、牛黄上清丸等。如以上方法均无效，则应请医生诊治，不可掉以轻心。

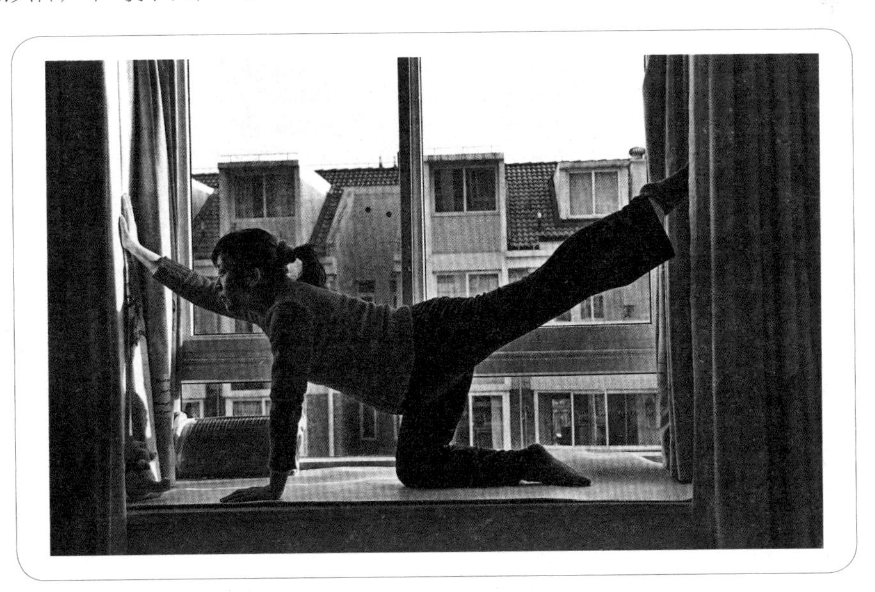

今日学习：新生宝宝视力模糊，可先给宝宝看对比强烈的简单黑白图案，之后是大色块的单色图块，再之后才是彩色的画

今日营养美食：有利子宫收缩的麻油香菇鸡块

产后第 5 天

今晨宝宝吃得起劲，乳房终于不胀了，看来我幸运地度过了充血期，有些人可是痛得泪汪汪的呢，所以今天开始吃点鱼汤了。

麻油香菇鸡块（麻油、老姜、米酒烧的，去皮）、黑鱼火腿汤（民间说这个收伤口，且试之）、花菜炒肉片。麻油加酒则有利于子宫收缩，恢复孕前状态。不过要注意的是，一旦恶露停止，则麻油加酒的使用量要减少，可改用野茶油、亚麻子油取代麻油，同时酒的使用量也要减少。

很多产妇在产后，家人便会立即替她进补，其实这是不正确的做法。由于产妇刚生产完，身体仍处在极度虚弱的状态，同时肠胃的蠕动也较差，相对而言由于食物的消化与营养吸收功能尚未恢复。此刻若立即进补，体内的恶露尚未排尽，新的又来，容易延长恶露排出时间。产妇在医院休养期间（自然产 3 天；剖宫产 7 天）切记不要吃药膳。原因在于医生可能替产妇注射子宫收缩剂或是治疗其他病症，立即饮用药膳，容易引起伤口发炎。

腹部表皮的伤口基本不痛了，皮下的伤口有时会痛。过 1 ~ 2 天可以洗澡了。

胀奶期应适当喝水，少喝汤。现在的产妇大多是初产，乳腺管还未完全通畅、过度发奶，奶在里面出不来，可能剧烈疼痛甚至引发乳腺炎、高热。

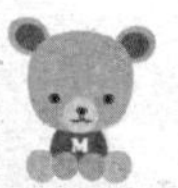

专家指南：产后洗澡

每个人的体质不同，伤口修复的速度也有快慢，但一般伤口表面长好，用酒精棉轻拭，没有痛的感觉，就可以洗了。淋浴，不能盆浴。如果觉得人虚，可以坐在椅子上洗（最好是椅面有洞能把水漏下去的那种塑料椅），或在家人帮助下洗。第一次洗澡最好门口有家人守护，以防头晕、跌倒。洗净后迅速擦干，如洗头，也最好用吹风机吹干头发，不要吹到冷风。在身体自我感觉较好，家里保暖条件好的情况下，建议产妇多洗澡为宜。产后出汗较多，体内的代谢废物和阴道的出血、分泌物等，都易引起细菌的繁殖生长，多洗澡，保持身体干爽，有利于防止感染性疾病的发生。而且洗澡可以促进身体的血液循环，有助于伤口愈合。

今日学习：产后不宜喝茶，茶叶中含有鞣酸，它可以与食物中的铁相结合，影响肠道对铁的吸收，从而引起贫血

今日营养美食：补血活血的麻油猪肝青椒

产后第7天

上了几分钟的网，把宝宝的照片秀到网上，标题“从此心灵是主角”，全家都是低调的人，可就是想把宝宝的照片快点让朋友们看到。可以预见的是，有了小心灵（宝宝的乳名）就不想上班了，最好让我做几年全职妈妈。

早餐：奶1杯、泡饭1碗、肉松、素饼2块；上午：妇康丸1包（中药）、红糖姜水煮蛋1只；午餐：米饭1碗、丝瓜肉片汤、肉末蒸蛋、清炒豆苗、卷心菜炒香菇；下午：草莓酥1只、核桃软糖1块；晚餐：黄芪鸽子汤、韭黄炒蛋、甜豌豆、麻油炒的猪肝青椒、炒青菜；餐后：橙半只、苹果1只、钙片1片。

猪肝活血补血，也很适合产后吃，不过一定要挑选好的原料，每次食用量不宜超过150克，不然瘦肉精和胆固醇都是让人担心的。明天吃麻油腰花。

评价：能量逐渐增加中，蛋白质丰富，脂肪较少，产后饮食从清淡的开始。

月子里的菜，油一定要少，不然奶中脂肪会太多，宝宝的消化系统较弱，会让他拉肚子的。摄取过多的油脂也是导致坐月子肥胖的主因。变通的方式就是在同一餐饮食中，搭配主食、青菜，并多选用蒸、煮、卤等低油的烹调方式，并且瘦肉、鱼肉、鸡肉交替食用，避免摄取过多的能量。

产后妈妈坐月子的饮食原则，首要的就是均衡饮食，也特别要避免油腻、重口味与辛辣刺激性食物。

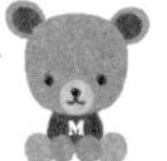

专家指南：哺乳妈妈怎么吃

坐月子期间，哺乳妈妈除了兼顾自身营养外，也要顾及婴儿的健康。哺乳的产妇每天所需的能量为2 300千卡（9 623.2千焦），而混合喂养的乳母需要量稍少。要注意不是吃得越多奶水越多，而是奶越多需要吃得越多。营养学界推荐产妇每天蛋白质供给量为95克，摄取充足且高质量的蛋白质才能让母乳充沛。

食物中鸡鸭鱼肉、动物肝脏、蛋、牛奶、牛肉等都含有丰富的蛋白质，其中又以鸡蛋和牛奶中的蛋白质氨基酸比例对人最适宜，容易吸收，故建议产妇要多吃牛奶和鸡蛋，其营养更为全面。

母乳中有70%～80%为水分，要有充足的母乳，要诀就在于水和蛋白质的摄取。要注意的是必须禁止食用酒类、含有咖啡因的饮料，因为酒精会影响宝宝脑部的发育，咖啡因则容易引起宝宝焦躁不安，难以入眠。

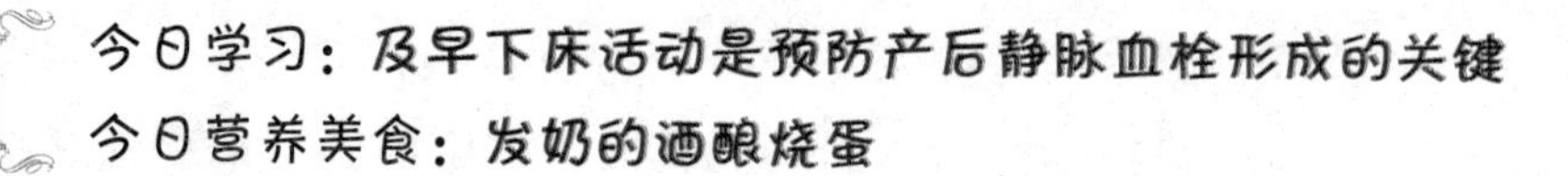

产后第 8 天

早上乳房胀得难受，越来越硬了。宝宝就是醒来才肯吃，急人。我们宝宝很能睡，睡得沉时，谁也弄不醒，也不肯张嘴……何况，看着她甜甜的睡容，也不忍心弄醒她了。起来写我的宝宝日记吧，看着左右各一个亲爱的人，为他们做的一切，都是甘心、开心的。好了好了，她醒了，她要吃了。像一架小轰炸机一样，小脑袋左右摇晃一下，准确地一口咬住，大口吃喝……唉唉唉，轻点轻点，虽然妈妈也急，但痛啊。还好，我的小心灵生来就自动含入整个乳晕，这样乳头就不易被吸破出血了。

输乳管通了，今天开始吃好吃的酒酿烧蛋了。酒酿烧蛋有发奶的作用，不过要注意多煮一会儿，让酒精在煮沸后挥发掉，否则酒精会进入乳汁，对新生宝宝的身体可能产生不利影响。酒酿本身够甜了，不必再多加糖了。新生宝宝的胃肠有时会很敏感，如果乳汁中糖分多了，大便的酸度就会增加，对肛门和表皮的刺激加强，易红屁屁或肛门溃破。表现为大便中可能泡沫增加，气味较酸。

为了使婴儿不出现缺锌症，产妇应忌吃过量味精。过量的谷氨酸钠对婴儿，尤其是 12 周内的婴儿发育有严重影响，它能与婴儿血液中的锌发生特异性的结合，生成不能被机体吸收的谷氨酸锌随尿排出，从而导致婴儿锌的缺乏，这样婴儿不仅会出现味觉差、厌食，而且还可造成智力减退、生长发育迟缓等不良后果。

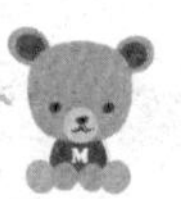

专家指南：胀奶的原因和预防

胀奶主要是因为乳房内乳汁及结缔组织中增加的血量及水分所引起的。

孕妇从孕晚期就开始有初乳，当胎盘娩出后，催乳素增加，刺激产生乳汁，乳腺管及周围组织发胀，在产后第三、第四天达到最高点。如果妈妈在宝宝出生后未能及早哺乳，或哺乳的间隔时间太长，或乳汁分泌过多，孩子吃不完，均可使乳汁无法被完全排出，输乳管内乳汁淤积，让乳房变得肿胀且疼痛。此时乳房变硬，乳头不易衔住，妈妈会因怕痛而减少喂奶次数，进而造成乳汁潴留，加重胀奶。

预防胀奶的最好方法是：让宝宝及早开始吸吮，在出生半小时内开始哺喂母乳，这样乳汁分泌量也会较多。注意哺喂次数，2 ~ 3 小时 1 次，以吸出乳汁，保证输乳管通畅。如果乳汁分泌过多，宝宝吃不了，可用吸奶器把多余的奶吸空。这样既解决产妇乳房胀痛，又能促进乳汁分泌。

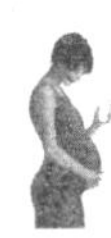

专题讲座：产后酒酿怎么吃

中国人产后坐月子常常有吃些酒酿的习惯，据说这可以发奶通乳，但是酒酿怎么吃，适合不适合吃，却不是人人都知道的。

酒酿是用糯米发酵而成的，其发酵产生的酶类、糖类、活性物质和B族维生素对于产后乳腺有一定的刺激作用。发酵产生的少量酒精，有活血的作用，产后常食酒酿能增加乳汁的分泌，促进子宫恢复，有利于产后恶露排出。

酒酿是一种营养丰富的美味，但也不是人人都适合吃的，同时还要注意一些禁忌。

- 有酒精过敏的人不适合吃酒酿；就是没有酒精过敏的新妈妈，吃酒酿时也应比平时多煮沸一会儿，让其中的酒精挥发掉。
- 如刚生好宝宝，或产后出血较多的时候，不要吃太多酒酿，活血的成分会引起出血量增加。
- 酒酿已经有一定的甜味了，煮时糖不要放得太多，防止产后糖摄入过多引起肥胖和蛀牙。
- 酒酿烧蛋时，蛋应煮熟煮透，不要吃流黄的，特别是在夏季，鸡蛋易受沙门菌污染。

酒酿一般在超市中有卖现成的。为保证新鲜，也可以自己在家做。做法是：先将糯米煮至半生不熟状，再将水过滤净，待其温度降至26～30℃，放入甜酒曲粉末拌匀，装入已烫热的小口容器中封入保温（当然，有保温容器更好），24～32小时后即可食用。注意不宜放置时间过长，时间长了之后，酒精的比例增加，就成了米酒了。

产后酒酿的做法可参照以下几种：

1. **豆腐酒酿汤**：此汤具有养血活血、催乳发奶、清热解毒的作用。

原料：豆腐250克，红糖、酒酿各50克。

制作：将豆腐切小块。锅内加入适量清水煮沸，把豆腐、红糖、酒酿放入锅内，煮15～20分钟即可食用。

2. **枸杞酒酿煮鹌鹑蛋**：鹌鹑蛋当中含有丰富的蛋白质、B族维生素和维生素A、维生素E等。枸杞子则是滋补肝肾的佳品，维生素A含量特别丰富。

原料：枸杞子、酒酿、鹌鹑蛋。

做法：鹌鹑蛋煮熟、去皮，枸杞子用温水泡好，锅内加少量水，煮沸，加入酒酿、鹌鹑蛋、枸杞子同煮，煮熟后加少量淀粉勾芡。

3．酒酿煮蛋

原料：酒酿、鸡蛋。

做法：锅内加少量水烧沸，放入酒酿（多少根据自己口味来定），再将鸡蛋磕开，慢慢放入。再开锅煮一会儿就好了。

4．酒酿水果羹

原料：酒酿、水果（苹果、橙、橘子、黄桃、香蕉均可，也可按自己的喜好同时放几种）。

做法：将水果皮剥离，去核。烧水加酒酿，再次烧沸时放入果肉搅拌，起锅前加少许淀粉勾芡即可。

5．酒酿圆子

原料：酒酿、小圆子。

做法：将水烧沸，下圆子（自己用糯米粉搓的不带馅的小圆子或超市卖的半成品），等小圆子浮起，加入酒酿，等烧沸后，再加入打匀的鸡蛋液，快速搅拌，使蛋成很小的蛋花，再开锅就好了。如需增加香味，可放少许糖桂花。

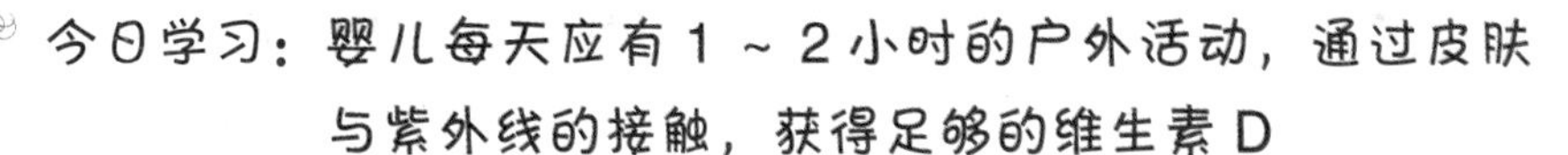

产后第9天

今天吃麻油腰花、清炒茄子、炒卷心菜、鸡汤。注意啊，鸡汤用的不是老母鸡，而是童子鸡。传统坐月子很多新妈妈会大量食用老母鸡汤。这是不对的。不少产妇在医院里还有奶，回到家反而没奶了，仔细一问饮食史，原来天天都吃好几碗老母鸡汤。老母鸡雌激素含量较高，会对抗催乳素，不但不发奶还可能会回奶的。因此产后喝公鸡汤或童子鸡汤更适合。现在的鸡啊，连童子鸡都很油，烧之前把皮下的黄板油拉掉了不少。

奶水多了，要保持供需平衡就不容易了。她要睡的时间长了，奶会胀，硬硬的，难受。

贮存于乳房中的奶有前奶（第一部分）、中奶（第二部分）、后奶（第三部分）之分，其营养素含量各不相同。故每次喂奶，要让宝宝吃空左右两奶。如果奶水多，或宝宝有病等原因而吃不掉，则让宝宝先吃空一只奶，再根据情况处理。宝宝有肠胃病的，不吃另一侧奶的后奶；如宝宝身体瘦弱，或体重增加过慢，可将前奶另行处理，只吃后奶，以增加脂肪；如宝宝体重超重，需要控制乳汁摄入量，则将后奶另行挤出处理，减少能量，有利减肥。不论何种情况，吃不完的奶水都要挤出。

睡前让宝宝趴几分钟。她居然似有翻身的想法，手脚、屁股都在动，把个小屁屁撅得老高，头也抬起短暂的那么几秒。左右摇晃着，四下看了看。真是好玩。假以时日，估计不用六个月，我们的小心灵就会翻身了吧？

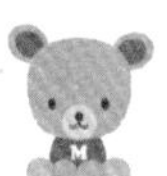

专家指南：产后新妈妈喝汤

产后月子里，汤的原料要从清淡开始，可以按蛋汤、鱼汤、鸽子汤、鸡汤的次序来烧。烧鱼汤最好用新鲜的活鱼，不要油炸。鸡汤不宜用老母鸡，老母鸡脂肪较多，且肉中雌激素含量较高，不利于产后的乳汁分泌。产后前两个月，宝宝对于脂肪的消化吸收能力较弱，如果汤太油了，乳汁中的脂肪量也会增加，有些宝宝可能会因此而拉肚子。

产后汤要淡，盐不宜过多。传统观念认为产后汤太咸可能会回奶。但也不是绝对不放盐，产后如果出汗较多，也应在食物中适当补充盐分，防止电解质紊乱。

中医认为，产妇体虚，体质偏寒。等到恶露量少了，不再有鲜红色后，可以适当在汤里加一些当归、黄芪、党参、红枣等补血、补气、补虚的原料。

产后体虚，不宜生冷。汤若隔天服用，一定要放入冰箱，下次烧沸后才能吃。

今日学习：恶露未干净前不要有性生活，不要盆浴
今日营养美食：有益子宫复原的栗子鸡块

产后第 10 天

今天是元宵节，外面烟花绽放（现已禁放），好多小朋友在外面跑。现在是不能出去疯了，叹了口气。老公很懂我的心，下班时从电脑包里变出一把小小的烟花棒。等到天黑了，宝宝睡着了。和老公人手一支，看小小的火花在手里灿烂怒放，迎着冷风。

生产前，腰部交感神经兴奋，促成子宫蠕动、阵痛、收缩，胎儿才能从子宫中娩出。在这个过程中，产妇的腰椎、子宫壁的肌肉、子宫颈、阴道、会阴容易受伤；同时也容易因失血过多而产生头晕和口渴现象。为了改善体质，坐月子就成了休养生息的最好时机。我休息了几天，表面的伤口基本没感觉了，就是里面还有些痛。恶露颜色改变，不再是鲜红色的了。

栗子鸡块：鸡剁成方块，加少许酱油拌一下；栗子肉放入开水锅内煮熟。把油烧至七成热，下鸡块炸至呈金黄色捞出；再将栗子入锅炸一下捞出。油锅里下葱、姜炸出香味，放入鸡蛋，加料酒、酱油、盐和适量清水烧沸，转小火把鸡块焖至七成熟，放入栗子烧煮，至鸡块、栗子酥烂，转旺火收汁。

此道菜含有丰富的蛋白质、脂肪、碳水化合物和钙、磷、铁、锌及维生素 B_1、维生素 B_2、维生素 B_3、维生素 C 等多种营养素。栗子具有养胃健脾、补肾强筋、活血止血等作用，与具有生精养血、滋补五脏的鸡肉相配，补而不腻，还能通过栗子的活血止血效用，促进恶露排出及子宫复原。

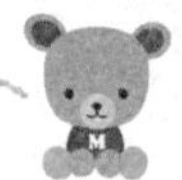

专家指南：恶　露

恶露是由于产后子宫内残留的血、白细胞、黏液和组织等混合而成的分泌物，经阴道排出所致。分为血性恶露：产后 1 周内，量多，含大量血液而色鲜红，无臭味；浆液恶露：产后 1 ~ 2 周内，含血少，色淡，有较多宫颈和阴道排液，无臭味；白色恶露：产后 2 ~ 3 周内，颜色黄白或白色，含大量的细胞、蜕膜细胞，无臭味。

产妇恶露的排出一般需要 2 ~ 3 周，通常不超过 3 周。但少数产妇则可能 1 个月后仍有少量的褐色恶露，这是因为卵巢在产后恢复的过程中所产生的激素，使子宫内膜增生又剥落，造成恶露与月经混在一起的缘故。

恶露多寡有时会受到胎儿大小，以及是否在怀孕前做过子宫内膜搔刮术等影响。恶露排量少不算不正常，如果太多反而要留心，因为可能有子宫收缩不全、感染、胎盘滞留的问题。若出现血块多、有异味、发热、腹痛、大量的出血等症状时，或是产后 10 天后，发现恶露带有血色或脓样分泌物，都应立即至医院就诊。

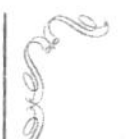

今日学习：更多的激素是在夜晚产生的，夜间喂奶对保持奶量有帮助

今日营养美食：有益血管和皮肤弹性的清蒸中翅

产后第 11 天

早餐：孕妇奶粉 1 杯、谷物早餐、粥、肉松；午餐：米饭、芹菜豆干炒肉丝、清蒸中翅 2 块、肋排 1 块、蒜苗炒肉丝、蹄髈汤（去皮蹄髈 1 小块、青菜）；下午点心：汤团 6 只、芦柑 1 只；晚餐：同午餐，餐后苹果半只。

评价：能量充足，就是部分维生素（尤其是维生素 A）和钙少了点，钙片忘记吃了。

今天菜很好吃，就是肉多了点。清蒸中翅——用盐、蒜泥、姜末、黄酒将鸡中翅腌 2 ~ 4 小时，大火蒸 15 ~ 20 分钟，至熟即可。

宝宝有点鼻塞，用细轴棉签给她拭出一小块鼻垢。新生儿鼻塞是宝宝常见的问题，不一定就是感冒引起的，因为小宝宝的鼻腔很小，鼻黏膜刚开始接触到外界的空气，空气中的灰尘或异物对宝宝都是刺激，可能引起黏膜水肿或分泌物较多，结果就导致了鼻塞。有的宝宝有少量的鼻涕，干燥后成了鼻垢或称鼻痂。可用打湿的细棉签轻轻拭出。但如鼻涕又多又清，流出鼻外，就有可能是伤风感冒了。应该及时去就诊。必要时用药，以防加重成新生儿肺炎。

记录一下宝宝一天的日程安排：6:00——吃奶；8:30——吃奶、换尿布；11:30——洗澡；12:00——吃奶、换尿布；15:30——吃奶、换尿布；16:30——吃奶；19:30——吃奶、换尿布；22:30——吃奶、换尿布；0:30——吃奶；3:30——吃奶、换尿布；5:30——吃奶、换尿布。

一般应该先换尿布再吃奶的，否则宝宝可能会吐奶。但还好心灵不大吐奶（看来贲门发育得还不错），而且吃了奶必定是要拉点屎尿的（这叫做胃－直肠反射），所以灵活起见，我就给她先吃再换了。

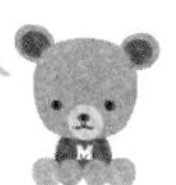

专家指南：

如何判断母乳量是否充足

宝宝咽奶的声音：足——宝宝平均每吸吮 2 ~ 3 次可以听到咽下一大口，如此连续 15 分钟左右；不足——宝宝光吸不咽或咽得少。

宝宝吃奶后的表情：足——宝宝吃完奶后会笑，或者不哭了，或马上安静入眠；不足——宝宝吃完奶后还哭，或者咬着奶头不放。

大小便次数：足——宝宝每天尿 8 ~ 9 次，大便 4 ~ 5 次，呈金黄色稠便（喂牛奶的新生儿其大便是淡黄色稠便，大便 3 ~ 4 次，不带水分）；不足——宝宝的尿量不多，大便少，呈绿稀便。

看体重增减：足——足月新生儿第 1 个月每天增长 25 克体重，第 1 个月总增长 720 ~ 750 克，第 2 个月增长 600 克左右；不足——体重减轻，排除疾病原因，喂奶不足或奶水太稀导致营养不良是体重减轻的因素之一。

今日学习：燥热体质者，例如长痘痘、长痔疮，或是皮肤过敏者，建议应采用凉补的方式

今日营养美食：促进乳汁分泌的花生鸡脚汤

产后第 13 天

心灵有点鼻塞，夜里呼吸有点重，我有点不放心。不过听别的新妈妈说，她们的宝宝也有这种情况，比心灵更严重一点，大概冬天出生的宝宝都容易这样吧。想来她们在娘胎里干干净净的，这一生下来，大千世界什么都有的，灰尘、冷空气、虫螨，对她们娇嫩的黏膜都是刺激，有点鼻塞也正常的。

早餐：孕妇奶粉 1 杯、粥、面包 2 片；午餐：花生鸡脚汤、胡萝卜炒肉片、菠菜、豆腐干烧肉；晚餐：花生鸡脚汤、番茄炒蛋、豆干烧肉、红薯汤；钙片 1 片。

评价：今天饭吃得不多，碳水化合物少了点，其他的还凑合。

花生鸡脚汤：鸡脚洗净，放入冷水中煮，花生洗净，连红衣一起与鸡脚同煮。加姜片、黄酒，烂熟后加少许盐，捞去浮油。这道汤可以促进乳汁分泌，有利于子宫恢复，防止产后出血，有补血功效。

开始掉头发了，孕期没掉的，产后都会补掉的。现在应该还不是高峰期，产后 3 ~ 6 个月是脱发的高峰，希望到时不要掉得太多吧。

比较规律的情况下，宝宝约 3 小时吃一顿（两侧，吃饱），有时吃了一半睡着了，过 1 小时又会醒。午餐前洗过澡睡的这一觉最长，现在都快 4 个小时了，我奶胀得难受，可这只小睡猪就是不开口，急啊，手指都胀得有点麻了，没办法。

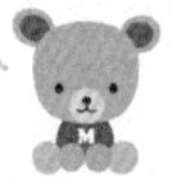

专家指南：月子里的中医食补

黄芪性味甘平，入肺、脾经，有补中益气、固表止汗、利水退肿作用，是产后常用的药膳材料。黄芪能提神、抗疲劳、增强免疫力，对产妇体虚多汗、腰酸、浮肿都有一定的好处。每日用 9 ~ 30 克，用开水泡饮或加在鸡汤、鸽子汤里同煮，都十分适宜（注意：有便秘、高热者不宜）。但月子里不能急着吃当归、桂圆等活血的补药，有可能引起出血量的增加，反而伤身体。桂圆还有抑制宫缩的作用，不利于产后子宫恢复。

女性多血压偏低，有贫血现象，如果要对抗缺氧引起的产后血晕和口干，人参可以发挥效果。另外，赤芍可缓解腹腔内瘀血性急迫性疼痛；干姜和附子能够促进微细血管蠕动并促成大量快速造血，有助于减缓产后末梢供血不足引起的酸麻疼等。

自然分娩的产妇由于会阴裂伤，使用黄芩一方面能够消炎，另一方面可退热和止渴。另外杜仲可治腰酸；桃仁能促进肠蠕动和子宫收缩，同时还能活血。

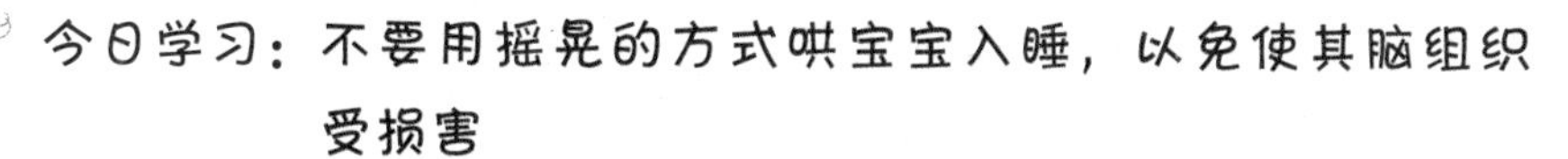

产后第 15 天

主菜：猪肚木耳莲子汤、青椒炒腰花、炒素（白菜、素鸡、香菇）、红烧茄子。

宝宝开始有点吵了，有时吃着就睡着了，放下就睁眼，走开就哭了，又不能全狠下心不理她，我的小天使也露出点小恶魔的端倪，不要折腾妈啊。

半夜里尿布换到一半又尿了，一下子水淹七军。又得给她换衣服了。手忙脚乱间，自己身上又是奶满襟。给她喂奶的时候，一边在吸，另一边就胀了起来，滴滴地流下来，手都有点发麻发胀的，可能是过度充盈下，压迫到手臂的神经了。

宝宝的大便有点微酸，像酒酿烧蛋的味道。可能是有点受凉引起的。颜色还正常，是母乳喂养的金黄色。天气冷，小肚脐上是不是要包个像口罩一样形状的护脐带？给她换尿布前，我的手都会捂暖再换的。

脸上出现少量皮疹，可能是奶癣？不严重的话，暂不用管。

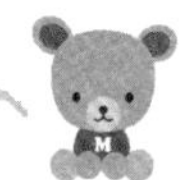

专家指南：如何选择婴儿配方奶粉

要明确的是，母乳是宝宝最好的食物，它可以提供所有的营养素、抗体、免疫因子以及婴儿生长发育所需要的抗氧化因子。只要有可能，妈妈一定要坚持母乳喂养。然而，有时候也会碰到各种特殊情况。无法母乳喂养的妈妈，应选用近似母乳的婴儿配方奶粉作为母乳喂养的补充。那如何选择合适的婴儿配方奶粉呢？

首先，要根据婴幼儿的年龄段选择合适的产品。市售的婴儿奶粉都在产品上标清其适合的年龄段，且是根据该年龄段宝宝的营养需要科学配方的。

其次，关于配方奶粉的成分，以越接近母乳的成分越好。据研究，蛋白质、脂肪酸、碳水化合物、维生素、无机盐、核苷酸、低聚半乳糖等都是母乳的主要成分，除此，科学家们通过上百年的研究，婴儿配方奶粉里越来越多添入了母乳特有的成分，例如加强了 α 乳清蛋白；添加了 DHA 与 AA，且由于考虑到亚洲女性母乳的特点，DHA 的量应得到强化，远高于 AA；添加了对“轮状病毒”有预防作用的乳黏素；加入特有的胆固醇提高宝宝细胞膜的柔软性及强度，并且这些添加的营养物质都是用先进的技术从天然原料及食品中提取的，可以为宝宝提供足够的生长动力。此外，很多配方奶粉都易导致宝宝上火、便秘，这并非说其品质不好，而是由亚洲宝宝的体质特点造成，母乳喂养的宝宝就不会有此现象。发现宝宝有上火现象时，可以更换奶粉品牌，或更换同一品牌的其他配方产品。

最后，选择配方奶粉应检查产品的包装、标识、保质期、产地等，知名大品牌相对品质较好，较稳定。

今日学习：刚开始的几周，妈妈和宝宝正在建立“乳汁供需系统”，在生活条件允许的情况下，尽量让宝宝想吃就吃，想吃多久就多久

今日营养美食：助产后康复的醋蛋

产后第16天

宝宝第一次吐奶。前面吃了大半小时，还在哭，以为奶不够，冲了60毫升的奶粉，才吃了10毫升的一口，哇的一声，大口奶喷出，一时让我手足无措。可能是没有注意拍嗝，空气进胃里了吧？过一会儿她大概饿了，又吃了一点。折腾到十点多，我累坏了，迷迷糊糊、东倒西歪地睡到12点，又醒了。真头痛。今天之前的时候，还是很乖的。

太阳好的时候，抱她在阳台上，开一点窗，给宝宝晒太阳。

到今天为止，35片装的尿布已经用了四包了，真费！

早餐：孕妇奶粉1杯、谷物早餐、泡饭、肉松；上午：醋蛋1只；多元维生素1片；午餐：米饭、香菇鸡块、清蒸鲈鱼、豆苗、土鸡汤；晚餐：丝瓜蛋汤、菜肉水饺（中午把菜全吃完了，胃口好好喔）；钙片1片。

醋蛋的制作十分简单，用8度以上的优质米醋约100克，鲜鸡蛋七枚，浸泡一天半至三天。蛋壳软化后，就是一个星期的用量。用筷子戳破蛋膜，将流出的蛋液搅拌均匀，每天清晨起床后，舀2汤匙醋蛋液加1汤匙蜂蜜，再加4汤匙温开水，调匀，煮沸或蒸熟，一次服完。醋蛋具有补血保胎及助产后康复的作用，是准妈妈和新妈妈都十分适宜的食品。

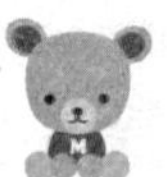

专家指南：拍　嗝

新生儿的胃接近水平横位，上面的贲门很松，所以喂奶姿势不正确；或有空气进入胃里，让宝宝不舒服；或是较激烈的动作，都会引起吐奶。一般来说，吐奶只要不是喷射状的，没有呛到气管里，就不用过分担心（如果呛入气管，有可能引起吸入性肺炎）。

每次喂奶后，应把宝宝竖抱起来，让他的头靠在大人肩上，用手掌呈空心掌姿势，由下向上，轻轻拍宝宝的后背，促使宝宝将吃奶时吸进的空气通过打嗝排出，防止吐奶。放下时，让宝宝先右侧卧一会儿，也有助于减少吐奶。国外有让宝宝打嗝的药物，滴入口中后，使小气泡融合为较大的气泡，易于排出，但国内医生一般不主张用。

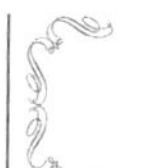

今日学习：乳母每日要保证250 ~ 300克富含优质蛋白质的动物性食品
今日营养美食：补血生发的何首乌粥

产后第 20 天

宝宝这两天脾气有点坏，也许长得快了，胃口大了，奶量的增长没跟上？也许是奶癣让她不舒服？宝贝，你要是能开口告诉妈妈你要什么就好了。

宝宝脸上有皮疹，颈部也有几粒，小屁股周围也有几个，大概是奶癣湿疹吧？还是热疹、痱子？没有发热，胃口好，大小便也正常，应该不要紧吧？

奶癣还在发，可能是有点小小的过敏体质？我吃东西要更小心些，海鱼海虾就不要吃了，还是吃白煮的河虾吧。

今天的日子就是：断断续续地吃—然后抱着睡着—放回小床就哭了—再抱起来，重复。折腾啊，天天这样可吃不消。折腾管折腾，饭还是要吃的。

早餐：何首乌粥（何首乌煎汁，和粳米、红枣一起煮成粥，能补气血、益肝肾，适用于产后血虚，眩晕耳鸣，腰膝酸痛，大便干结，头发稀疏的产妇）；午餐：盐水虾、青椒胡萝卜、炒丝瓜、甜豆腰果炒鸡丁（加几个葡萄干）、莲藕猪脚汤；晚餐：同午餐；钙片 1 片。

评价：奶水比较多，自然而然地就吃得多了些，热量相当充足。

何首乌粥：何首乌 30 克、红枣 15 枚、粳米 50 ~ 100 克。先将何首乌煎取浓汁去渣，粳米、红枣同入砂锅内，文火煮成粥，将稠时放入糖少许，每日服两次，能补气血、益肝肾，适用于产后血虚，眩晕耳鸣，腰膝酸痛，大便干结，头发稀疏。

现在奶比较多了，食物中要注意多补充蛋白质，喝汤时要连汤里的肉、鱼等一起吃下去。哺乳期的食量是应该比怀孕期更多一些的，但体重也自然会下来一些，现在 51.5 千克了，水肿完全退了，脸上的皮肤也好多了。

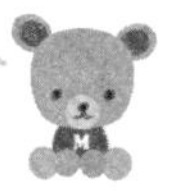

专家指南：月子中禁忌的食物

寒凉生冷食物：如苦瓜、芦荟、西瓜等，产后身体气血亏虚，应多食用温补食物，以利气血恢复。若产后进食生冷或寒凉食物，会不利气血的运行，容易导致脾胃消化吸收功能障碍，并且不利于恶露和瘀血的排出。

辛辣食物：如辣椒，容易伤津耗气损血，加重气血虚弱，并容易导致便秘。

刺激性食物：如浓茶、咖啡、酒精，影响睡眠及肠胃功能，对婴儿发育不利。

酸涩收敛食物：如乌梅、柠檬等，以免阻滞血行，不利恶露的排出。

冰冷食物：如雪糕、冰淇淋、冰冻饮料等，不利于消化系统的恢复，还会给产妇的牙齿带来不良影响。

过咸食物：过多的盐分会导致浮肿。

麦芽糖：对回奶十分有效，会影响乳汁的分泌。

今日学习：每次哺乳时，先让宝宝吸上次后吸的乳房，以使每侧乳房都有吸空的机会

今日营养美食：解乳房胀痛的猪蹄葱白煮豆腐

产后第 22 天

胀痛！胀痛！要生乳腺炎了。

昨天宝宝睡觉的时候，我吃了不少东西，苹果和零食。结果奶胀了起来，宝宝没及时吃。吃了又吃得不多，就奶结了。自己晚上挤、吸、推、热敷，都用上了，睡前痛得手也放不上去，皮肤胀得又红又亮。胀得厉害却出不来，宝宝吃不到在哭，我也好想哭。打电话给医院里的“老法师”王老师，请教挤奶的正确方法，总算好了点。后来宝宝再努力努力，吃通了就舒服了（暴力挤奶只会弄伤自己，吸奶器用得不当也是，会造成组织水肿，奶更出不来）。

后来，我自己总结了这事，我应该不是细菌感染等引起的乳腺发炎，还是单纯的奶多且太浓了，堵住了输乳管的某处引起的奶结。只要通了，奶立时就喷射而出，人一下子就轻松了。

猪蹄葱白煮豆腐：猪蹄 1 只、葱白 2 节，豆腐 60 克、黄酒 30 毫升。将猪蹄洗净切开，与葱白、豆腐同放砂锅内加水适量，文火煮 30 分钟，再倒入黄酒，加少量食盐，可下乳。或王不留行 15 克、猪蹄 2 只，同炖，饮汤食用。适用于乳房胀痛、肝郁气滞、乳汁不通者。

专家指南：奶　结

也有称急性乳腺炎。每个人的输乳管不完全相同，有人粗有人细。不是每个人都会生奶结的。要注意保持乳头清洁，但不宜用酒精擦拭，以防表面干燥，宝宝大力吸吮后更易皲裂。如细菌从乳头的破口入内，引起感染，则会易起化脓、高热等全身症状。

在奶结初起时，会有局部乳房肿胀压痛，用手摸可有肿块，表皮颜色稍变红，乳汁不通畅，也可能发热。这时应尽快使瘀积的乳汁排出，肿胀疼痛即可减轻。可以先热敷后，用手挤奶或用吸奶器吸奶，尽量把奶挤出。也可用发酵面粉或中药，如蒲公英、紫花地丁捣烂外敷，一般很快会痊愈。要注意宝宝每次吃完奶，没吃完的部分要挤或吸净，不能偷懒。

没有发热感染的情况下，妈妈是可以继续哺乳的。如体温超过 38.5 ℃，则应停止哺乳，在医生诊疗的同时，每 2 ～ 4 小时挤奶一次，以保持乳汁分泌，等痊愈后宝宝还有奶可以吃。

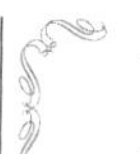

今日学习：沿脊柱两侧按摩背部，可缓解产后腰痛
今日营养美食：利水通乳的鲫鱼通草汤

产后第 30 天

尽管很用心地给宝宝勤吃奶，奶结还是又发作了，痛得食不知味，只能请同事王老师来帮忙了。“老法师”到底不一样，自己挤不动的硬块，在她的大力推揉下，一会儿就溅得四处都是奶了。晚上发热 37.5 ℃，还好没过 38.5 ℃，不然就只能停止喂奶了。多喝水，加了 500 毫克维生素 C 泡腾片在水里泡服，少喝油多的汤。每天热水洗澡时，多冲一会儿，当做是热敷。

生孩子痛、产后伤口痛、胀奶痛、挤奶也痛。生宝宝真是件痛的事，不过痛并幸福着。

今天的菜单：油爆虾、杭白菜、鲫鱼通草汤、土豆胡萝卜炒肉丁。

鲫鱼通草汤：活鲫鱼一尾（100 ~ 120 克）、通草 10 克，将鲫鱼去鳞鳃和内脏，洗净，同通草一齐加水煮至鲫鱼熟烂，吃鱼喝汤。通草有通乳汁的作用。通草与消肿利水、通乳的鲫鱼共煮成汤，具有温中下气、利水通乳的作用。

同事提醒我，要多喝水，别喝太多油汤（即使是看上去不太油的肉汤），不然奶会很浓，容易结块。

明天出月子了，可以带宝宝一起出门了，真开心。我要回娘家看外婆，我要去公园散步，我要带宝宝去走廊桥玩。出门、出门，无限期待中……

出月子最后一天，体重 51 千克，和孕前一样。精神状态好，体力佳。虽然天天洗澡，也给宝宝洗澡，并没有什么手酸腰酸。

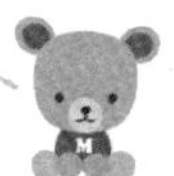

专家指南：要重视产后检查

孕产妇往往对产前检查十分重视，而产后检查往往被忽视，认为只要宝宝顺利生下来就万事大吉了。其实产后检查也是十分重要的，它能及时发现产妇的多种疾病，还能避免患病产妇对婴儿健康的影响，同时能帮助产妇及时采取合适的避孕措施。对妊娠期间有严重并发症者尤为重要。

产妇的产后健康维护，包括产后访视和产后健康检查两部分。产妇出院后，社区医疗保健人员会进行家庭访视，了解产妇及新生儿的健康状况，包括产妇饮食、睡眠情况、乳房情况、母乳喂养情况、子宫复旧情况、伤口情况等。

产后检查一般应安排在产后 42 ~ 56 天进行，首先是全身情况检查，其次是妇产科的检查及儿保体检。